法医看護学

FORENSIC NURSING

編集

滋賀医科大学社会医学講座法医学部門 教授
一杉正仁

滋賀医科大学臨床看護学講座母性看護学・助産学 教授
立岡弓子

南 山 堂

編　集

一 杉 正 仁　滋賀医科大学社会医学講座法医学部門 教授
立 岡 弓 子　滋賀医科大学臨床看護学講座母性看護学・助産学 教授

執　筆 (執筆順)

立 岡 弓 子　滋賀医科大学臨床看護学講座母性看護学・助産学 教授
一 杉 正 仁　滋賀医科大学社会医学講座法医学部門 教授
竹 田 有 沙　滋賀医科大学社会医学講座法医学部門
喜 多 伸 幸　滋賀医科大学臨床看護学講座クリティカル領域 教授
冨 岡 大 寛　滋賀医科大学社会医学講座法医学部門 特任助教
高 島 光 平　滋賀医科大学小児科学講座 助教／社会医学講座法医学部門
辻　俊一郎　滋賀医科大学産科学婦人科学講座 准教授
小 林 康 孝　福井医療大学大学院保健医療学研究科 教授
高 相 真 鈴　滋賀医科大学社会医学講座法医学部門 助教
中 村 磨 美　滋賀医科大学社会医学講座法医学部門 准教授
塩 見 直 人　滋賀医科大学救急集中治療医学講座 教授
伊 藤 英 介　済生会滋賀県病院小児科 部長
森 口 真 吾　株式会社 Vitaars
別 府　賢　京都医療センター救命集中治療科 科長・救命救急センター 副センター長
駒 井 和 子　滋賀県訪問看護ステーション連絡協議会 会長
大 江 良 子　滋賀医科大学臨床看護学講座母性看護学・助産学 助教
望 月 明 見　大手前大学国際看護学部 准教授
土 川　祥　滋賀医科大学臨床看護学講座母性看護学・助産学 講師

序

　わが国では高齢多死社会を迎え，在宅看取りなどへの対応が求められている．また，連日，多くの児童や高齢者が虐待され，性暴力やドメスティックバイオレンスの被害にあっている人も多い．公的データでこれらの被害者数が公表されているが，その数は氷山の一角に過ぎない．さらに，事故，犯罪，突然死などで家族を失い，悲嘆に暮れている人も多い．このような人々へ救いや支援の手を届けることは，わが国における喫緊の課題である．2017年に厚生労働省は，「法医学に関する教育を受けた看護師が死亡時に全身を観察し，ICT機器を用いて医師に報告する手法が可能」との見解を示し，看護師の業務拡大を認めた．したがって，わが国では看護職が社会のなかでさらに活躍する機会が増えている．

　看護職には診察室だけでなく，さまざまな現場において診察の補助，専門的検査の介助及び心のケアの実践が求められている．看護学教育モデル・コア・カリキュラムにおいても，看護系人材として求められる基本的な資質・能力のなかに，「社会から求められる看護の役割の拡大」が明記されている．さらに，望ましい助産師教育におけるコア・カリキュラムにも，地域とつながる助産師活動が推奨されている．したがって，社会で救いや支援を求める人々に対して，看護職として適切な対応が行えるべく教育が必要である．

　本書の著者らは，地域において被虐待者，性暴力被害者，家族を亡くした遺族と接し，さらに死因究明，矯正医療，在宅看取り，災害医療などに従事している．これらの分野には看護職の参加が欠かせない．そこで，人材育成を目的として，滋賀医科大学では看護学の卒前教育において法医看護学を導入した．諸外国でForensic nursingとよばれる分野に相当するが，臨床に密接に関係する法医学の一部分を扱う．そして，① わが国の死因究明制度，② 死の判定と在宅看取り，③ 救急医療と看護学，④ 外因死の現状と予防対策，⑤ 性暴力と看護診断，⑥ 被虐待者へのアプローチ，⑦ 突然死とグリーフケア，⑧ 犯罪被害者支援センターにおけるケア・予防対策，のテーマで講義を行っている．教員はすべて，実際の現場で活動している医師，看護職であり，現場経験をもとに基礎知識から実務的な内容まで扱っている．本書は，このような教育の背景にあるエッセンスをまとめた．わが国では，法医看護学が発展途上であり，実務に従事する看護職は少なく，また，関連する成書もほとんどない．本書は，著者らの現場経験をもとに，実地看護職が社会的事案に遭遇した際に，どのように対応すべきかなどが概説されている．

　本書を通して現場の緊張感を感じ取って頂き，多くの看護職が社会のなかで幅広く活躍して頂きたい．そして，読者が救いの手を差し伸べることで，多くの命が救われ，さらに，心身の傷害を負っている人が癒されることを願っている．

　2023年7月

編者を代表して　一杉正仁

目　　次

第1章　法医看護学が目指すもの
（立岡弓子，一杉正仁）

第2章　法医看護学に必要な解剖学

1. 損傷表現に必要な解剖学
（竹田有沙）9

2. 性暴力に関する男性・女性の解剖学
（喜多伸幸）16

3. 口腔解剖学
（冨岡大寛）21

第3章　法医看護学に必要な生理学

1. 子どもの生理学
（高島光平）29

2. 女性の生理学（月経・妊娠・流産）
（辻　俊一郎）36

3. 高齢者の生理学
（小林康孝）41

第7章　IPV・性暴力と看護

（立岡弓子）

第8章　児童・高齢者虐待における対応

1. 被虐待児への対応

（伊藤英介）97

2. 被虐待高齢者への対応

（中村磨美）101

第9章　救急医療現場で求められること　（森口真吾，別府　賢）

第10章　在宅看取りとターミナルケア

1. 訪問看護ステーションと看護師の役割　（駒井和子）119

2. 在宅看取りをめぐる社会的問題の解決　（一杉正仁）125

第11章 グリーフケアと看護の役割

第12章 地域における予防・支援活動

資料・関連法規 第1～12章の内容と関連する法規やガイドラインを抜粋　(高相真鈴, 土川 祥)

第1章

法医看護学が目指すもの

1. 法医看護学とは

　法医学はforensic medicineと英語表記されるが，法律にかかわる医学的諸問題を広く取り扱い，科学的知見をもとに対応する学問である．当初，法医学とは亡くなった人の死因究明が主であると考えられてきた．しかし近年では，被虐待者などへの診察や鑑定など，生きている人に対する実務領域としても理解されつつある．forensic nursingは，事故や犯罪被害者などへの看護を中心とした学問として，1970年代に米国で確立され，徐々に社会に認識されるようになった．本書では，forensic nursingを法医看護学と訳して使用する．

　法医看護学が扱う領域は，性暴力，家庭内暴力，児童虐待，高齢者虐待，死因究明，矯正医療，大規模災害時の医療やケアなどである．法医看護学に従事している看護師をforensic nurseと呼ぶ．1992年に，forensic nurseが集うInternational Association Forensic Nurses（IAFN）が設立され，1995年には米国看護協会における1つの専門領域として承認された．すなわち，米国などでは特別な教育や訓練を受けた専門看護師として位置付けられている．精神病院を含めた医療施設に勤務するほか，地域における被害者支援センター，矯正医療施設，監察医事務所などに勤務している．まずは，看護師として患者の損傷や疾病に対する評価と治療に参加する．そして，突如起きた事象に対して受けた大きな精神的ダメージに対する心のケアを行う．さらに，犯罪の解決に向けた証拠採取，犯罪や事故のメカニズム解明に向けた実務を担当する．損傷部の写真撮影，計測，体液採取など，警察と協力して活動する．特に，犯罪に対しては裁判で争われることを前提として，科学的エビデンスの収集や専門家としての証言を担当することもある．Sexual Assault Nurse Examiner（SANE）は性暴力対応看護師と呼ばれ，性暴力被害者への対応に特化した専門看護師である．IAFNで認定された資格であり，実務研修や講義受講を経て試験が行われ，これに合格することでSANEとして活動できる．forensic nurseは，昼夜を問わず犯罪被害者に寄り添う．以上は，主に海外における法医看護学の概要である．

2. わが国における法医看護学のありかた

　わが国では法医学が社会医学の1つとして位置付けられているが，法医看護学が看護学の一専門分野としては認識されていない．法医学の中でも被虐待児や被虐待高齢者といった犯罪被害者の診察や鑑定，留置人の健康管理や犯罪被疑者に対する診察や鑑定などの臨床的実務があり，これを臨床法医学と呼ぶこともある．さらに，矯正施設に入所している人に対する医療を担当する矯正医療がある．法医看護学はこれらの医学分野と密接に関係していると考えられる．前述のforensic nurseに相当する看護師に求めることは，社会で生じるさまざまな事象に対して，看護師として法医学的知識や技術を応用し，患者や家族へ適切な医療とケアを提供できるようにすることである．

表1-1　forensic nurse が目指す具体的目標

- 在宅医療の一員として，適切な看取りができる
- 家族が突然の死に遭遇した際に，適切なグリーフケアができる
- 被虐待児を早期に発見し，適切な対応ができる
- 被虐待高齢者を早期に発見し，適切な対応ができる
- DVや性犯罪被害者，その他犯罪被害者へ適切な対応ができる
- 大規模災害時にさまざまな場面で活動できる
- 関連団体（犯罪被害者支援センターなど）や行政（警察，検察，県）などと連携した活動ができる

そして，わが国における forensic nurse が目指す具体的目標は表1-1のとおりであろう．

3. 死の医学と看護学

1) 死の判定について

　死の判定は，医師のみが行えることである．そして，人の死を医学的かつ法的に証明する書類である死亡診断書/死体検案書は，死亡診断/死体検案した医師が作成する．看護師は，死亡診断時に医師の補助を行っていたが，さらにその役割を拡大し，情報通信技術（information and communications technology：ICT）を利用した死亡診断の補助が認められるようになった．わが国で高齢化が進み，在宅看取りの数が増えていくと，自宅で死亡した際に医師が速やかに死亡確認へ向かえないことが予想される．死の判定が行われなければ，遺体の処置，葬儀や埋葬に向けた手続きも進められない．通常は医師が患者の全身を観察し，死の3徴と異状の有無を確認し，死亡診断書を交付する．この一部を看護師が担い，ICTを用いて医師に報告するとともに，医師が患者の家族へ説明することや死亡診断書を発行することを補助する．当然のことながら，担当する看護師は法医学的知識や技術を身につけていなければならない．わが国の卒前看護教育では死の判定や死体の取り扱いに関する事項は含まれていない．したがっ

て，第4章で概説する（p. 47 参照）．

2) 安らかな死を迎える準備

　わが国では，可能な限り住み慣れた地域で，自分らしい暮らしを人生の最期まで続けることができるよう地域包括ケアシステムの構築を推進している．近年，死者数は増加しつつあるが，今後も死者が増加し，2040年には年間約167万人に達するという．高齢多死社会において在宅や施設での療養や看取りが増えていく中で，人生の最終段階の医療やケアについて本人が家族や医療・ケアチームと繰り返し話し合うプロセス（アドバンス・ケア・プランニング）の普及が進められている．事前指示書を準備したり代理意思決定者を指名したりすることは，患者の自己決定権を尊重し尊厳を維持することにもなる．その他，遺言状を残すことは死後におけるさまざまなトラブルを予防することにもつながる．患者が死に向かう過程を見守り，心身のケアとともに，最期を迎えるときの準備を進めることも看護師の役割である．人生の最終段階における医療に関する意識調査では，看護師のうちアドバンス・ケア・プランニングが実践できていない人が66.0%，事前指示書を用いることを勧めていない人は50.5%といずれも多かった．安らかな死を迎えるために必要な手続きやケアを第10章で学んでいただきたい（p. 119 参照）．

表1-2　予期せぬ急な死と在宅看取りの違い

	予期せぬ急な死	看取り
主 体	家 族	看取られる患者
心がける点	短時間に情報を伝え，悲嘆の軽減化に努める	時間をかけて，患者が旅立つ準備を行う
家族の心情	悲嘆，怒り，自責	不安，迷い，悲嘆
スタッフと家族	多くは初対面	日々信頼関係を強固にできる
家族に残されるもの	死を無駄にしてほしくないという想い	看取りを完遂できた達成感

3) グリーフケア

　グリーフケアとは，深い悲しみ（悲嘆）に暮れる人を，立ち直れるように支援することである．深い悲しみに相当するのが家族の死・大切な人の死であるとの考えから，遺族に対する心のケアという意味で用いられる．長期間にわたって遺族に寄り添い，悲嘆を克服するまで支えていくことが重要である．一方で，広義には患者の生前（終末期に近い状態）から死別後を通してのサポートを指すことがある．すなわち，生前に死が不可避であることや死期が迫っていることを患者や家族に話し，その段階からケアを進める．患者が死亡する状況によって，家族の悲嘆反応は変わってくる．特に，法医実務の対象となる異状死は，突然死，不慮の事故死，自殺，他殺，自然災害死などである．したがって，在宅看取りのように，死が予期でき，家族の死に対する心の準備ができている状態ではない．あまりに急な出来事に，状況が十分に把握できず死を受容できない，日常や幸せな状況からの激変に強い心理的打撃を受ける，損傷を受けて変わり果てた姿になることで悲嘆が増強する，事故や他殺などでは被疑者への強い怒りが生じる，家庭内の不慮の事故死や自殺では死を防げなかったことに対して自責の念を抱く，などである．家族の心情と家族への接し方について，予期せぬ急な死と在宅看取りにおける違いを表1-2に示す．異状死に遭遇した人の

遺族に対する円滑なグリーフケアはforensic nurseに求められる看護実践であり，第11章で具体例をあげながら概説する（p. 131参照）．

　遺体に化粧を施すことや整髪などの処置を行うことをエンゼルケアと呼んでいる．エンゼルケアでは，遺体に見られる損傷をわかりにくくし，安らかで美しく見えるようにする．家族の希望で持参した化粧品や衣服を用いることもある．これは，安らかに見せることで家族の悲嘆を軽減化すること，美しい姿で旅立つことで本人の尊厳を守ることにつながる．病院や自宅で患者が死亡した際には看護師がエンゼルケアを行うことが多い．エンゼルケアを行うのに資格は不要である．しかし，遺体を傷つけることは禁止されている．また，異状死などで検視，死体検案，法医解剖が行われる際には，これらの手続きが終了した後でなければエンゼルケアを行うことはできない．著者らの施設では，法医解剖後に埋没縫合で遺体を処置したり，損傷部を可能な限り整然と修復したりしている．さらに，遺族へ遺体をお返しする前に遺体の全身を清拭している．エンゼルケアはグリーフケアの一環と考えられている．

4. 被虐待児，被虐待高齢者への対応

　2021年に全国225カ所の児童相談所が児童虐待相談として対応した件数は20万7,659件であり，過去最多となった（図1-1）．1990年が1,101

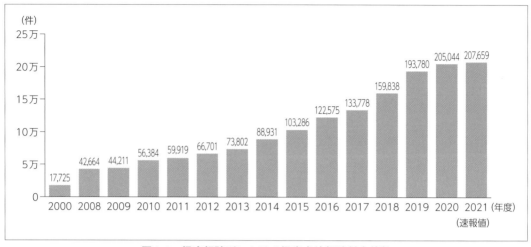

(件)

25万

20万

15万

10万

5万

0

17,725	42,664	44,211	56,384	59,919	66,701	73,802	88,931	103,286	122,575	133,778	159,838	193,780	205,044	207,659
2000	2008	2009	2010	2011	2012	2013	2014	2015	2016	2017	2018	2019	2020	2021 (年度)

(速報値)

図1-1　児童相談所における児童虐待相談対応件数

件であったので，ここ30年で約190倍になった．わが国では，刑法犯の認知件数が2003年以降減少し続けており，2021年には56万8,148件と戦後最少を記録した．特に，殺人，強盗，放火，不同意性交などの重要犯罪認知件数は8,823件（2021年）にまで減少していることから考えても，今後は児童虐待の予防に重点を置く必要があろう．

　児童虐待防止法では，虐待を受けたと思われる児童を発見した場合には，速やかに福祉事務所，児童相談所，市町村に通告しなければならないと定められており，通告は刑法で定められている守秘義務に関する規定に抵触しないと明記されている．すなわち，通告を国民の義務として定めている．さらに，学校の教職員，児童福祉施設の職員，医師，保健師，弁護士，その他の児童福祉に職務上関係のある者は，児童虐待の早期発見に努めなければならないと明記され，早期発見は関係者の社会的使命となっている．被虐待児を早期に発見し，救いの手を差し伸べることは，forensic nurse の重要な役割である．まずは，児にどのように接するかを学ぶ必要がある．そして，児が受けた被害を明らかにするとともに，心身の傷を癒し，今後平穏な

生活が送れるようにサポートすることが求められる．これについては，第8章で概説する（p. 97参照）．

　さて，ひとたび虐待を受けた児には，発育障害，認知的発達の障害，感情コントロールの障害，愛着障害がみられるといわれ，これによって，虐待的人間関係が再現されるという．すなわち，虐待の連鎖と言われるものである．2017年に法務省が行った調査によると，少年院入所者のうち虐待を受けた経験があったのは男子30.8％，女子56.1％であった．したがって，虐待を早期発見することは重要であるが，虐待そのものを予防する一次予防の推進が必要である．これに関しては，2019年3月の関係閣僚会議で決定された「児童虐待防止対策の抜本的強化について」において次のような具体例が明記された．すなわち，子どもの権利養護に向けて体罰を禁止することおよび体罰によらない子育てなどを推進すること，乳幼児健診未受診者などに関する定期的な安全確認，地域における相談窓口や子育て支援拠点の設置促進などである．さらに，関係部署への通告があったにもかかわらず，児を救えなかった例を鑑み，的確な介入を行えるようにする対策が検討された．す

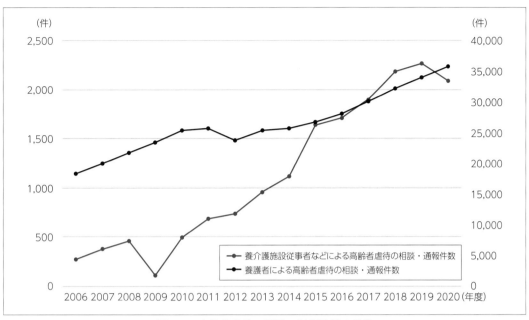

（件）

2,500

2,000

1,500

1,000

500

0

（件）

40,000

35,000

30,000

25,000

20,000

15,000

10,000

5,000

0

養介護施設従事者などによる高齢者虐待の相談・通報件数
養護者による高齢者虐待の相談・通報件数

2006 2007 2008 2009 2010 2011 2012 2013 2014 2015 2016 2017 2018 2019 2020 （年度）

図1-2　高齢者虐待の相談・通報件数の推移

なわち，医師や保健師の配置を義務化するといった児童相談所の体制強化，子ども家庭福祉に携わる者に関する資格化も含めた資質向上などである．最近では，新型コロナウイルス感染症の影響で，遠隔授業や外出自粛などが行われている．すなわち，子どもと親が一緒にいる時間が長くなり児童虐待が増加することや早期発見が困難になることが懸念されている．そこで，要保護児童対策協議会，学校，市町村の母子保健事業などによるさまざまなチャンネルを通した子どもの実態把握と支援が推進されている．まさに，forensic nurseは児童虐待の早期発見や予防に向けて重要な役割を果たすことになるだろう．

一方，「高齢者虐待の防止，高齢者の養護者に対する支援等に関する法律」では，家庭における養護者または施設などの職員に虐待されていることが疑われた65歳以上の高齢者を市町村に届け出るよう義務付けている．2020年における，養護者による高齢者虐待の相談・通報件数は3万5,774件，養介護施設従事者などに

よる高齢者虐待の相談・通報件数は2,097件であった．養護者による高齢者虐待の相談・通報件数は年々増加している（**図1-2**）．この法律では，高齢者の生命または身体に重大な危険が生じている場合には立ち入り調査ができること，立ち入り調査については所轄警察署の協力を仰ぐことができることが明記されている．児童虐待と同様に，国民に高齢者虐待に係る通報義務を課し，福祉・医療関係者に高齢者虐待の早期発見への協力を求めている．特に，看護師は医療や介護サービスを通して高齢者の周りにいる機会が多い．虐待の徴候を把握し，重症度や緊急性を正確に判断するなど，高齢者を救うべく適切な対応が求められる．高齢者に特有の生理学的変化を把握し，適切な対応がとられることが望まれ，これらについては第3章および第8章で詳述する（p. 29，97参照）．

5. 性暴力・性犯罪への対応

性暴力とは，「身体の統合性と性的自己決定

5

を侵害し，損害や苦痛を与え，人間としての尊厳を侵害する力の行使」を指す．暴行や脅迫による同意のない性交などに限らず，関係性を利用した同意のない性交などの性的暴力，職場や学校関係者によるセクシャルハラスメント，いわゆるポルノへの出演や売春強要などの性的搾取，痴漢行為のような性的自由を侵害するものを含んでいる．

　性暴力は，被害者の日常生活が困難になるほどのトラウマ（心的外傷）を与え，人間としての尊厳を奪う．その回復には多くの時間を要する．2017年の刑法改正により親告罪ではなくなったが，性犯罪として成立するための「暴行脅迫要件」を客観的に証明できなければ，受けた性暴力に相当する刑罰を求めることができず，不起訴や無罪となることもある．性犯罪として立件するためには，被害者は被害を開示することが求められている．しかし，開示するためには，被害者は医療機関を受診し性感染症や妊娠検査，証拠採取といった苦痛を強いられる検査を受けなければならない．被害者の被害直後の反応について，混乱，恐怖反応，逃げられないこと，抵抗できないことなどの理解が進まないという現状がある．被害者の精神状態を正確に把握するために，ポリヴェーガル理論を熟知する必要がある．詳細は，第7章にて概説する（p. 91参照）．

　2023年7月13日より不同意性交等罪が施行され，同意しない意思を形成，表明又は全うすることが困難な状態にして性交などをした場合に罪が成立することが明記された．

　性暴力・性犯罪に対し，法医看護学の知識を有する看護職として，前述のSANEが1970年に北米を中心に発展した．日本では，日本フォレンジック看護学会を中心に性暴力対応看護師（Sexual Assault Nurse Examiner-Japan：SANE-J）の養成を行っている．現在，全国に116人のSANE-Jが登録されているが，性暴力・性犯罪発生件数を鑑みると過少である．SANE-Jは，性暴力・性犯罪の被害者に，より迅速かつ専門的知識・技術を持ち適切に対応できることで，問題を解決することが期待されている．また，看護職として何よりも被害者の尊厳を思いやり尊重すること，そして被害者に立ち直れる力があることを信じ，傍に寄り添うといった心のケアも求められている．今後，法医看護学を学びSANE-Jになることを希望する看護師が増え，地域で活躍できる環境が整っていくことを期待する．

6.　矯正医療について

　刑務所，少年刑務所，拘置所，少年院，少年鑑別所，婦人補導院（2024年4月1日より廃止）といった，司法手続きによって犯罪者や非行少年を強制的に収容している施設を矯正施設と呼ぶ．矯正施設で行われる医療を矯正医療と呼ぶが，刑務所，少年刑務所，拘置所および少年院では病院または診療所が開設されている．矯正医療については，「刑事収容施設及び被収容者等の処遇に関する法律」第56条に，「刑事施設においては，被収容者の心身の状況を把握することに努め，被収容者の健康及び刑事施設内の衛生を保持するため，社会一般の保健衛生および医療の水準に照らし適切な保健衛生上および医療上の措置を講ずるものとする」，少年院法第48条に，「少年院においては，在院者の心身の状況を把握することに努めるとともに，在院者の健全な心身の成長を図り，及び少年院内の衛生を保持するため，社会一般の保健衛生および医療の水準に照らし適切な保健衛生上および医療上の措置を講ずるものとする」と明記されている．すなわち，一般の平均的医療と同等の保健医療が行われる．矯正医療は階層性になっており，プライマリ・ケアが行える一般施設の上層には医療重点施設（全国9カ所）があり

（2022年11月現在），さらに上層には矯正医療センターや医療刑務所といった医療専門施設（全国4カ所）がある（2022年11月現在）．もちろん，矯正施設内だけでなく，一般の医療施設での医療に頼ることがある．当然のことながら，施設内で行われる教育，指導および訓練は健康状態が良好であることで成し遂げられる．また，疾病を良好にコントロールすることや健康な状態を保つことは再犯や再非行の予防につながる．例えば，薬物依存症が放置されていれば，再び薬物犯罪を起こすことになる．摂食障害が治癒していないと，窃盗などの犯罪につながる．さらに，結核やウイルス性肝炎などの感染症があると，施設内だけでなく出所（院）後の社会における公衆衛生に影響を及ぼす．このように，矯正医療は社会的にも重要な医療の一分野である．矯正医療の特殊性として，以下があげられる．第一に，費用はすべて国費で賄われるので，標準的な医療を行い，処方薬はジェネリックが優先される．第二に，収容中は決められた時間に処方薬が渡されるので，処方薬に対するアドヒアランスが高い．第三に，発達障害や知的障害を有する収容者がいるため，説明に難渋することがある．第四に，診察には刑務官や法務教官が立ち会うので，医療者の安全性は保たれる．一方で，外部の医療機関受診時にも複数の職員が常に監視していることから，できるだけ外部での入院治療を避ける．矯正施設入所者はさまざまな触法行為により収容されているが，多くは薬物乱用，自傷行為，被虐待，性被害などの経験がある．したがって，矯正医療はforensic nurseが活躍できる場である．2022年11月現在，わが国の矯正施設における常勤医師の定員328人に対し，勤務者は301人，常勤看護師の定員485人に対して勤務者は474人である．その他，多くの非常勤医師や看護師も矯正医療を支えている．

7. 大規模災害における看護師の役割

　大規模災害や多傷病者が発生した事故現場などに派遣される医療チームを災害派遣医療チーム（Disaster Medical Assistance Team：DMAT）と呼ぶ．DMATは専門的訓練を受けた医師，看護師，その他職員で構成され，急性期（48時間以内）に活動できる機動性をもったチームである．被災者の救出，応急処置，医療機関の支援など，自己完結型の医療救護を行う．多数の傷病者が発生した際に，重症度および予後を考慮して治療や搬送の優先順位を決定することをトリアージという．そして，対象患者を，最優先治療群（赤タッグ），待機的治療群（黄タッグ），軽症群（緑タッグ），死亡あるいは救命困難群（黒タッグ）に選別する．トリアージを行うのに資格は不要であるが，十分に訓練された医師，看護師，救急救命士などが担当することが多い．このように，災害急性期における活動にも看護師が重要な役割を果たす．

　なお，黒タッグを付けられた人は決して搬送されないというわけではなく，搬送の優先順位が最後（第4順位）になるということである．しかし，事実上はその場で死亡確認されることがほとんどである．死亡確認の後には，死体検案や身元の確認が行われて，遺族のもとに遺体が帰る．2005年4月に発生したJR福知山線脱線事故の際に，被災者に黒タッグが付けられたがゆえに搬送さえしてもらえなかったこと，発見時の状況が詳しく聴けなかったこと，死因に対する説明が乏しかったことから，悲嘆反応や心身の不調が遷延する遺族がいた．災害時には，突然家族を失った悲しみと，変わり果てた姿を見ることで，遺族は強い精神的ダメージを受ける．さらに，家族の最期についての情報や，黒タッグが付けられた理由について明らかにされなければ，より混乱が生じる．したがって，災

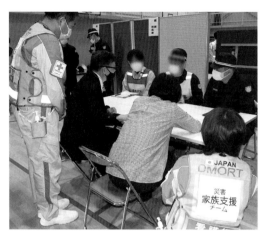

図1-3　災害訓練におけるDMORTの活動

害急性期には死者の遺族に特化した対応が求められる．災害急性期の遺族に対するケアを担当するのが災害死亡者家族支援チーム（Disaster Mortuary Operation Response Team：DMORT）である．警察官や検案医の説明時や遺体との対面時に家族に寄り添い，悲嘆の軽減に努める（**図1-3**）．DMORTの一員として活動する上で資格は必要ないが，死因究明やグリーフケアなどを理解したforensic nurseが適任であろう．

　滋賀県では，大規模災害時に黒タッグが付けられた被災者に対して，システマティックで精度の高い身元確認と死体検案が行えるような訓練を実施している．さらに，災害急性期から遺族に対する心のケアを実践して，参加者がDMORTとしての働きを実践できるようにロールプレイを行っている[1,2]．

8.　関連団体における支援

　各都道府県には，民間の被害者支援団体がある．全国被害者支援ネットワークは，全国の被害者支援団体が加盟しており，全国規模の情報交換，教育や訓練，犯罪被害者支援に関する調査や研究，広報・啓発活動を行っている．犯罪被害者とその家族への主な支援活動は，電話や面接による相談応需と裁判所・警察などへの付き添いや日常生活の手助けといった直接的支援である．この支援は，各都道府県の犯罪被害者支援団体に所属するスタッフによって行われている．スタッフの多くは，各団体から犯罪被害者直接支援員や犯罪被害相談員として認定・委嘱され，専門的知識と技術をもとに被害者支援活動に取り組んでいる．看護師が担当することも多く，特に性犯罪では産婦人科などでの検査や治療に関する具体的相談にも応需している．ドメスティック・バイオレンス（domestic violence：DV），性犯罪などの相談は，まさにforensic nurseが応需することが相応しいと考えられるため，民間団体における支援員や相談員としてのキャリアもある．

（立岡弓子，一杉正仁）

✐ 参考文献

1）一杉正仁，他：大規模災害における理想的な死体検案・身元確認作業について-遺体発見から遺族におかえしするまで-．日職災医誌，65：264-268，2017．

2）一杉正仁，他：大規模災害急性期における，遺族の心のケア実践訓練について．日職災医誌，66：465-469，2018．

第2章

法医看護学に必要な解剖学

1. 損傷表現に必要な解剖学

　人体を構成する各構造物にはそれぞれ名称が付けられている．法医看護学を学ぶにあたり，損傷を正確に評価するためには人体の構造について知っておく必要がある．本章では，主要な人体解剖学について，体表，骨格，主要血管および内臓臓器に分けて概説する．また，小児については成人と異なる形態学的特徴があるので，別個に解説する．

1. 体　表

　人体は頭頸部，体幹，体肢の3つに大別される（表2-1）．体幹部を中心に，その上方に頭頸部が，左右に体肢がそれぞれ付着している（図2-1）．体肢のうち，体幹上部に付着するものを上肢，下部に付着するものを下肢と呼ぶ．

　人体について表現する際，基本となる姿勢や平面および方向を表す言葉が決められている．直立して手掌を前に向け，指を広げた状態が人体の基本姿勢（解剖学的正位）である．この基本姿勢に基づき，互いに垂直に交わる3方向の基準面（水平面，冠状面，矢状面）が用いられる（図2-2）．矢状面のうち，人体の中心を通り左右半分に分ける面を特に正中面という．方向を表す言葉は表2-2のとおりである．

2. 骨　格

　人間は脊椎動物であり，脊柱が身体の中軸となって各構造を支えている．脊柱は椎骨と椎間板が縦方向に交互に積み重なって形成される．脊柱の上部に頭蓋骨が位置し，中間部には胸腔内臓器を支える胸郭が，下部には腹腔内臓器を支える骨盤がそれぞれ連続する．また，胸郭上部に上肢が付着し，骨盤下部に下肢が付着する．

　法医学実務では，体表から確認できる骨格の一部分を指標に，損傷の距離や大きさを評価することが多い．ここでは，体表からみた骨格に注目して述べる．

表2-1　人体の各部

頭頸部	顔面，頭部，頸部		顔面には人体の重要な感覚器官が多数存在する．頭部は毛髪に覆われている
体　幹	胸部と腹部		女性の前胸部には乳房が左右1対存在する．体幹の下端と左右下肢の間に会陰部が存在する．体幹部の背面と左右下肢の付着部は殿部と呼ばれる
体　肢	上肢	上腕，前腕，手	上肢と体幹の付着部は肩，上腕と前腕の接続部は肘，前腕と手の接続部は手首と呼ぶ．手のひらは手掌，その裏面は手背である
	下肢	大腿，下腿，足	大腿と下腿の接続部は膝，下腿と足の接続部は足首と呼ぶ．直立時に地面と接するのが足底であり，その反対側は足背である

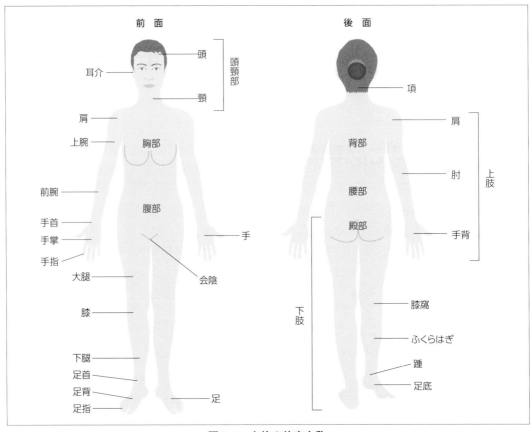

図2-1　人体の体表名称

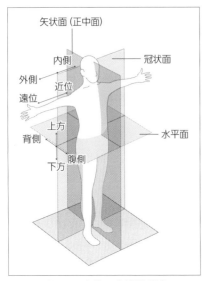

図2-2　人体の空間的構造

表2-2　人体で用いられる方向の表現

上（頭側）	下（尾側）	それぞれ，頭に近い側，足に近い側を指す
前（腹側）	後（背側）	解剖学的正位に基づいた，人体の前と後ろ
内側	外側	それぞれ，正中面に近い側と正中面から遠い側を指す
近位	遠位	主に体肢の表現に用いる．それぞれ体幹に近い側，遠い側を指す

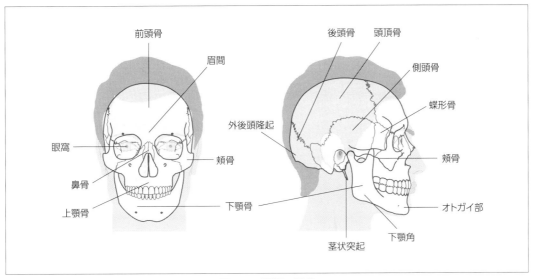

図2-3 頭部の骨格

1) 頭 部

　消化管・呼吸の入り口を構成する顔面頭蓋（上顎骨，頬骨，鼻骨，下顎骨，舌骨）と，各感覚器および脳を中に容れる神経頭蓋（前頭骨，頭頂骨，後頭骨，側頭骨，篩骨，蝶形骨）に大別される（**図2-3**）.

　顔面では皮膚軟部組織が薄く，多くの骨格を外表から触知できる.

　後頭部には外後頭隆起が触れる．後頭骨は第一脊椎である環椎と関節を形成し，頸部へ連続する.

2) 頸 部

　頭蓋骨接続部から胸郭までを指す．頸部を構成する脊柱は特に頸椎と呼ばれ，7個の椎体からなる．特に第1および第2頸椎は頭部の回転運動を支えるため特殊な形状をしており，第1頸椎は環椎，第2頸椎は軸椎と呼ばれる．また，第7頸椎の棘突起は外表から触れることができ，隆椎と呼ばれる（**図2-4**）.

3) 胸腹部

　胸部を構成する脊柱は特に胸椎と呼ばれ，12個の椎体からなる（**図2-4**）．胸椎は12対の肋骨と接続し，胸郭を形成する．肋骨は肋硬骨部と肋軟骨部からなる．第1～7肋骨は肋軟骨を介して胸骨と接続する．第8～10肋骨の肋軟骨は第7肋軟骨に付着して肋骨弓を形成する．第11および12肋骨は短く，先端は遊離している．胸椎より下方に5個の椎体が存在し，腰椎と呼ばれる.

4) 体 肢

① 上肢帯と上肢の各部（図2-5）

　上肢帯は鎖骨および肩甲骨からなる．鎖骨内側端は胸骨柄と接続し，上肢の骨格を体幹に結ぶ唯一の関節をつくる．鎖骨外側端は肩甲骨の肩峰と接続する．肩甲骨は人体の背側，第2～7肋骨の高さにあり，多数の上肢帯筋が付着し，上腕骨と肩関節を形成する.

　上肢は，近位から順に，上腕骨，橈骨および尺骨，手根骨，中手骨，指骨で構成される．手根骨は8個の短骨が2列に整列し，5本の中手

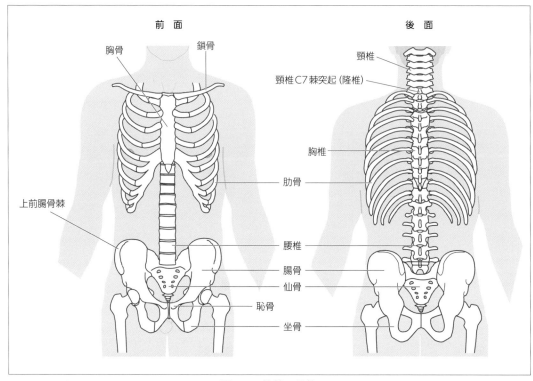

図2-4　体幹の骨格

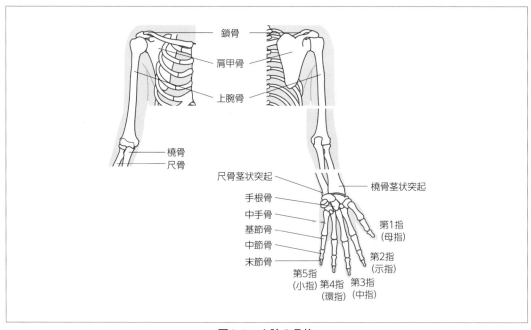

図2-5　上肢の骨格

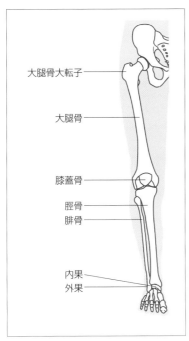

図2-6　下肢の骨格

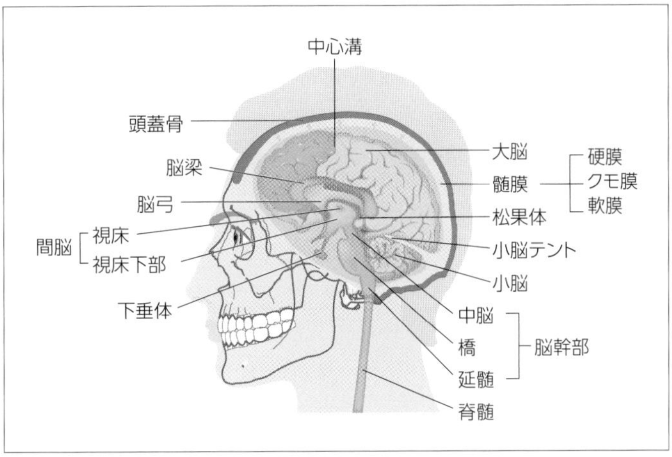

（頭部図の各ラベル）
中心溝
頭蓋骨
脳梁
脳弓
間脳　視床
　　　視床下部
下垂体
大脳
髄膜 ─ 硬膜／クモ膜／軟膜
松果体
小脳テント
小脳
中脳
橋　─ 脳幹部
延髄
脊髄

図2-7　頭部の解剖

骨にそれぞれ基節骨，中節骨，末節骨（母指の
み基節骨と末節骨）が連続する．

② 下肢帯（骨盤）と下肢の各部（図2-6）

腰椎の下には5の椎体（仙椎）が癒合した仙骨
があり，骨盤の背面を形成する．仙骨の下，脊
柱の下端には3〜5個の椎体（尾椎）が癒合した
尾骨が連続する．仙骨の左右には寛骨が接続
し，左右の寛骨は前方の正中部で線維軟骨性の
恥骨結合を介して接続する．寛骨は腸骨，座
骨，恥骨が癒合して成り立つ．左右前側の外表
から上前腸骨棘が触れる．骨盤は性差が大き
く，女性骨盤は男性骨盤と比較して，骨盤全体
が幅広く，骨盤上口が円形から横長楕円形（男
性では岬角が腹側に突出し骨盤上口はハート形
を呈する），恥骨下角が鈍（90度以上），閉鎖孔
最大径が横位，左右座骨結合間距離が広く，仙
骨が幅広である．これらの特徴をもとに，白骨
死体では性別推定を行う．骨盤部の骨折は外表
から判断しづらく，また止血が難しいため致命
的出血過多を引き起こし得る．

下肢は，近位から順に，大腿骨，膝蓋骨，脛
骨および腓骨，足根骨，中足骨，指骨で構成さ
れる．大腿骨と脛骨および腓骨が関節する膝関
節の前方には膝蓋骨が位置し，外表から触れる
ことができる．足根骨は7個の不規則な短骨で
構成され，5本の中足骨にそれぞれ基節骨，中
節骨，末節骨（母指のみ基節骨と末節骨）が連
続する．

3. 主要内臓器

人体の内部には3つの大きな腔が存在する．
すなわち，脳を収める頭蓋腔，肺や心臓など循
環呼吸系主要臓器を収める胸腔，そして主に消
化管を収める腹腔である．腹腔の内，骨盤に取
り囲まれた部を特に骨盤腔と呼ぶ．

1) 頭蓋腔（図2-7）

頭蓋腔は頭蓋骨に取り囲まれ，中枢神経系の
首座である脳を容れる．脳表面は内側から順に

13

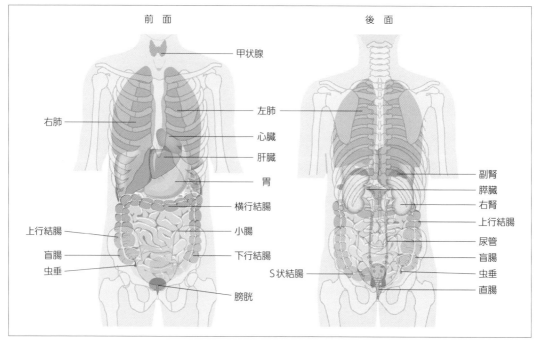

前面　　　　　　　　　　　後面

甲状腺

右肺　　　　　　　　　左肺
心臓
肝臓
胃
横行結腸
上行結腸　　　　　　　小腸
盲腸　　　　　　　　　下行結腸
虫垂
S状結腸
膀胱

副腎
膵臓
右腎
上行結腸
尿管
盲腸
虫垂
直腸

図2-8　胸部・腹部の内臓器

軟膜，クモ膜，硬膜の順に覆われている．脳の周囲には脳脊髄液が認められる．頭部外傷では，脳が頭蓋腔内で動いた際に，脳表面から静脈洞へ渡る架橋静脈や脳表面を走る血管が損傷されて，硬膜下に出血を生じ得る（硬膜下血腫）．

脳はさらに，大脳半球，小脳，脳幹部に大別される．大脳半球深部の灰白質内には大脳基底核と視床が存在し，その間の白質を内包と呼ぶ．内包は脳出血の好発部位であり，神経伝導系線維が多数通過しているため重症化する傾向にある．また，脳幹部は上から順に中脳，橋，延髄で構成され，呼吸循環をつかさどる神経核が集中しており，出血や梗塞により致命的となる．

脳幹部の下方，脊柱管の中に脊髄が連続する．特に，第1〜第3頸髄の損傷では，呼吸筋麻痺が生じ死亡し得る．

2）胸　腔（図2-8）

胸腔は胸椎，肋骨，胸骨，横隔膜に取り囲まれ，左右に肺が位置する．左右肺の間に挟まれた領域は縦隔と呼ばれ，その大部分を心臓が占める．心臓は心膜に包まれており，心臓内腔は心房中隔と心室中隔によって左右に分けられる．また，左右の腔はそれぞれ房室弁により心房と心室に分けられる．全身を巡った血液は上下大静脈から右心房へ流入し，三尖弁を通って右心室に流れ，肺動脈弁を通って左右肺へ流出する．左右肺でガス交換を行った血液は左右肺静脈から左心房へ流入し，僧帽弁を通って左心室に流れ，大動脈弁を通って全身へ送り出される．死体検案では遺体の血液検査や薬毒物検査，DNA鑑定などを行う目的で，外表から穿刺して，心臓血を採取することがある．

心臓の背側には食道が上下方向に走行し，横隔膜を貫いて腹腔内消化管へ連続する．

3）腹　腔（図2-8）

腹腔は筋性の腹壁に囲まれており，消化管（胃，小腸，大腸）と膵臓，肝臓，脾臓が腹膜に包まれている．肝臓は大部分が右の胸郭下部

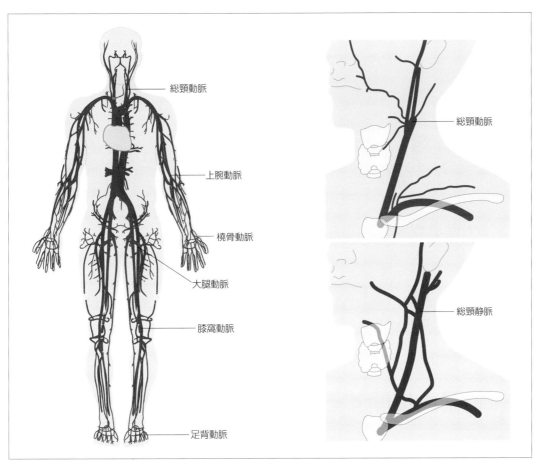

図2-9　血管配置

に覆われているが，肝下縁は右季肋部にあり体表から触知できる．腹腔内臓器は骨格に守られていないため，外力により損傷を受けやすい．腹腔内のうち，消化管を含む腹膜の背側には，左右の腎臓が位置する．

　骨盤腔は骨盤に囲まれた狭い腔であり，前方に膀胱，後方に直腸を容れる．女性では膀胱と直腸の間に子宮卵巣などの生殖器を有する．

4.　主要血管

　心臓から送り出された動脈血は全身を巡り，静脈血となって心臓へ再び還る．これを体循環と呼び，動脈は心拍に伴い拍動する．動脈の拍動を脈拍と呼び，体表面付近を走行している動脈では触知することができる．主要な触知可能動脈として，総頸動脈，上腕動脈，橈骨動脈，大腿動脈，膝窩動脈，足背動脈などがあげられる（図2-9）．静脈は多くの場合，動脈付近を伴走する．神経系や循環・呼吸系の臓器に損傷がなくとも，血管損傷は時に大量出血により死亡し得る．

5.　小児の特徴

　小児，特に新生児期から乳児期にかけては，体格や内臓諸臓器の位置などが成人と異なる．以下に，小児の主要な解剖学的相違点を示す

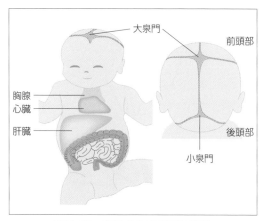

図2-10　乳児の体表解剖の特徴

（図2-10）.

　新生児期から乳児期は，内部の脳が急激に発達するのに合わせて，各頭蓋縫合は線維性膜（大泉門，小泉門）を含む柔らかい線維性縫合線で構成されている．大泉門は新生児期には直径3cmほどであるが，1歳6カ月〜2歳頃までには閉鎖する．小泉門は大泉門より小さく，2〜3カ月程度で閉鎖する．脳の完成とともに各縫合は密に変化し，加齢とともにより強固に癒合していく．

　前縦隔，すなわち心臓の上前方に胸腺が存在する．胸腺はリンパ球の成熟化に関連した免疫組織であり，成長とともに次第に萎縮する．虐待を受けた小児では年齢相当以上に胸腺萎縮が進行するといわれている．

　肝臓は相対的に大きく，上腹部の大半を占める．肋骨下縁より数cm下に肝下縁を触知できる．

　男児では通常，精巣は妊娠中後期に深鼠径輪から陰嚢内へ下降する．早産児では出生時に精巣が下降していないことが多い（停留精巣）．

（竹田有沙）

2. 性暴力に関する男性・女性の解剖学

　性暴力に起因する外傷は全身に及び，その程度も，加わる外力によりさまざまな病態を呈する．しかし，交通事故や落下事故に代表されるような高エネルギー外傷とは違い，多くは体表面に位置する外性器に集中することがその特徴といえよう．ただし，外力の程度によっては，さらに深部の骨盤底筋群や内性器，内臓に及ぶ場合もある．

　性暴力の加害者は男性，被害者は女性を想定するのが一般的である．米国の救急医療現場からの報告では，受療者の36％はレイプに起因する傷害であり，その身体的損傷は比較的軽微であると報告されている[1]．一方，乳幼児への性暴力においては外性器の損傷は極めて高度であり，その重篤性はさながら分娩時の重症会陰裂傷〔会陰裂傷Ⅲ度（外肛門括約筋にも裂傷が及ぶもの），Ⅳ度（さらに裂傷が拡大し直腸粘膜にも裂傷が及ぶもの）〕を想像させる[2]．

　本項では，性暴力により，主に女性生殖器に発生する外傷をアセスメントする上で，最低限必要な解剖学について概説する．なお，近年は男性も性暴力の被害者となり得る事案も散見されることより，女性のみならず男性生殖器の解剖についても触れる．

1. 女性の外性器ならびにその外傷

　図2-11に女性外性器の解剖図を示す[3]．体表面の外傷を視診でアセスメントするためには，少なくともこれらの部位と名称を正確に理解し，その機能を把握することが求められる．これらの部位に共通することは，不同意性交の際に手指や男性性器，異物などにより容易に傷害を受ける部位であるということである．まず，腹側の恥骨結合付近に恥丘という緩やかな隆起状の部位がある．この部分には陰毛が存在

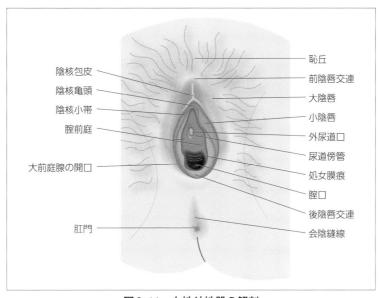

図2-11 女性外性器の解剖

陰核包皮
陰核亀頭
陰核小帯
腟前庭
大前庭腺の開口
肛門

恥丘
前陰唇交連
大陰唇
小陰唇
外尿道口
尿道傍管
処女膜痕
腟口
後陰唇交連
会陰縫線

し，性暴力を受けた際，剝脱した陰毛や擦過傷などが認められる部位でもある．その下方には，結合組織である包皮に覆われた陰核や外尿道口，そして小陰唇に囲まれるような形で腟前庭が存在する．不同意性交に際し，最も裂傷が生じやすい部位の1つである．その下側には，処女膜に覆われるように腟口が存在する．処女膜は性交経験のある女性ではすでに楔状に瘢痕化しており，未経験の女性のように全周を確認することはできない．また，処女膜の4時〜8時方向は，一般的に先天的な欠損は存在しないことから，この部分を注意深く観察する．同部から出血を見た場合，初回性交経験であった可能性を念頭に置き，被害者の心情に配慮した診察をより一層心がける必要がある．その後，腟鏡を用いた視診により，腟腔を形成する腟粘膜組織にも裂傷が拡大していないかを確認する．また，分娩歴のある女性では，瘢痕化した処女膜から連続するように殿部方向に会陰切開の瘢痕が認められる場合がある（会陰部の4時あるいは8時方向，多くは線状で長さは4〜5cm程度）．腟口・処女膜の下方，会陰部の終了部は後陰唇交連と呼ばれている．そして，会陰縫線を背側に辿った先に肛門が存在する．

前述のように，外力が非常に大きい場合や異物を用いた性行為，さらに対象が乳幼児であった場合には，**図2-12**に示すような比較的体表面に近い骨盤底筋群に損傷が及ぶことがある[3]．会陰部を取り囲むように球海綿体筋，後陰唇交連の肛門側に浅会陰横筋，会陰部から肛門全体を支持するように肛門挙筋が存在する．そして，肛門周囲は外肛門括約筋により，その形態や機能を維持している．これらが傷害を受けた場合，単に外傷だけではなく，日常生活における排便などの機能障害を招く恐れがある．特に，随意筋である外肛門括約筋の損傷は排便機能に多大な影響を及ぼすため，早期の修復が必要である．この際，損傷部の汚染（多くは直腸内に存在する大腸菌や腸球菌など）を最小限にとどめるため，十分な洗浄や抗菌薬の投与が必須である．これらを怠ると，創傷治癒の遅延を招くこととなる．

17

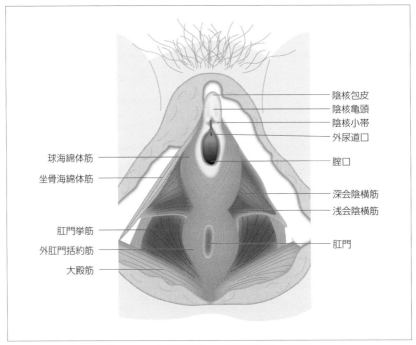

図2-12　女性外性器の骨盤底筋群の解剖

陰核包皮
陰核亀頭
陰核小帯
外尿道口
腟口
深会陰横筋
浅会陰横筋
肛門

球海綿体筋
坐骨海綿体筋
肛門挙筋
外肛門括約筋
大殿筋

　また，腟内の外傷の中でも，先端が鈍的な異物を挿入された場合，裂傷は軽度であっても腟内に血腫が拡大する場合がある．この際に注意すべきことは，血腫が傍腟結合組織（腟の両側に存在する結合組織）から後腹膜腔（腎臓や大血管，骨盤内血管が存在する腔）へ伸展した場合，外出血の程度と被害者のバイタルサインとの間には大きな乖離がみられることである．外出血の程度が軽い場合でも，このような事例では注意深くショックインデックスや尿量などの推移を監視していく必要がある．性被害者の特徴として，比較的若年で健康である女性の占める割合が高いことから，病状が相当進行するまでは意識や血圧などは比較的維持されていることが多く，急激なバイタルサインの悪化に医療現場が混乱に陥ることも珍しくない．

2. 男性の外性器ならびにその外傷

　図2-13に男性外性器の解剖図を示す[3]．特に外力が大きい場合や，鋭利な器具を用いた場合，陰茎では皮下組織を超え深陰茎筋膜に達する外傷の有無に留意する必要がある（場合により，さらにその深部の陰茎海綿体まで裂傷が及ぶことがある）．また，**図2-13**には示されてはいないが，陰嚢では皮膚の弛みとして確認できる肉様膜の外傷の有無を確認する．

　加害者が男性であることが多いため，肛門の裂傷にも注意を要する．前述のように肛門括約筋の裂傷や直腸粘膜の損傷への対応は，同部の修復術もさることながら，感染対策が極めて重要であり，可能な限り一期的に治療を終了させることが望ましいが，一時的な人工肛門の造設を余儀なくされる場合もある．

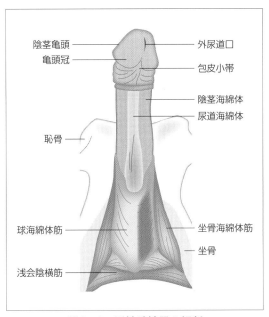

図2-13　男性外性器の解剖

表2-3　Onen's classification for genital injuries in children

Grade Ⅰ	処女膜下あるいは陰茎と陰嚢の皮膚の両方またはいずれかの一方に限局した孤発性の裂傷
Grade Ⅱ	処女膜あるいは陰嚢肉様膜と深陰茎筋膜の両方またはいずれかを含む孤発性の裂傷
Grade Ⅲ	腟あるいは陰嚢と陰茎静脈洞の両方またはいずれかあるいは遠位尿道を含む孤発性の性器損傷
Grade Ⅳ	Grade Ⅱあるいは Grade Ⅲに部分的肛門直腸損傷を認める
Grade Ⅴ	外傷と完全直腸肛門損傷

(Onen A, et al：Genital trauma in children：classification and management. Urology, 65：986-990, 2005をもとに作成)

3. 具体的な外傷の評価

　乳幼児の外陰部外傷を客観的に評価するため，男女を問わず外傷を5段階にスコア化したOnen's classification for genital injuries in childrenが有用とされている（**表2-3**)[4]．

　わが国では2011年12月，日本産婦人科医会の女性保健委員会により，犯罪・性暴力被害者の診療において必ず確認しなくてはならないことに対して記録の漏れがないよう整理することを目的として「性犯罪・性暴力被害者診療チェックリスト」が作成された[5]．しかし，2017年7月に刑法の性犯罪規定が改正され，男性も不同意性交等被害者になり得ること，また不同意性交等による性器などの傷害部位の詳細な記録の必要性が高まりつつあったことにより，2020年6月，チェックリストの内容に一部変更を加え，改訂された（**図2-14**)[6]．

　本項の要旨からやや外れるが，生殖器の解剖と深くかかわる内容であることを勘案し，以下にその概要を述べる．まず，被害者の属性や来院時の様子，被害にあった際の状況などを記録する．次に，具体的に診療記録を記載する．こ

ふりがな		日付：　　　　年　　　月　　　日
氏名		生年月日：T・S・H・R　　年　　月　　日 （　　　歳）
同居の家族：　　名　職業：		性別：　男性　・　女性　・　他

病院に着いた時間	年　　月　　日　　時　　分
診療開始時間	年　　月　　日　　時　　分
被害者の様子	□ 不安そうに見える　□ 泣いている　□ ふるえている □ 放心状態　□ 落ち着かない　□ 怒っている □ 興奮状態　□ 冷静　□ 無感情 □ 警戒的　□ その他（　　　　）

来院時の様子

同伴者	□ あり　同伴者人数　　　　名 　　同伴者氏名 　　本人との関係 　　警察官の場合（　　名） 　　　　所　属： 　　　　氏　名： □ なし
警察への届出	□ あり → 警察署名：被害遭遇場所轄（　　　　　） 　　届出者：□ 本人　□本人以外（　　　　） 　　　→（後日記載）告訴の有無→□ あり（　/　）□ なし 　　　　　　　　　　　　　　取り下げ（　/　） □ なし → その後（　/　）：□ 本人　□ その他（　　　）より届出 　　　　　　　　　　　　　□ 届出場所（　　　　）
被害者センター等 への届出	□ あり → 届出者：□ 本人　□本人以外（　　　） 　　届出場所：（　　　　　） □ なし → その後（　/　）：□ 本人　□ その他（　　　）より届出 　　　　　　　　　　　　　□ 届出場所（　　　　）

警察より情報提供　　□ なし　□ あり（ありの場合、警察からの情報提供で記入）

被害に遭った時間	年　　月　　日（　）　　時　　分	
被害に遭った場所	□自宅	□室内（　　　）
	□その他（　　）	□室外（　　　）
人　数	□ 1人	□ 複数（　　人）
関　係	□ 見知らぬ人　□ 顔見知り　□ 親しい人	
	□ 親族　□ その他（　　　　）	
その他		

診療の記録
確認できた身体部位（性器を除く）

□ 頭部　□ 顔面　□ 前胸部　□ 腹部　□ 背中　□ 臀部
□ 手（右・左）　□ 足（右・左）　□ 注射痕（部位：　　　　）
□ その他（　　　　　　　　　）

証拠採取：警察キット使用　□あり　□なし
DNA鑑定　　　　　□していない　□した
分泌物採取（性器）　□していない　□した　採取部位（口腔・肛門・外陰部・腟・子宮頸管）
採取方法（綿棒・スライドグラス・吸引・その他（　　　　　））
採取物中の精子　　□あり　□不明
くしによる陰毛の採取　□していない　□した　除毛→□なし　□あり（場所　　　）
体表の植物採取　　□していない　□した　採取部位（□爪の間　□その他　　　）
体表面上の唾液・精液の採取　□していない　□した
異物の確認　　　　□していない　□した　異物→□なし　□あり（場所　　　）
コルポスコープ　　□していない　□した　裂傷→□なし　□あり（場所　　　）
（創部の詳細な確認が目的）　処女膜□裂傷　□陥凹　□断裂　□欠損　□瘢痕化
　　　　　　　　　　　　　写真撮影　□していない　□した

唾液様・精液様（採取部位：　　　　　）
他人のものと思われる体毛（採取部位：　　　　）
その他（血液・尿・毛髪等）（採取部位：　　　　　採取部位：　　　　）

該当する所見が見られる部位にアルファベットを記録する

A：裂傷　B：擦傷　C：擦過　D：打撲　E：出血斑　F：外出血　G：発赤　H：痛み・その他
*創・出血などの大きさ（○×□㎝）・形・方向・位置（臍右4㎝のところに8×7㎝など，具体的に）図に記入

□外陰部　　　　　　　　　□ 身体所見

□男性性器

□性器の所見	所見	A 裂傷	B 擦傷	C 擦過	D 打撲	E 出血斑	F 外出血	G 発赤	H 痛み・その他
大陰唇	□なし								
小陰唇	□なし								
陰核	□なし								
腟前庭	□なし								
処女膜	□なし								
腟壁	□なし								
後陰唇連合	□なし								
会陰部	□なし								
肛門	□なし								
その他	□なし								

異常のある部分に印

問診

強制的なペニスの腟への挿入	□ なし　□ あり　□ わからない
強制的なペニスの肛門への挿入	□ なし　□ あり　□ わからない
強制的な異物の腟への挿入	□ なし　□ あり（物：　　　）□ わからない
強制的な異物の肛門への挿入	□ なし　□ あり（物：　　　）□ わからない
強制的なペニスの口腔への挿入	□ なし　□ あり　□ わからない
コンドームの使用の有無	□ なし　□ あり　□ わからない
その他	
衣類	□ 着替えた　□ 着替えていない
シャワーまたは入浴	□ 浴びた・入浴した　□ 浴びていない・入浴していない
腟の洗浄	□ 洗浄した　□ 洗浄していない
うがい	□ うがいした　□ うがいしていない
排尿	□ 排尿した　□ 排尿していない
排便	□ 排便した　□ 排便していない
常用薬	□ なし　□ あり（　　　　　）
薬（睡眠剤、覚せい剤等）・ アルコールの服用	□ なし □ あり（　　　　　） （ありの疑い）→□自ら服用　□ 強制的な投与　□ 不明
SNSへの関与	□ なし　□ あり（LINE・ツイッター…　）
記憶途絶えの有無	□ なし　□ あり（　　　　）
既往歴	□ なし　□ あり（　　　　）
アレルギー	□ なし　□ あり（　　　　）
現在内服中の薬	□ なし　□ あり（　　　　）
結婚歴	□ なし　□ あり（離続中・別居中・離婚）　□同棲中
経妊歴・経産歴	□ なし　□ あり（流産・中絶・出産・妊娠中（　週　　日））
月経	□ 最終月経　　年　　月　　日～　　日間 □ 月経周期　　　　不規則（　日～　　日） □ 初経未発来　□ 閉経　　年　　月頃
被害前の性交	□ なし　□ あり
最終性交日	年　　月　　日
避妊の有無	□ なし　□ あり（避妊方法：　　　　）
本人の同意 （*別途同意書にサイン必要）	診察することへの本人の同意　□ あり　□ なし *写真撮影することへの本人の同意　□ あり　□ なし *証拠採取することへの本人の同意　□ あり　□ なし *保存することへの本人の同意　□ あり　□ なし 　保存場所 □ 自施設　□ 警察署　□ その他（　　　） *その他の同意（　　　　）
被害状況等・自由記載欄 （可能な限り本人のことばで）	

検査

＜血液検査＞	初診検査日	結果	再診検査日	結果
梅毒血清反応	／		／	
HBs抗原（B型肝炎）検査	／		／	
HCV抗体（C型肝炎）検査	／		／	
HIV（エイズウィルス）検査	／		／	
クラミジア検査（抗体）	／		／	
＜腟分泌物及び子宮頸管検査＞	初診検査日	結果	再診検査日	結果
淋菌	／		／	
クラミジア検査（抗原/PCR）	／		／	
一般細菌	／		／	
トリコモナス	／		／	
＜薬物検査＞				
尿検査・血液検査	／	陽性・陰性	／	
＜その他＞	初診検査日	結果	再診検査日	結果
妊娠反応	／		／	
その他（　　）	／		／	

警察への提出物	□ していない □ した　引渡時刻：　年　月　日　時 　　引渡者：　　　　　受取者：
治療内容	□ 緊急避妊（　　　）　□ 傷の手当て　□ 抗菌剤 □ 腟洗浄（行なった・行なわず）　□ 抗菌剤腟錠挿入（した・しない）
メンタルケアへの紹介・対応	□ なし　□ あり→□自施設　□他施設（　　）
料金請求先	□ 本人（初診・再診）　□ 警察（初診・再診）　□ その他
写真撮影	□ 撮影者（　　　　）□ 一時場所（　　　　）
記録者：	
担当医師：	コメディカル：

図2-14　性犯罪・性暴力被害者診療チェックリスト 改訂版
（日本産婦人科医会女性保健委員会：性犯罪・性暴力被害者診療チェックリスト 改訂版，2020より）

れは本チェックリストの根幹をなす記録といえる．これらは性犯罪における具体的な証拠物の採取方法やその部位，コルポスコープ（子宮腔部の拡大鏡）の所見などを詳細に観察することを重要視しているものである．さらに，外陰部，男性性器および身体の損傷部位に対し，A：裂傷，B：擦傷，C：擦過，D：打撲，E：出血斑，F：外出血，G：発赤，H：痛み・その他，と8項目に分類・評価しシェーマに記録する．女性性器に関しては，さまざまな部位の損傷をこの分類に準じて記入するチェックリストが設けられている．後の診療の際に，損傷部位の治癒経過や感染・炎症などの二次的傷害の発生の有無が系統的に判断できる様式といえ

る．併せて，性感染症の検査記録や緊急避妊薬の投与，外傷に対する治療内容も記載し，被害者の今後の生殖・生理現象の妨げを少しでも回避することを目的としている．

最後に，被害者への問診の内容が列挙されている．ただし，これらの内容を聴き取る際には，被害者の心情に十分配慮する必要がある．被害者は勇気を出して性犯罪を届け出た後，医療機関で診察を受けることとなる．被害者に対して憐憫の情を禁じ得ないかもしれないが，被害者の懊悩を察した上で，医療従事者は，被害者の受けた傷害を正確に診断・アセスメントし，被害者の身体的・精神的苦痛を少しでも和らげる対応が強く望まれる．

（喜多伸幸）

3. 口腔解剖学

口腔からも多くの有用な所見を得られることも多く，児童虐待，DV，傷害事件などで生じた口腔・歯の外傷の状況を把握し，正確に評価するためにも口腔および歯の解剖を知る必要がある．

1. 口　腔

口腔は消化器系の入り口であり，食物を取り込み，咀嚼を行い，食物を咽頭に送り，嚥下させるなど多くの役割を担っている．口裂から口峡までの空間を口腔と称する．口腔は，前方を口唇（上唇，下唇），側方を頬，上方を口蓋（硬口蓋，軟口蓋），下方は舌を含む口腔底，後方は口峡で囲まれる．また，口腔は口唇・頬と歯列弓との間でできる狭い間隙である口腔前庭と，上・下顎の歯列弓より内方にある広いスペースを有する固有口腔とに分けられる．固有口腔の大部分は舌が占める．

1）口腔前庭

口唇，頬と歯列の間を口腔前庭という．口腔前庭の外側は口唇，頬粘膜が，内側は歯肉，歯槽粘膜，歯列で構成される．上唇小帯・下唇小帯，頬小帯，耳下腺乳頭がみられる（図2-15）．

①口　唇

口唇は口腔の前方にあり，口角を境に上唇と下唇に分けられる．上唇と頬は鼻唇溝，下唇とオトガイはオトガイ唇溝によって分けられる．上唇と下唇からなる間隙を口裂といい，上唇と下唇が左右で合うところを口角という．口唇の外側は皮膚で，内側は口唇粘膜，その移行部は赤唇によって分けられる（図2-16）．

②頬

頬は口腔の側壁を構成し，口唇と同様に口腔粘膜と皮膚に覆われる．口唇と頬の間に表情筋の1つである頬筋が存在する．開閉口に応じて頬に一定の緊張を与え，咀嚼時に食物を歯の上にのせる働きがある．同時に表情の形成も担っ

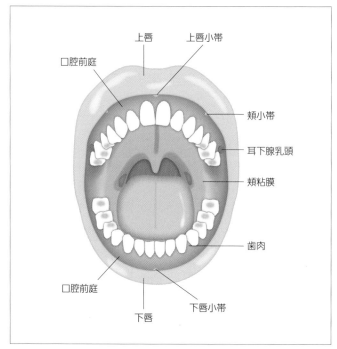

図2-15　口　腔

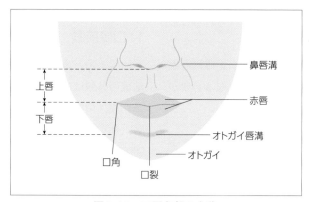

図2-16　口唇各部の名称

ている.

③歯　肉

歯周組織の項で後述する（p. 27参照）.

2）固有口腔

前方と側方を歯列と歯肉に囲まれ，後方は口峡である．歯列の内側から口峡までを固有口腔という.

①口　蓋（図2-17）

口蓋は鼻腔と口腔の隔壁であり，前方の骨で裏打ちされる可動性のない硬口蓋と，後方の骨の裏打ちがない軟口蓋とに区分される．硬口蓋は口蓋の前方2/3，軟口蓋は後方1/3を占める.

硬口蓋正中には口蓋縫線があり，それに直行するように両側に横口蓋ヒダが形成され，口蓋縫線の前方に切歯乳頭が存在する.

軟口蓋後部を口蓋帆といい，その正中部は後

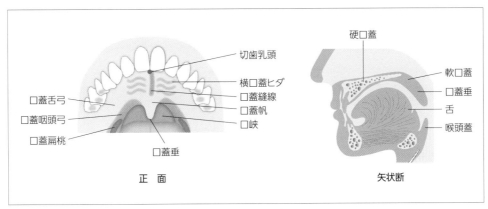

図2-17　口蓋の構造

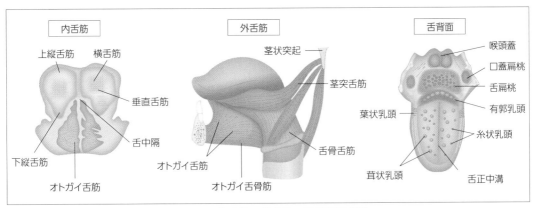

図2-18　内舌筋，外舌筋，舌背面の構造

下方に突出し，後方中央に口蓋垂が突出する．口蓋帆からは口蓋舌筋からなる口蓋舌弓と口蓋咽頭筋からなる口蓋咽頭弓の2対の襞（ヒダ）が外下方に形成される．両弓の間に扁桃窩と呼ばれるくぼみがあり，ここに口蓋扁桃が存在する．

② 舌

　舌は筋組織からなり，舌内部から起始し舌の形をつくる上縦舌筋，下縦舌筋，横舌筋，垂直舌筋の内舌筋と，舌外部から起始し舌の位置を変えるオトガイ舌筋，舌骨舌筋，茎突舌筋の外舌筋から構成される（**図2-18**）．咀嚼，嚥下，構音機能を果たすうえで重要な器官であり，味覚器としても重要である．前2/3を形成する舌尖部・舌体部と後1/3を形成する舌根部に分けられる．舌の表面は舌背，両縁を舌縁，下面を

舌下面という．舌背後方部には逆V字形をした分界溝が存在し，それを境に前方を舌体部，後方を舌根部と2分している．舌背には舌乳頭という無数の小突起がある．その形状から糸状乳頭，茸状乳頭，葉状乳頭，有郭乳頭に分けられる（**図2-18**）．最も小さくて数の多い糸状乳頭が舌背全面に分布している．唯一表面が角化している乳頭である．上端が膨らんで茸状をなす茸状乳頭があり，血液が透けるため，赤く丸い面として見える．また，後方舌縁部では細長い4～7条の縦のヒダ状の葉状乳頭がある．分界溝前方には大きないぼ状の有郭乳頭が逆V字状に並んでいる．味覚は主に，茸状，葉状，有郭乳頭に存在する味蕾がつかさどっている．舌の感覚は前2/3は舌神経，後1/3は舌咽神経

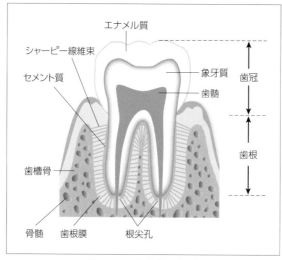

図2-19　歯と歯周組織

が支配し，舌の味覚は前2/3は顔面神経の鼓索枝，後1/3は舌咽神経が支配する．舌運動は舌下神経に支配される．

2. 歯

1) 歯の機能

　食物を摂取し咀嚼を行うことが歯の主要な役割である．そして，嚥下，発音にも関与し，顔貌など審美的な要素もある．哺乳動物において歯は，前方歯では食物の補捉とともに咬み切るのに都合のよい形をとるようになり，後方歯では粉砕や磨りつぶすのに適した臼のような形となった．機能の上では，ヒトの歯は最も多目的に形が分化し多様な食物の咀嚼に適した形をしている．

2) 歯の構造・組成

　歯は歯冠と歯根とを区別することができる．歯冠の表面はエナメル質，歯根の表層はセメント質で取り囲まれていて，その内部には比較的厚い象牙質がある．象牙質の内部には歯髄が存在する（**図2-19**）．

① エナメル質

　歯冠部分の最外層に位置し，高度に石灰化しており人体で最も硬い組織である．化学的組成として92～96％がハイドロキシアパタイトという無機質によって占められる．残りは水と有機質が占める．

② 象牙質

　歯冠から歯根にかけて最も大きな部分を占めており，歯冠部分をエナメル質，歯根部分をセメント質が覆っている．化学的組成として65～70％が無機質であり，そのほとんどがハイドロキシアパタイトである．有機質は18％でありそのほとんどがコラーゲンである．さらに，12％の水が含まれている．

③ セメント質

　歯根の象牙質を包む薄い組織で，組成は象牙質と類似している．歯周組織である歯根膜からセメント質へシャーピー線維と呼ばれる無数の膠原線維束が入り込み，歯を歯槽骨内で固定する役割を担っている．

④ 歯　髄

　歯髄はゼラチン状の血管および神経に富む特殊な結合組織である．

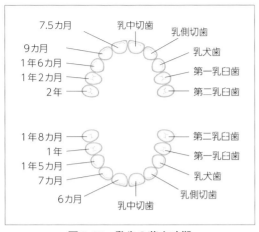

図2-20 乳歯の萌出時期

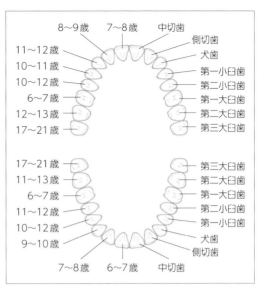

図2-21 永久歯の萌出時期

3) 歯の種類

歯には乳歯と永久歯があり，乳歯は大きく乳前歯，乳犬歯，乳臼歯の3種類に分けられ，永久歯は切歯，犬歯，小臼歯，大臼歯の4種類に大別される．また，永久歯において，切歯と犬歯を併せて前歯，小臼歯と大臼歯を併せて臼歯と総称する．

① 切　歯

切歯は乳歯，永久歯において最前部に位置する歯で，正中線の両側に2本ずつ存在するノミの形をした歯である．正中部にある切歯のことを乳中切歯・中切歯と呼び，その外側に位置する切歯を乳側切歯・側切歯と呼ぶ．

② 犬　歯

犬歯は側切歯の遠心側に隣接する歯で，乳歯では乳犬歯と呼ばれ，各顎各側に1本ずつ存在する．イヌで非常に発達していることからこの名が付けられたが，俗に糸切り歯ともいわれる．

③ 臼　歯

乳歯では，乳犬歯の後に続く歯で，各顎各側に2本ずつ存在する．前方のものを第一乳臼歯，後方のものを第二乳臼歯と呼ぶ．永久歯では，犬歯の後に続く2本ずつの歯を小臼歯，さらにその後にある3本ずつの歯を大臼歯と呼

ぶ．正中線に近いものから後ろへと番号を付けるため，第一小臼歯，第二小臼歯，第一大臼歯，第二大臼歯，第三大臼歯と名付けられている．第三大臼歯は，智歯および親知らずとも呼ばれる．

4) 歯の数

乳歯では，乳前歯2本，乳犬歯1本，乳臼歯2本の各顎各側5本で計20本，永久歯においては，前歯2本，犬歯1本，小臼歯2本，大臼歯2または3本の各顎各側7本または8本で，計28〜32本である．

5) 歯の萌出時期

① 乳　歯

乳歯は，個人差もあるが生後6〜7カ月頃から萌出が始まり，約3歳で乳歯列が完成する（図2-20）．

6歳頃から永久歯の萌出に伴い乳歯の脱落が始まり，13歳前後で永久歯への交換を完了する（図2-21）．乳歯と永久歯が混在する時期を混合歯列期という．

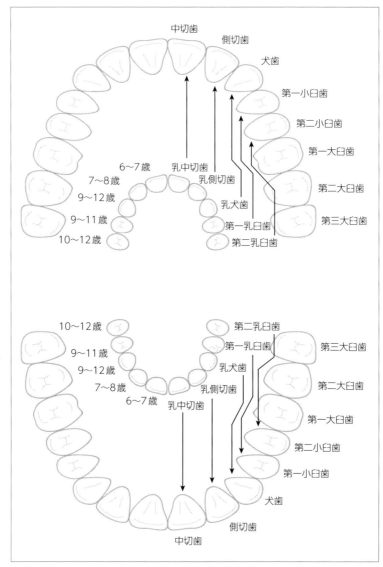

図2-22　乳歯の脱落時期

② 永久歯

　永久歯は6歳頃から萌出が始まり，13歳前後で永久歯列を形成する．第三大臼歯については，21歳頃に萌出が完了する．しかし，第三大臼歯は先天的に欠如していたり，顎骨内に埋伏したまま萌出しないことも多い（**図2-22**）．

6）歯　式（表2-4）

　個々の歯を表すときに，歯式と呼ばれる略号で示すことがある．主要なものに，ジグモンディ方式（Zsigmondy-Palmer system）と，国際歯科連盟（Fédération dentaire internationale：FDI）によるFDI方式（two-digit system）がある．

① ジグモンディ方式

　歯の位置を右上，左上，左下，右下の4つに分け，永久歯では最前方の中切歯から臼歯へ向かう順に1，2，……8の数字で表す．乳歯ではA〜Eを使用して表す．

表2-4　歯　式

	ジグモンディ方式	FDI方式
永久歯	右 $\dfrac{87654321 \mid 12345678}{87654321 \mid 12345678}$ 左 上 下	右 上 $\dfrac{18\,17\,16\,15\,14\,13\,12\,11 \mid 21\,22\,23\,24\,25\,26\,27\,28}{48\,47\,46\,45\,44\,43\,42\,41 \mid 31\,32\,33\,34\,35\,36\,37\,38}$ 左 下
乳　歯	右 $\dfrac{EDCBA \mid ABCDE}{EDCBA \mid ABCDE}$ 左 上 下	右 上 $\dfrac{55\,54\,53\,52\,51 \mid 61\,62\,63\,64\,65}{85\,84\,83\,82\,81 \mid 71\,72\,73\,74\,75}$ 左 下

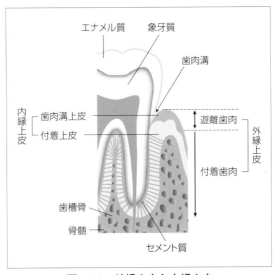

図2-23　外縁上皮と内縁上皮

② FDI方式

　個々の歯を2桁の数字で表す．1桁目は上下左右を表記するもので，右上10番台，左上20番台，左下30番台，右下40番台となる．永久歯において2桁目は中切歯より番号を付け，後方に向かって1〜8の数字で表記する．乳歯では，右上50番台，左上60番台，左下70番台，右下80番台となる．

3.　歯周組織

　歯周組織は，歯を支える周囲組織の総称で，歯肉，歯根膜，歯槽骨，セメント質からなる．

1）歯　肉

　歯肉上皮と膠原性の結合組織からなり，歯および歯槽骨を覆う粘膜組織の一部である．歯茎部を取り囲んでおり，歯肉頂から外側の上皮を外縁上皮，内側の上皮を内縁上皮と呼ぶ．外縁上皮には遊離歯肉と付着歯肉が含まれる．歯面から遊離し可動性に富む部分を遊離歯肉，その根尖側で歯に結合し可動性に乏しい部分を付着歯肉という．また，内縁上皮は付着上皮と歯肉溝上皮に分けられる．その上部は歯から離れており，ここに歯肉溝と呼ばれる溝がある（図2-23）．

2) 歯槽骨

　歯は，顎骨の歯槽というくぼみにはまり込んでいる．歯を支持して取り囲む骨を歯槽骨という．歯槽が存在する部分を上顎骨で歯槽突起，下顎骨では歯槽部と呼ばれる．

3) 歯根膜

　歯槽の内壁と歯根の表面にはわずかな間隙が存在し，ここに歯根膜が介在している．その大部分は膠原線維の束からなり，残りは脈管と神経を含む疎性結合組織で満たされている．その主線維の一端は歯槽骨に，他端はセメント質に埋め込まれ，シャーピー線維をなす．歯根膜は一種の靱帯で，歯を歯槽に結合する役目をもつ（図2-23）．

（冨岡大寛）

🖉参考文献

2. 性暴力に関する男性・女性の解剖学
1) McCormack D, et al：Traumatic Injuries in Sexual Assault Patients in the Emergency Department. West J Emerg Med, 23：672-677, 2022.
2) Brisighelli GA, et al：A Surgical Technique to Repair Perineal Body Disruption Secondary to Sexual Assault. European J Pediatr Surg Rep, 8：e27-e31, 2020.
3) 金子丑之助：日本人体解剖学 下巻．改訂20版，南山堂，2020.
4) Onen A, et al：Genital trauma in children：classification and management. Urology, 65：986-990, 2005.
5) 日本産婦人科医会女性保健部医会 編：性犯罪・性暴力被害者診療チェックリスト，2011.
6) 日本産婦人科医会女性保健部医会 編：性犯罪・性暴力被害者診療チェックリスト 改訂版，2020.

3. 口腔解剖学
1) 坂井建雄 監訳：舌，口蓋，歯．グラント解剖学図譜 第7版，p.682-695，医学書院，2019.
2) 藤田恒太郎：総論．歯の解剖学 第22版，p.1-11，金原出版，1995.
3) 田上順次，他：歯・口腔の構造と機能．成人看護学［15］歯・口腔 第14版，p.16-25，医学書院，2020.
4) 前田健康：口腔前庭，固有口腔．井出吉信 他編，歯・口腔の構造と機能 口腔解剖学・口腔組織発生学・口腔生理学，p. 11-17，医歯薬出版，2014.
5) 杉本久美子：味覚と嗅覚．井出吉信 他編，歯・口腔の構造と機能 口腔解剖学・口腔組織発生学・口腔生理学，p. 74-80，医歯薬出版，2014.
6) 脇坂 聡，他：歯および歯周組織の構造と機能．井出吉信 他編，歯・口腔の構造と機能 口腔解剖学・口腔組織発生学・口腔生理学，p. 218-251，医歯薬出版，2014.
7) 田上順次 他編：歯の構造．保存修復学21 第4版，p. 6-11，永末書店，2011.
8) 有田憲司，他：日本人小児における乳歯・永久歯の萌出時期に関する調査研究II―その1．乳歯について―．小児歯誌，57：45-53，2019.
9) 有田憲司，他：日本人小児における乳歯・永久歯の萌出時期に関する調査研究II―その2．永久歯について―．小児歯誌，57：363-373，2019.

第3章

法医看護学に必要な生理学

1. 子どもの生理学

　児童虐待の報告件数は増加が続き，2020年度には年間20万件を超えた．また，「不慮の事故」は0〜14歳で2番目に多い死因である．その中で，看護師をはじめとする医療者には被虐待児や事故に遭った子どもへの対応だけでなく，事前に受傷の可能性を感知して予防することが求められている．しかし，子どもに起こっている，あるいは起こり得る異常を認識するためには，正常な子どもについて知る必要がある．本章では，各器官の生理学だけでなく，子どもの成長と発達についても解説する．

1. 子どもの成長

　子どもの成長には個人差があり，家系や民族といった遺伝因子と，健康状態や生活習慣，家庭環境といった環境因子によってもたらされる．児童虐待では健康問題や低栄養，不規則な生活に伴う成長ホルモンの分泌低下，愛情を受けられないストレスなどによって成長が障害される．一方，過度な肥満もネグレクトに伴う食生活の乱れを表している可能性がある．そのため，forensic nurseは成長を正しく評価し，逸脱を認識する必要がある．

1）身　長

　出生時に約50 cmの身長は1歳までに約25 cm伸び，4歳には約100 cmとなる．4歳から思春期が始まるまでは年間5 cm程度と成長ペースは緩やかになるが，学童期後半になると第二次性徴に伴って，まず女児が年間8 cm，続いて男児が年間10 cmのペースで成長する．その後，成長が停止して成人の身長に達する．

　成長は，3〜4歳までの乳幼児期，思春期が始まるまでの前思春期，成人の身長となるまでの思春期の3つの段階に分かれ，ICP（infant-childhood-puberty）モデルといわれている．各段階で成長に中心的な役割を果たす因子は，それぞれ栄養，成長ホルモン，性ホルモンであり，成長障害の原因診断の手がかりとなる．

　身長については80％が遺伝因子により決まるといわれており，両親の身長をもとにした予測身長を把握する必要がある．予測身長は予測範囲と併せて表3-1の式で表される．

　成長のモニタリングには身体発育曲線が適している（図3-1）[1]．身長は7本のSD曲線（−3，−2.5，−2，−1，平均，+1，+2），体重は5本のSD曲線（−2，−1，平均，+1，+2）で構

表3-1　予測身長

予測身長（cm）±予測範囲（cm）
・男児：［父の身長（cm）＋母の身長（cm）+13］÷2±9（cm）
・女児：［父の身長（cm）＋母の身長（cm）−13］÷2±8（cm）

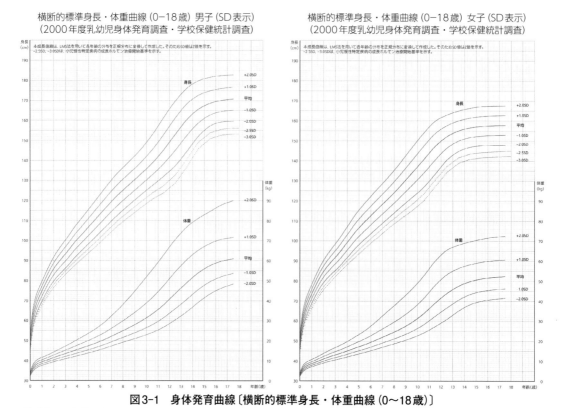

図3-1　身体発育曲線〔横断的標準身長・体重曲線（0〜18歳）〕
（著作権：一般社団法人日本小児内分泌学会，著者：加藤則子，磯島豪，村田光範 他：Clin Pediatr Endocrinol, 25：71-76, 2016
より）

成されている．SD（標準偏差）とはデータのばらつきのことで，集団のなかで−2SD〜＋2SDの間に96％のデータが存在し，−2SD未満と＋2SDより大きいデータは2％ずつしかないことを意味している．これに計測値をプロットしたとき，−2SD未満の場合や，経時的に傾きが緩やかとなり複数の曲線をまたぐような場合には，何らかの異常を疑う必要がある．

2）体　重

出生時体重は約3kgであるが，1歳には約3倍の9kgと著しい速度で増加する．その間の増加ペースについて，生後0〜3カ月は25〜30g/日，3〜6カ月は15〜20g/日，6〜12カ月は10〜15g/日が望ましいとされるが，栄養方法（母乳，人工乳，混合）や哺乳回数などさまざまな要因によって変動するため，逸脱する場合には適切な評価と指導が求められる．その後，2歳半頃に出生時体重の約4倍，4歳頃に約5倍となる．

体格の評価は，年齢と性別，身長別標準体重によって行う（**表3-2**）．

3）栄　養

ICPモデルにおける乳幼児期をはじめ，栄養は成長に不可欠な要素である．さらに，栄養障害では頭囲の減少や脳神経細胞への影響などにより発達障害に至るため，発達に対しても栄養は重要である．栄養にはエネルギーをはじめ，タンパク質，脂質，鉄，カルシウム，各種ビタミンなど多くの要素が含まれている．本書では割愛するが，日本人の食事摂取基準（厚生労働省）にてエネルギーや各栄養素の摂取指標が設定されているため，参照されたい[2]．

表3-2 体重の評価

- ・乳幼児期：カウプ指数＝［体重 (g) ÷身長 (cm)^2］×10（正常は15〜19，22以上は肥満）
- ・学童期〜思春期：ローレル指数＝［体重 (g) ÷身長 (cm)^3］×10^7（160以上は肥満）

- ・肥満度 (%) ＝［実測体重 (kg) −標準体重 (kg) ÷標準体重 (kg)］×100
  〈乳幼児〉 −15％未満：やせ，−15〜+15％：標準体重，+15％以上：肥満
  〈学童以降〉−20％未満：やせ，−20〜+20％：標準体重，+20％以上：肥満

栄養摂取方法について，乳児期前半までは乳汁（母乳，人工乳）で摂取し，乳児期後半より離乳食が始まり，1歳〜1歳半には普通食へと移行する．

母乳栄養は，消化吸収に優れる，感染防御因子を含む，アレルギー反応を起こしにくいといったメリットとともに母子間の愛着形成促進があげられるが，人工乳栄養であっても愛着は確かに育まれることを強調しておく．一方，3〜4時間おきの授乳とそれによる睡眠不足，母乳栄養であれば分泌不足や乳腺炎，人工乳栄養ではミルク嫌いによる哺乳不良など，授乳に伴うトラブルもある．これらは保護者のストレスとなったり，育児の自信喪失につながったりするため，医療者は保護者の様子をつぶさに観察し，心理面などのケアを行う必要がある．

2. 子どもの発達

遺伝因子および環境因子は発達にも影響を及ぼす．被虐待児には発達の遅れがみられることがある一方，子どもの発達障害が虐待を受けるリスク因子の1つとしても報告されている．また，発達段階によって起こり得る事故も異なるため，虐待および事故の評価には子どもの正常発達の知識を有する必要がある（**表3-3**）[3]．

1) 新生児期，乳児期前半（0〜5カ月）

① 粗大運動

手足をバタつかせるのみで，寝返りをはじめ移動はほとんどできない．

② 微細運動

生後3カ月頃からは，正確性はないものの，玩具のほうへ手を伸ばすようになり，つかんだ物を口に入れたり，舐めたりする．

③ 言語

「アー」「ウー」といった発声のみ．

④ 社会性

あやし笑い程度．

2) 乳児期後半（6〜11カ月）

① 粗大運動

およそ生後6カ月に寝返り，8カ月に座位，9カ月にハイハイ，10カ月につかまり立ちとつたい歩きができるようになり，子どもの視野や移動範囲が拡大する．

② 微細運動

指による精緻運動もかなり発達し，小さい物をつかめるようになる．

③ 言語

6カ月頃には2つ以上の音からなる意味のない喃語を話すようになる．

④ 社会性

5カ月頃には母親を認識するようになり，7カ月からは人見知りをするようになる．

3) 幼児期（1〜5歳）

① 粗大運動

幼児期は粗大運動が著しく発達する時期である．1歳3カ月までに歩行できるようになり，1歳9カ月には手すりを持って階段を登れるようになる．また，3歳以降は走る，階段のスムー

表3-3　子どもの発達と事故例

	誕生	3カ月	4カ月	5カ月	6カ月	7カ月	8カ月	9カ月	10カ月	11カ月	12カ月	13カ月	1歳半	2歳	3歳	3〜5歳
運動機能の発達		体動,足をバタバタさせる		口の中にものを入れる,見たものに手を出す	寝返りをうつ	座る	はう	ものをつかむ	家具につかまり立ちする		一人歩きする	スイッチ・ノブ・ダイヤルをいじる	走る・登る	階段を昇り降りする	高い所へ登れる	
転落	親が子を落とす	ベッド・ソファーからの転落				歩行器による転落	階段からの転落	バギーやイスからの転落	浴槽への転落	階段の昇り降りの転落→			窓・バルコニーからの転落	すべり台・ブランコ		→
切傷・打撲				床にある鋭いもの	鋭い角のあるおもちゃ	→	→	鋭い角の家具・建具・カミソリのいたずら	→			鋭いテーブルの角・ドアのガラス・ドアに手を挟む・引出しの角など	→	屋外の石など		→
やけど	熱いミルク・熱い風呂→		ポット・食卓・アイロン	→			ストーブ・ヒーター	→						マッチ・ライター・湯わかし器・花火		→
誤飲・窒息	まくら・柔らかい布団による窒息→		何でも口に入れる	小物・たばこ・小さなおもちゃの誤飲	→			コード	よだれかけ・ひも・→	ナッツ・豆類			薬・化粧品		ビニール袋	
交通事故	自動車同乗中の事故→			母親と自転車の二人乗り	→			道でのヨチヨチ歩きのとき	→				歩行中の事故	三輪車	自転車	→
溺水事故				入浴時の事故→					浴槽への転落事故	→					プール・川・海の事故	→

（田中哲郎，他：母子保健事業のための事故防止指導マニュアル，2005をもとに作成）

ズな昇り降りなどができるようになり，三輪車や自転車といった乗り物に乗れるようになる．

② 微細運動

目で見た物を正確にとらえて，指でつまむという目と指の微細運動が統合される．

③ 言語

1歳で1語，2歳で2語文，3歳になると自分の名前や3語文以上の会話ができるようになる．

④ 社会性

2歳頃はいわゆるイヤイヤ期と呼ばれる自己主張が強くなる時期であり，4歳頃に対人関係は安定する．

3. 呼吸器系の生理学

1）気　道

小児の気道は細く，分泌物や異物により容易に閉塞する．口腔内に入るものであれば誤嚥する可能性がある．喉頭までの上気道が閉塞した場合は急速に窒息をきたし，喉頭よりも末梢の下気道が閉塞した場合には咳嗽や喘鳴がみられる．

2）呼　吸

小児の呼吸の特徴として，速い呼吸があげられる．特に乳児期までは，盛んなエネルギー代謝に伴って酸素消費量が多いものの，ガス交換をつかさどる肺胞数および肺胞表面積が小さく1回換気量が少ないため，呼吸数を多くしていることに起因する．その後，成長とともに減少

表3-4　子どもの正常呼吸数

乳児（<1歳）	30〜53回/分
幼児（1〜2歳）	22〜37回/分
就学前小児（3〜5歳）	20〜28回/分
学童（6〜9歳）	18〜25回/分
思春期（12〜15歳）	12〜20回/分

し，思春期を迎える頃に成人と同等になる（**表3-4**）．

その他，乳幼児期までは鼻呼吸が主体であることや，胸郭が主に軟骨で構成され，呼吸筋も未熟であることによって胸郭が柔らかく，腹式呼吸であることも特徴である．

3）呼吸器系の異常

異物誤嚥や外傷などに伴う呼吸障害を認識する上で，特に視診や聴診が重要である．

視診では，呼吸数や呼吸パターンを評価する．多呼吸は呼吸障害の初期症状として表れることが多い．発熱や啼泣によっても多呼吸となるが，持続したり努力呼吸を伴ったりするような場合には，何らかの問題を検索しなければならない．呼吸パターンの異常として，鼻翼呼吸，陥没呼吸，シーソー呼吸などがある（**表3-5**）．

聴診にて呼吸音を評価する際は，①呼吸音の減弱・消失（→下気道閉塞や外傷性気胸，血胸），②吸気時の低調な喘鳴（stridor：ゼーゼー，ゼロゼロ），吸気時間の延長（→上気道狭窄），③呼気時の高調な喘鳴（wheezing：

表3-5　呼吸パターンの異常

鼻翼呼吸	換気量を増やすために，吸気時に鼻孔を拡大させて気道の抵抗を下げようとする呼吸パターン
陥没呼吸	換気量を増加させるために，胸腔内を強く陰圧にして空気を取り込もうとする際に，胸郭も引き込まれて，肋骨弓下や肋間，胸骨上窩が陥没する呼吸パターン
シーソー呼吸	上気道閉塞や狭窄のために，横隔膜の収縮により腹部は押し上げられる一方，空気が胸腔内に流入しないことと陥没呼吸によって前胸部は平坦〜陥凹し，シーソーのような動きになる呼吸パターン（通常は吸気に伴って胸が上がり，横隔膜が平坦化することで上腹部も上がり，同方向の動きをする）

ヒューヒュー），呼気時間の延長（→下気道狭窄）などの異常に気づく必要がある．

4. 循環器系の生理学

1) 酸素供給量と血圧

　循環器系は，心臓と血管（動脈，静脈，毛細血管），リンパ系で構成され，主な役割として血液の循環による組織への酸素供給がある．

　酸素供給量は，心拍出量（1分間に心臓から駆出される血液の量）と血液に含まれる酸素の量によって決まり，心拍出量は「1回拍出量×心拍数」で求められる．さらに，1回拍出量を規定する主な因子として，心臓に灌流する血液量（前負荷），心収縮力，心臓が血液を駆出したときに受ける抵抗（後負荷）がある．

　乳児など年少児の1回拍出量は少ないため，心拍数の増加によって心拍出量や酸素供給量を増やしている．つまり，子どもの循環器系の特徴として脈が速いことがあげられ，成長とともに1回拍出量が増加するため心拍数も低下する．

　一方，血圧は「心拍出量×末梢血管抵抗」で算出される．成人と比べて子どもの心拍出量は少ないため，血圧の正常値も低い．

2) ショック

　ショックは「体組織の酸素の需要に供給が追い付いていない状態」であり，持続すると臓器障害や死に至る．①循環血液量減少性ショック（脱水，出血など），②閉塞性ショック（緊張性気胸など），③血液分布異常性ショック（敗血症など），④心原性ショック（先天性心疾患などによる心機能低下）の4つに分類され，虐待や外傷に関係するのは主に循環血液量減少性ショックと閉塞性ショックである．

　出血などによって循環血液量（前負荷）が減少すると，1回拍出量が減少するため，心拍数

を増やすことで対応する．同時に全身の血管抵抗が上がり，循環不全徴候は伴うものの，血圧は低下していない代償性ショックの状態となる．この状態が数時間持続すると，血管抵抗を上げる代償がきかなくなり，血圧が低下し，低血圧性ショックに陥る．低血圧性ショックは分単位で心停止に至る可能性がある．forensic nurseには，低血圧性ショックはもちろん，頻脈を含めた循環不全徴候より代償性ショックの段階で認識，対応することが求められる．**表3-6～8**[4]に，主な循環不全徴候および子どもの心拍数の正常値，低血圧の基準を記載する．

5. 腎・泌尿器系の生理学

1) 体　液

　特に新生児は体全体に占める水分量が多く，細胞外液（主に血漿，間質液）が細胞内液を上回っている．細胞外液の変動は大きく，後述の水の再吸収障害，不感蒸泄が多いことも手伝って，水分出納のバランスが崩れると，脱水を起こしやすい（**表3-9**）．

2) 腎臓・尿細管

　腎機能は，新生児～乳児期には未熟で，成人と同等になるのは生後5カ月頃である．また，水分や電解質の再吸収や排泄が行われる尿細管の機能も成熟していない．乳児期の水分を再吸収する機能は成人の10～40％程度しかなく，薄いままの尿を1日に何回も排泄する．そのため，水分摂取量が減少しても尿を濃縮する対応が十分にできず，容易に脱水や電解質異常に至る．2歳頃には尿細管機能は成人と同等となり，尿を十分に濃縮できるようになる．

表3-6　主な循環不全徴候

- 頻脈
- 末梢脈拍が微弱または消失
- 毛細血管再充満時間 (capillary refill time：CRT) の延長 (心臓と同じ高さに腕と指を上げて、指を5秒間圧迫する. 圧迫を解除してから指の色がもとに戻る時間を指す. CRTが2秒未満であれば正常であり、循環不全の場合は2秒以上に延長する)
- 皮膚冷感、網状チアノーゼ
- 尿量減少
- 多呼吸
- 意識レベルの変化 (易刺激性、傾眠) など

表3-7　子どもの心拍数の正常値

	覚醒時 (回/分)	睡眠時 (回/分)
新生児 (96時間)	100～205	90～160
乳児 (<1歳)	100～180	90～160
幼児 (1～2歳)	98～140	80～120
就学前小児 (3～5歳)	80～120	65～100
学童 (6～9歳)	75～118	58～90
思春期 (12～15歳)	60～100	50～90

表3-8　低血圧の基準

新生児 (<1カ月)	収縮期血圧60mmHg未満
乳児 (1～12カ月)	収縮期血圧70mmHg未満
小児 (1～10歳)	収縮期血圧70+ (年齢×2) mmHg未満
小児 (10歳<)	収縮期血圧90mmHg未満

(表3-6～8はAmerican Heart Association：Pediatric Advanced Life Support Provider Manual, 2020をもとに作成)

表3-9　水分量と分布 (体重当たりの割合)

	全体水分量 (%)	細胞外液 (%)	細胞内液 (%)
新生児	75～80	45	35
乳児	65～70	30	40
幼児以降	55～60	20	40

6. 消化器系の生理学

　乳児期までの特徴として、食道と胃が屈曲しておらず概ね一直線であることと、胃周辺の食道括約筋も未熟なため胃内容物が逆流しやすく、嘔吐や溢乳しやすいことがあげられる. しかし、外傷などに伴う頭蓋内出血では頭蓋内圧亢進により嘔吐するため、意識など他の所見も踏まえて判断する必要がある. また、ウイルス感染症に伴って嘔吐や下痢をきたしやすいことも特徴であり、脱水には要注意である.

7. 皮膚の生理学

　皮膚は表皮と真皮、皮下脂肪で構成され、保護、体温調節、汗や皮脂の分泌とそれに伴う老廃物排泄、皮下脂肪の貯蓄、知覚の役割を担っている. 子どもはエネルギー代謝が盛んであり、体重当たりの熱産生が多いため、特に乳児期までの体温は成人と比べて高く、平熱は腋窩温36.5～37.5℃である. その一方で、体重当たりの体表面積が大きいため皮膚から熱が失われやすく、皮下脂肪が薄く、発汗機能が未熟であ

るため環境温の影響を受けやすい．また，皮膚からの不感蒸泄が多いことで脱水の原因となる．

1) 色調異常

循環や呼吸に障害があるとチアノーゼを認めることになる．黄疸はビリルビンの増加による皮膚や眼球結膜の黄染であり，重症化すると核黄疸という中枢神経障害につながる．生後2〜3日に胎児赤血球の破壊に伴う生理的黄疸がみられるが，7〜10日には自然消退する．母乳栄養児には生後1週頃から母乳性黄疸が出現し，1〜2カ月間，遷延することもある．

2) 発　疹

子どもにはさまざまな発疹がみられる．原因として，蒙古斑（約90％の日本人の腰〜殿部に出生時よりみられる灰青色斑）をはじめ，湿疹・アトピー性皮膚炎，ウイルス感染（突発性発疹症，水痘，手足口病など）など多岐に渡る．異所性蒙古斑を外傷と誤診しないことに加え，詳細は他章に譲るが，虐待を示唆する特徴的な発疹についても知っておく必要がある．

（高島光平）

2. 女性の生理学（月経・妊娠・流産）

月経とは，約1カ月の間隔で起こり，限られた日数で自然に止まる子宮内膜からの周期的出血と定義される．子宮内膜からの周期的な出血の背景には，子宮内膜の増殖，分泌，脱落膜化，剝脱が関与する．この子宮内膜の変化は，視床下部–下垂体–卵巣による巧みな内分泌機構による調節を受け（**図3-2**），卵巣から産生される性ステロイドホルモンが子宮内膜組織に作用することによって生じる．

一方，胚が子宮内膜に着床して妊娠が成立すると，月経は発来せず子宮内膜内で胚が分化し，胎囊を形成する．その後，胎児，胎盤が形成され子宮内で児は成長する．しかし，妊娠の約10〜15％は流産に至る．わが国における流産の定義は，妊娠22週未満に妊娠の継続が中断されることとされている．

女性の性被害などに続発する諸問題に対応するには，女性特有の生理学を理解することは重要である．本項では，女性の性周期である月経や妊娠の成立および流産について解説する．

1. 視床下部から下垂体への作用

視床下部は卵巣から分泌されるエストロゲンのフィードバックにより，ゴナドトロピン放出ホルモン（gonadotropin releasing hormone：GnRH）を神経細胞より放出する（**図3-2**）．GnRHは下垂体の黄体化ホルモン（luteinizing hormone：LH）と卵胞刺激ホルモン（follicle stimulating hormone：FSH）の放出を促し，卵巣における卵胞の発育に関与する．視床下部からのGnRHの分泌は律動的に行われており，その半減期も2〜4分と短く，その律動性分泌がGnRH受容体数を増加させ反応性を増加させることが知られている．一方，持続的GnRHの分泌は自己の受容体数を減少させることにつながり，下垂体の反応性が低下する．激しい運動や摂食障害は視床下部における律動的分泌を阻害する．その結果ゴナドトロピンレベルは低下する．これらは，女性アスリートが無月経になる，もしくは体重減少性の無月経などの要因となっている．

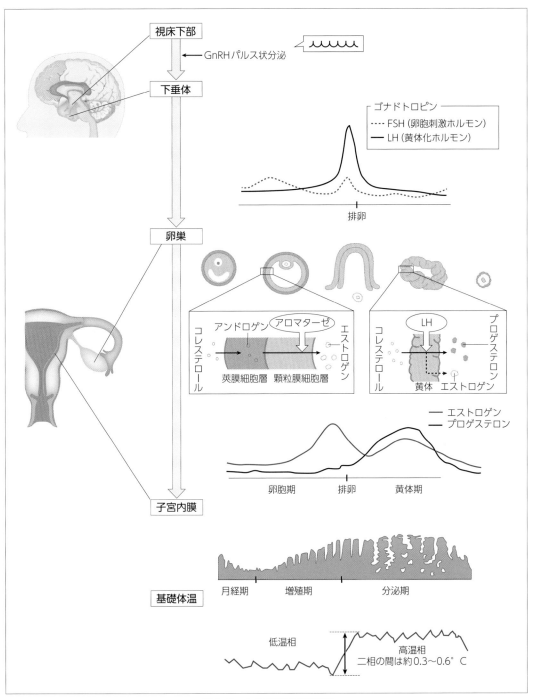

図3-2　女性の内分泌機構

2.　下垂体から卵巣への作用

　視床下部から律動的に分泌されたGnRHは下垂体門脈に分泌され，高頻度パルス状分泌ではLHが，低頻度パルス状分泌ではFSHが有意に分泌されることが知られている（**図3-2**）．FSHとLHは卵細胞を取り巻く莢膜細胞と顆粒膜細胞に働き，女性ホルモン（エストロゲン）を合成する．LHの刺激により莢膜細胞においてコレステロールからアンドロステンジオン（アンドロゲン）合成が行われ，これが顆粒膜細胞に移送される．その後，FSHの刺激によりアロマターゼ酵素の下エストロゲン合成が行われる．これらの性ステロイドの合成はFSHとLHという2つのゴナドトロピンが，莢膜細胞と顆粒膜細胞の2つの細胞の共同により合成されることから，two cell-two gonadotropin theoryとして知られている．

3.　卵巣における卵胞の発育

　卵巣では，原子卵胞周囲の上皮様細胞が顆粒膜細胞へ分化すると一次卵胞と呼ばれる状態となり，一次卵胞周囲の顆粒膜細胞が重層化すると前胞状卵胞となる．前胞状卵胞に卵胞腔が生じると胞状卵胞と呼ばれる状態となり，この状態からゴナドトロピン依存性に卵胞発育が促進される（**図3-2**）．

　胞状卵胞は，月経直前から排卵まで約20日をかけてFSHの影響により急速に増大する（卵胞期）．しかし，卵胞期初期に上昇したFSHは，アクチビン，インヒビン，フォリスタチンと呼ばれるFSHの分泌調節機構により低下する．すると，FSHに依存し発育していた卵胞に抑制がかかり，少量のFSHでも発育可能な成熟した卵胞のみがさらなる発育が可能となる．こうして選択された主席卵胞と呼ばれる卵胞だけが排卵される単一排卵機構がヒトでは備わっている．また，選択されなかった卵胞は次第に退縮し，閉鎖卵胞となる．

4.　卵胞の成熟と排卵

　主席卵胞が発育するに伴い，血中のエストラジオール濃度が上昇し，ポジティブフィードバックによりLHサージが惹起される．LHサージ開始から36時間後，ピークから12時間後に排卵現象が起こる．排卵と同時に受精に向けて核の成熟が行われる．顆粒膜細胞および莢膜細胞に存在するLH受容体にLHが作用し，そのパラクライン作用により卵は胎児期に第一減数分裂前期の網糸期で停止していた減数分裂を再開し，第二減数分裂中期まで進む．また排卵現象は，卵胞液の産生が亢進し卵胞内圧が上昇，卵胞壁基底部で起こるプロスタグランジンの作用による平滑筋の収縮，さらに卵胞壁を破壊するタンパク質分解酵素の産生，これらの共同により排卵現象が生じる．

5.　排卵後から黄体形成

　排卵後の卵胞では黄体が形成（黄体期）され，黄体ホルモンであるプロゲステロンが産生される（**図3-2**）．黄体では血管が網目状に構築され，産生されたプロゲステロンが血中へと運搬される．黄体期中期には血中プロゲステロンの値は10 ng/mL以上となるが，妊娠が成立しなければ黄体は約2週間で白体へと退縮する．このように，卵巣の周期的変化には卵胞期と黄体期が存在する．

6.　卵巣ホルモンの子宮内膜への作用と月経

　卵胞の発育とともにエストラジオール濃度が上昇すると，それに伴い子宮内膜が増殖する

（増殖期）．子宮内膜は腺上皮と間質細胞で構成されるが，エストロゲン受容体αは両者に発現する．一方，排卵後の黄体より分泌されるプロゲステロンはエストロゲン受容体αを減少させ，子宮内膜の増殖を抑制する（図3-2）．プロゲステロンの作用により腺上皮細胞は細胞分裂を停止して分泌活性を示すようになる（分泌期）．組織学的には腺上皮細胞は腫大し，排卵後2日経過すればグリコーゲンの貯留が観察されるようになり，核下空胞と呼ばれる構造を呈する．分泌期後期には腺上皮は鋸歯状変化を呈し，間質細胞が敷石状となり，脱落膜化と呼ばれる変化を呈する．これらは，着床した胚が浸潤・成長するために必須の子宮内膜変化である．このように，子宮内膜組織を顕微鏡的に観察すれば月経周期を推定することが可能であり，剖検により得た子宮から当該女性の死亡時期における月経周期を推定することができる．

　黄体後期にプロゲステロンが低下すると，子宮内膜間質のマトリックスメタロプロテアーゼ活性の上昇と白血球の浸潤により子宮内膜内で炎症様の反応が生じる．また，子宮内膜を栄養するらせん動脈の収縮が起こり，虚血と再灌流による組織障害が発生する．これらが協調することにより，子宮内膜組織に壊死やアポトーシスが誘導され，組織の崩壊と剝脱が生じる．また，子宮内膜には組織プラスミノーゲンアクチベータ（tissue plasminogen activator：t-PA）が高発現しており，プラスミノーゲンがプラスミンに転換され，プラスミンはフィブリノーゲンやフィブリンを分解するため非凝固性となる．前述のように，崩壊した組織を非凝固性の血液により剝脱し排出する機構こそが月経である．この月経血の排出には，プロスタグランジンによる子宮収縮や蠕動運動が関与する．

7. 基礎体温

　基礎体温（basal body temperature：BBT）は心身とも安静な状態で測定した体温と定義され，毎朝覚醒時に主として口腔内で測定する．排卵前の卵胞期では低温相を示すが，排卵後に黄体より分泌されるプロゲステロンの血中濃度が約4 ng/mL以上となると，視床下部に存在する体温中枢が反応し，BBTが上昇する（図3-2）．その差は一般的に0.3℃以上であることが多いが例外も多く，絶対値ではなく低温か高温かという二相性の存在によって排卵の有無を推定する．ただし，黄体化未破裂卵胞症候群では排卵を伴わず黄体化するため，BBTの2相性が必ず排卵の根拠となるわけではないことに注意する．

　BBTから排卵日を推定する報告は多いものの結論はさまざまであり，排卵日との一致率は体温陥落日が28.4％，低温最終日が62.5％と報告している論文もある[1]．つまり，BBTだけを用いて排卵日を予測するのは困難であり，超音波検査や尿中LH検査などを含めた総合的な判断が求められるため，仮に被害女性がBBTを記録していたとして，排卵日の推定資料とはなっても確定資料とはならない．

8. 妊娠の成立

　子宮内に侵入した精子は卵管膨大部にて卵胞より排出された卵子と遭遇する．卵子の近傍に接した精子は卵子内に侵入し受精する．精子の侵入後に卵子は第二減数分裂が再開し，卵子の半数体の染色体として第二極体が囲卵腔に放出される．残りの半数は雌性前核を形成し，精子由来の雄性前核と癒合して減数分裂は終了する（受精の完了）．受精後の胚は分割を繰り返し，約6日後に胚は子宮内膜上皮に接着し，子宮内

表3-10　流産の分類

流産時期による分類	
早期流産	妊娠12週未満の流産
後期流産	妊娠12週以降の流産
流産形式による分類	
人工流産	母体保護法による人工妊娠中絶
自然流産	上記以外の自然に起きる流産
症状による分類	
稽留流産	胎児は死亡しているが出血・腹痛などの症状を認めない
進行流産	症状が出現し子宮内容物が排出途中の状態
流産の進行具合による分類	
完全流産	子宮内容物が自然に排出した状態
不全流産	子宮内容物の一部が子宮内に残存している状態
流産回数による分類	
反復流産	流産を2回繰り返した場合
習慣流産	流産を連続して3回繰り返した場合

膜内へと侵入する．これを着床という．胚が子宮内膜に侵入すると胎児由来の絨毛細胞からヒト絨毛性ゴナドトロピン（human chorionic gonadotrophin：hCG）が産生され，それが尿中に排出されると市販の妊娠検査薬で陽性となり，妊娠が成立していることを認知することになる．ただし，臨床的には妊娠は子宮内で胎嚢（gestational sac：GS）を観察できるようになってから妊娠回数を1回としてカウントする．妊娠反応は陽性に出るが，子宮内にGSが観察されないまま次回月経が発来すれば，それは化学流産（chemical abortion）として記録され，前述のように妊娠回数にはカウントしない．

9. 流　産

わが国では，妊娠22週未満に妊娠の継続が中断されることを流産と定義している．一方，米国では妊娠20週未満に妊娠が中断するものと定義され，国によって定義が異なることに留意する．頻度は全妊娠の約15％とされており，流産の約60％は胚の染色体異常が原因である．染色体異常の多くは卵子の減数分裂時の染色体異常に起因するが，これらは母体の年齢とともに上昇することが知られている．母体が40歳代では流産率が40％に上る．

10. 流産の分類

流産は流産時期や形式，症状の有無や進行状態，流産回数によりさまざまな呼び名がある（表3-10）．一方，流産の手前の状態を切迫流産と呼ぶ．切迫流産は妊娠の継続が可能な状態である．流産の症状である性器出血や下腹部痛を自覚するが，胎児心拍は認める状態などに代表される．切迫流産に有効な薬剤はないが，絨毛膜下に血腫を形成している場合などは安静を指示されることが多い．

前述のように，流産の原因は染色体異常が多いが，それは早期流産で多く認める．自然流産

の80％は12週までに発生し，後期流産では絨毛膜羊膜炎や子宮頸管無力症など染色体以外の理由により流産に至ることが多い[2]．絨毛膜羊膜炎は，腟内からの逆行性の感染によって生じる．性被害などにより感染する可能性もあり，帯下の増量などに留意しながら受診が必要である．また，性被害による感染は，絨毛膜羊膜炎にとどまらず，クラミジア感染症，ヒト免疫不全ウイルス（human immunodeficiency virus：HIV）感染症，梅毒など，母子感染の起因菌を受難することがあり，適切な検査も併せて必要

である．

重要な法規として，人工妊娠中絶（人工流産）に関連した母体保護法がある（p. 166参照）．人工妊娠中絶は医師免許を有するだけでは施行できない．母体保護法指定医師でなければ業として行ってはならない．また，妊娠12週以降の人工流産や自然流産はいずれも死産証書の発行が必要であり，指定外の場所に胎児を遺棄してはならない．流産同様に死産の定義も国によって異なるため，注意を要する．

（辻　俊一郎）

3. 高齢者の生理学

わが国では，総人口に占める65歳以上の割合は29.1％であり（総務省統計局2022年9月15日現在推計），世界で最も高い高齢化率を示している．その背景には，少子化，高い医療・保健水準，優れた公衆衛生対策などがある．全世帯のうち65歳以上の者がいる世帯は約5割であり，その世帯構造は夫婦のみと単独世帯で約6割を占める[1]．そのような状況で，国は，健康づくりの推進，介護保険制度の整備，介護サービスの充実などを進め，地域包括ケアシステムの実現を目指している．

一方，高齢者が療養する場所は，自宅，親族の家，高齢者住宅，施設，病院のいずれかとなるが，看護を担う看護師，介護を担う家族・親族・介護スタッフにかかる身体的・精神的負担は大きく，時に虐待という形で社会問題化されるケースもある．

本項では，これらの人々が巻き込まれないために，また虐待を受けた高齢者を見過ごさないようにするため，被虐待高齢者を診るにあたって必要な高齢者の生理学について概説する．

1. 老化とは

Strehler（1960）は，老化の特徴を，普遍性，内在性，進行性，有害性の4項目にまとめている．すなわち，全生命体に起こるもので，遺伝的にプログラムされており，不可逆的な機能障害を引き起こすことで生命活動に有害となる事象である[2]．しかし，加齢とともに現れるさまざまな身体機能の変化を，すべて加齢に伴う老化現象とみなすことはできない．すなわち老化には，遺伝的因子によって規定される生理的老化と，環境因子や疾病が影響する病的老化が存在する．前者は誰にでも起こるものであり，後者は必発ではない．個々の老年者においてこれらを明確に区別することは必ずしも容易ではなく，さらにprimaryとsecondaryの区別も重要である[3]．

1）老化に伴う生理学的変化

老化に伴う生理学的変化と代表的症状・疾患を示す（表3-11）[4]．運動器系や脳・神経系の変化，さらに眼・耳などの感覚器機能の低下に

表3-11　老化に伴う生理学的変化

	加齢に伴う変化	代表的症状・疾患
骨・関節	骨密度低下	骨粗鬆症
	関節軟骨の摩耗	変形性関節症
筋肉	筋肉量減少	筋力低下
眼	水晶体の柔軟性低下	老眼
	水晶体の混濁	白内障
	硝子体変性	飛蚊症
	黄斑変性	視力障害
	眼圧上昇	緑内障
耳	蝸牛有毛細胞減少	高音性難聴
鼻	嗅細胞減少	嗅覚低下
舌	味蕾減少	味覚低下
皮膚	コラーゲン・エラスチン変性	皺
	表皮・真皮の菲薄化	スキンテア
	角層の水分量減少	ドライスキン
脳・神経系	神経細胞減少	認知症
	末梢神経変性	運動・感覚障害
心・血管系	刺激伝導系の異常	不整脈
	心筋コンプライアンス低下	心拡大，心不全
	弁膜症	心雑音，心不全
	血管コンプライアンス低下	収縮期高血圧
呼吸器系	呼吸筋の筋力低下	肺活量低下
	胸壁のコンプライアンス低下	肺活量低下
	気管支粘膜の線毛運動低下	易感染性
	肺胞の拡張	残気量増加
消化器系	嚥下機能低下	誤嚥性肺炎
	消化管蠕動運動低下	便秘
	消化液分泌低下	下痢
泌尿器系	膀胱機能低下	頻尿，残尿，失禁
	腎機能低下	浮腫，貧血，瘙痒感
	前立腺肥大	尿閉
内分泌系	性ホルモン低下	閉経，勃起不全
免疫系	免疫系機能低下	感染症，がん

（「MSDマニュアル家庭版，24.高齢者の健康上の問題，高齢者の体，加齢に
伴う体の変化」を参考に作成）

より，高齢者は容易に転倒しやすくなり，骨折や頭部外傷などの重大事故に結びつく可能性がある．嗅覚，味覚の低下や嚥下機能低下は食事摂取量の低下を引き起こし，低栄養状態や免疫機能低下に結びつく．心血管系や呼吸器系の機能低下により動悸・息切れなどが出現すると，臥床傾向になる．また，視力障害や聴力障害に伴うコミュニケーション障害は，認知機能低下の一因にもなり得る．このように，老化に伴う変化は，すべてが複雑に絡み合っており，常に悪循環に陥る可能性がある．

2) フレイル

フレイルとは，「加齢に伴う症候群（老年症候群）として，多臓器にわたる生理的機能低下やホメオスタシス（恒常性）低下，身体活動性，健康状態を維持するためのエネルギー予備能の欠乏を基盤として，種々のストレスに対して身体機能障害や健康障害を起こしやすい状態」とされている[5]．すなわち，疾病や外傷によらず要介護状態に陥る可能性がある状態である．Fried らの示す診断基準では，体重減少，疲労感，握力低下，歩行速度低下，身体活動量低下のうち3つ以上存在する場合をフレイルとしている[6]．

3) ロコモティブシンドローム

ロコモティブシンドロームとは，2007年に日本整形外科学会が提唱した概念であり，骨・関節・筋肉・神経などの運動器の障害により，歩く，立つ，階段を上るなどの日常生活に不可欠な運動能力が低下した状態を表す[7,8]．要支援・要介護リスクが高くなるため，障害の早期発見と予防が重要である．

4) サルコペニア

サルコペニアとは，身体機能障害，生活の質（quality of life：QOL）の低下，死亡などの有害な転帰のリスクを伴う骨格筋量と筋力の進行性および全身性の低下を特徴とする症候群であり，診断には，筋量低下と，筋肉の機能低下（筋力または身体機能）が必要である[9]．一方，筋力や身体機能の低下を伴わない骨格筋量の低下はプレサルコペニア，骨格筋量の低下を伴わない筋力低下はダイナペニアとされる．

5) タンパク質・エネルギー低栄養（PEM）

高齢者の低栄養は，protein-energy malnutrition（PEM）と呼ばれる．骨格筋と脂肪組織の消耗が著明であるが，内臓タンパクは比較的保たれるため浮腫をみないマラスムス型PEMと，内臓タンパクの低下が著しく下腿を中心に高度の浮腫を伴うクワシオルコル型PEMが混在する．したがって，高齢者の栄養評価には，内臓タンパクの指標である血清アルブミン値と身体計測指標の両方を組み合わせる必要がある[10]．

2. 高齢者の疾患の特徴

病的老化として，高齢者は何らかの疾患を有することが多い．高齢者の疾患は，以下の特徴をもつため，早期発見や治療に難渋しやすい．

1) 多疾患の併存

複数の疾患をもつことが多く，症状や所見が修飾されやすい．そのため，診断の遅れや誤診につながる危険性がある．また，多剤服用となりやすく，ポリファーマシーによる弊害にも注意が必要である．

2) ホメオスタシスの低下

体温調節能力の低下により，熱中症や低体温症を引き起こしやすい．また，発熱，下痢，嘔吐などにより容易に脱水症を起こすため，室内

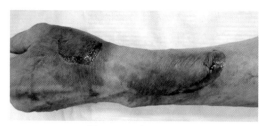

図3-3　スキンテア
（福井医療大学 北川敦子先生より画像提供）

温度の調節やバイタルサインの確認などをこまめに行う必要がある.

3) 非典型的な症状

教科書的な経過をたどらず, 診断に難渋する場合が多い. そのため, 誤診や治療の遅れにつながる危険性がある.

4) 合併症を起こしやすく重篤化しやすい

呼吸器感染症, 尿路感染症, 深部静脈血栓症, 褥瘡など, 原疾患とは異なる合併症により重篤化し, 障害が残ることが多い.

3. 注意すべき皮膚病変

1) スキンテア

スキンテアとは, 軽微な外力により, 主として高齢者の四肢に発生しやすい皮膚の裂傷である（図3-3）. 摩擦のみ, あるいは剪断と摩擦によって, 表皮が真皮から分離（部分層創傷）, または表皮および真皮が下層構造から分離（全層創傷）して生じる[11]. 介護時に生じるスキンテアは虐待と誤認される可能性もあるため, 起こさない注意が必要であるとともに, 発生時には写真を含めた記録を残すことが必要である.

2) 打撲傷

高齢者は転倒を起こしやすい. 転倒は骨折や脳挫傷を引き起こす可能性があり, 日常生活動作（activities of daily living：ADL）を阻害する大きな要因であるのみならず, 介護者にとっては, 打撲傷が虐待と誤認されるおそれもある. さらに, 軽微な頭部打撲でも起こり得る慢性硬膜下血腫は, 頭部打撲直後には症状が現れず, 数週間経過してから歩行障害や認知機能低下として現れることが多く, 誤診の可能性が高い疾患である. また, 治療により改善する可能性のある, いわゆる治療可能な認知症（treatable dementia）としても重要な病態であるため, 正確な診断を要する.

3) 褥　瘡

褥瘡の発生要因としては, 圧迫, ずれ, 湿潤, 栄養不良があげられる. 厚生労働省は, 褥瘡対策に関する看護計画書の中で, 危険因子の評価として, 日常生活自立度, 基本的動作能力, 病的骨突出, 関節拘縮, 栄養状態低下, 皮膚湿潤（多汗, 尿失禁, 便失禁）, 皮膚の脆弱性（浮腫）, 皮膚の脆弱性（スキンテア）の8項目を提示しており, この評価を用いた褥瘡対策が医療機関の入院基本料算定の条件の1つとされている[12].

疾病によるものだけでなく, 排泄時や体位変換時の不適切な介助, おむつ交換をしないで放置する, 適切な栄養を与えない, 身体拘束（後述）など, 虐待に関係する褥瘡の存在も念頭に置く必要がある.

4. 身体拘束

身体拘束には, 車椅子やベッドに縛る, ベッドを柵で囲む, ミトン型手袋をつける, 介護衣（つなぎ服）を着せる, 鍵のかかる部屋への隔離, 向精神薬の過剰服用などがある. 一定の要件を満たす場合, やむを得ず拘束を行う場合もあるが, 各機関で定められた手続きを踏む必要がある.

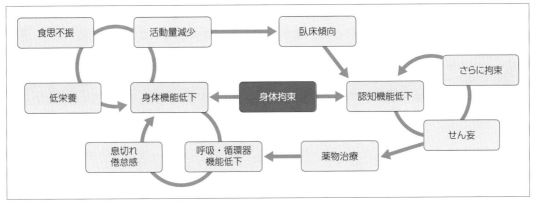

図3-4　身体拘束の悪循環

身体拘束は，身体機能低下や認知機能低下を助長させる．身体機能低下は，活動量減少や食思不振による低栄養をきたすのみならず，呼吸・循環器機能低下による息切れ，倦怠感からさらなる身体機能低下を招く．一方，認知機能低下はせん妄を引き起こす要因となるため，さらに身体拘束が行われ，認知機能低下を悪化させる．せん妄に対する薬物使用により，呼吸・循環器機能低下を合併する可能性もある．また，身体機能低下による活動量低下は，臥床傾向につながり，認知機能に悪影響を及ぼす．このように，身体拘束による悪循環に陥ると，容易に抜け出すことは不可能である（図3-4）．

5. 高齢者虐待

一般的に，虐待に発展しやすい要因としては，在宅介護においては，介護者との関係，介護者の知識不足，認知症などが考えられる．また施設介護においては，過酷な労働環境なども影響する．高齢者の虐待に関連する因子として，年齢，人種，低収入，機能障害または認知障害，暴力の履歴，ストレスの溜まる最近の出来事などがあげられている[13]．また，うつと認知症は，高齢者虐待に関連する極めて高い危険因子と報告されている[14]．

日本では，2006年に高齢者虐待の防止，高齢者の養護者に対する支援等に関する法律（高齢者虐待防止法）が施行された．その中で，虐待は，① 身体的虐待，② 介護・世話の放棄・放任，③ 心理的虐待，④ 性的虐待，⑤ 経済的虐待，に分類されている[15]．

虐待をしないことだけでなく，虐待を受けている高齢者を見過ごさないことも重要である．したがって，高齢者と接する際には，身体所見のみならず，社会的状況も含めた総合的評価を行い，早めに虐待を察知し，適切な対応をとらなければならない．

① 身体的虐待

暴力などにより身体に痣や痛みを与える行為である．身体拘束もこれに属する．身体にある痣や傷からその存在を疑うことができるが，一方で，前述のスキンテアや転倒などによる打撲傷を虐待と誤認する可能性もある．

② 介護・世話の放棄・放任（ネグレクト）

世話の放棄により高齢者の身体・精神状態を悪化させることである．栄養状態の悪化や，伸び放題の髪・髭・爪，身体の異臭などで気づかれる．また，病院や施設でのナースコールの放置などもこれに該当する．

③ 心理的虐待

脅しや侮辱で精神的苦痛を与えることであ

る．意図的に無視することや，赤ちゃん言葉などもこれに該当する．感情や態度の変化，食事量の変化などがサインとなる場合がある．

④ 性的虐待

合意のないあらゆる形態の性的行為またはその強要である．入浴待ちで裸や下着のままにしておく，排泄場面を他人に見られないような配慮をしないことも含まれる．

⑤ 経済的虐待

合意なく財産を不当に処分することである．衣食住にお金がかけられていないと感じた場合には疑う必要がある．

（小林康孝）

🖋 参考文献

1. 子どもの生理学

1) Isojima T, et al：Growth standard charts for Japanese children with mean and standard deviation (SD) values based on the year 2000 national survey. Clin Pediatr Endocrinol, 25：71-76, 2016.
2) 厚生労働省：日本人の食事摂取基準．[https://www.mhlw.go.jp/stf/seisakunitsuite/bunya/kenkou_iryou/kenkou/eiyou/syokuji_kijyun.html]
3) 田中哲郎，他：母子保健事業のための事故防止指導マニュアル，2005.
4) American Heart Association：Pediatric Advanced Life Support Provider Manual, 2020.

2. 女性の生理学（月経・妊娠・流産）

1) 千石一雄，他：基礎体温法による排卵および排卵日診断における正確性に関する検討．日不妊会誌，30：219-223，1985.
2) Wilcox AJ, et al：Incidence of early loss of pregnancy. N Engl J Med, 319：189-194, 1988.

3. 高齢者の生理学

1) 内閣府：令和3年版高齢社会白書-令和2年度 高齢化の状況及び高齢社会対策の実施状況．[https://www8.cao.go.jp/kourei/whitepaper/w-2021/zenbun/03pdf_index.html]（2023年3月閲覧）
2) 三木哲郎：加齢と老化-老化の概念．杉本恒明 他編，内科学 第9版，p.48，朝倉書店，2008.
3) 平井俊策，他：第32回 日本老年医学会総会記録-生理的老化と病的老化．日老医誌，28：295，1991.
4) MSDマニュアル家庭版，24.高齢者の健康上の問題，高齢者の体，加齢に伴う体の変化．[https://www.msdmanuals.com/ja-jp]（2023年7月閲覧）
5) 葛谷雅文：超高齢社会におけるサルコペニアとフレイル．日内会誌，104：2602-2607，2015.
6) Fried LP, et al：Frailty in older adults：evidence for a phenotype. J Gerontol A Biol Sci Med Sci, 56：M146-156, 2001.
7) Nakamura K：A "super-aged" society and the "locomotive syndrome". J Orthop Sci, 13：1-2, 2008.
8) Yamada K, et al：Age independency of mobility decrease assessed using the Locomotive Syndrome Risk Test in elderly with disability：a cross-sectional study. BMC Geriatr, 18：28, 2018.
9) Cruz-Jentoft AJ, et al：Sarcopenia：European consensus on definition and diagnosis：Report of the European Working Group on Sarcopenia in Older People. Age Ageing, 39：412-423, 2010.
10) 大荷満生：高齢者の栄養評価．静脈経腸栄養，22：439-445，2007.
11) Ratliff CR, et al：Skin tears：a review of the evidence to support prevention and treatment. Ostomy Wound Manage, 53：32-34, 2007.
12) 厚生労働省：訪問看護療養費に係る指定訪問看護の費用の額の算定方法の一部改正に伴う実施上の留意事項について．[https://www.mhlw.go.jp/content/12404000/000907886.pdf]（2023年3月閲覧）
13) Lewis CB，他：高齢者リハビリテーション学大事典．岩本俊彦 監訳，西村書店，2011.
14) Dyer CB, et al：The high prevalence of depression and dementia in elder abuse or neglect. J Am Geriatr Soc, 48：205-208, 2000.
15) 厚生労働省：高齢者虐待防止の基本．[https://www.mhlw.go.jp/topics/kaigo/boushi/060424/dl/02.pdf]（2023年3月閲覧）

第4章

死の判定と死因究明制度

1. 死の判定

1) 死の概念と定義

　個体としての生命活動が不可逆的に停止した状態を死と定義する．生命活動を行う上で，心臓，肺，脳は重要な臓器である．心臓は全身に血液を供給しているため，心拍の不可逆的停止は確実に死に至る．短時間の心拍停止では心肺蘇生によって心拍が再開することがあるが，この時間を過ぎれば不可逆的な心停止につながる．肺は呼吸を行う上で重要であり，肺で血液を酸素化する．ひとたび呼吸が停止すると，血液中の酸素濃度は下がり全身の組織に酸素が供給されなくなる．心筋は冠状動脈で栄養されているため，冠状動脈を流れる血液中に十分な酸素がないと心筋に酸素を供給できなくなり，心停止につながる．脳は左右の総頸動脈と椎骨動脈によって供給される血液によって栄養されている．血流が途絶えると，脳に十分な酸素が供給されず，虚血性変化をきたす．脳幹部は呼吸や循環といった生命維持に必要な機能をつかさどるため，脳幹機能が障害されれば心停止，呼吸停止につながる．脳幹部は脳の中でも最も虚血に強いとされているが，脳血流が約5分途絶えれば脳幹機能の不可逆的障害に陥る．脳幹機能が失われることは全脳機能の喪失と判断されるため，この状態を脳死と呼ぶ（**図4-1**）．

2) 死の判定

　脳死については，臓器の移植に関する法律（以下，臓器移植法）で定義されているが，いわゆる心臓死について規定された法はない．したがって，前述の「個体としての生命活動が不可逆的に停止」したことを確認することで死の判定を行う．呼吸および循環機能の停止は，心拍及び呼吸の停止をもって判断できる．しかし，それが持続的かどうかは，阻血によって他の臓器に不可逆的な変化が生じたか，すなわち臓器の死に至っていたかで判断できる．さまざまな臓器の中で，脳は最も酸素欠乏に弱いので，脳死が確認できれば，まず，呼吸および循環の持続的停止が確認できたことになる．脳幹機能は脳幹反射を調べることで評価する．簡便に確認できる方法としては，脳幹反射の1つである対光反射を用いる．以上より，死の判定は，① 心拍の停止，② 呼吸の停止，③ 瞳孔散大，対光反射の消失で確認する．

　死の判定は，いかなる場でも医師によって簡便に行われる必要がある．心電図や脳波などを用いないと判断できないような基準は実際的ではない．したがって，上記の3基準が，「死の3徴」として，古典的な死の定義として用いられている．

3) 脳死について

　何らかの原因で心拍と呼吸が停止する場合を考える（**図4-1**）．直後は電気生理学的には致死的不整脈（心室細動など）の状態となっており，完全な心静止ではない．この状態で除細動を含めた心肺蘇生術が行われれば，蘇生が可能である．しかし，5分を経過すると脳死となる．しかし，心臓の機能が不可逆的に停止するのはさ

47

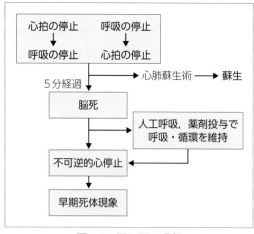

図4-1　死に至る過程

らに先であるため，脳死になった後でも薬剤の投与などで心拍が再開し得る．そして，人工呼吸器で呼吸が維持できる．これが，「生存しているが脳死の状態」ということである．このような脳死の状態でも長期間生存することは困難で，やがて心停止に至る（**図4-1**）．

この「生存しているが脳死の状態」では，代用不可能な脳機能が喪失しているため，個体としての生存能力はないと考えられる．そのため，米国では，1981年にUniform Determination of Death Act（UDDA）によって，① 循環および呼吸機能の不可逆的停止，② 脳幹を含む全脳機能の不可逆的停止，のいずれかで死が規定されている．すなわち，脳死が人の死と考えられている．しかし，わが国では，人工的手段で呼吸および循環機能が維持されている場合には，前述の3徴候による死の判定が不可能であるので臓器移植法が制定されるまでは，脳死を人の死と考えることはできなかった．臓器移植によって，脳死をもって人の死（個体死）とする，という考え方を個人に選択できるようにした．

4) 脳死と臓器移植

さまざまな疾患の治療法があるなか，臓器移植でしか助からない患者がいる．肝臓を部分的に切除することや片腎を摘出することで，生体からの移植が行われることがある．しかし，生体移植は健康なドナーを生命の危機にさらすことにもなる．また，心臓などは生体からの移植が不可能である．不可逆的な心停止に至る間に，機械や薬物によって循環と呼吸機能が維持された状態では，心臓，肝臓，腎臓などの諸臓器には血流が供給され，その機能が維持されている（**図4-1**）．したがって，脳死が人の死と認められれば，医学的にも法的にも，移植術によってこれらの臓器を第三者が利用できるようになる．1968年にわが国で初の心臓移植術が札幌医科大学で行われた．このとき，脳死状態の患者から心臓を摘出した行為は，いわゆる死の3徴によって死の判定がされていない人から心臓を摘出したことになったため，執刀医は殺人罪で刑事告訴された．1970年に執刀医は嫌疑不十分で不起訴処分となったが，これ以降，わが国では脳死と臓器移植の問題が大きくは進展しなかった．重い疾病を患っている患者にとって，脳死者からの臓器移植という医療の恩恵を受ける権利を保障することが求められる．一方で，脳死状態の人を法律的に死者と扱えるかが問題となっていた．長い議論の末，臓器移植法が制定され，1997年10月に施行された．この法律では，本人が生前に移植に関して書面で同意し，かつ家族がこれに反対しない場合に，脳死を人の死と認めた．すなわち，本人が脳死下の臓器提供について生前に書面で明らかにし，かつ家族が拒まない場合に脳死が人の死となり，それ以外の場合には従来の心臓死が人の死となる．このように，2つの死が定義されるという奇妙な状態になった．前者の場合には脳死体から合法的に臓器を摘出することができるようになり，事実上，わが国で移植医療への道が開けたことになった．

一方，ドナーカードによる臓器提供意思表示

表4-1　臓器取引と移植ツーリズムに関するイスタンブール宣言 (2008年) (抜粋)

- レシピエントに有効な治療でも，生体ドナーに危害を加えるのは正当化されない
- 死体からの臓器提供を増やすため，政府は適切な行動を取るべきである
- 各国は国際基準に沿って，死体や生体からの臓器摘出と移植医療を法制化し，実施すべきである
- 臓器は国内で公平に配分されるべきである
- 各国は臓器提供の自給自足を達成する努力をすべきである
- 臓器取引と移植ツーリズムは，公平，正義，人間の尊厳を踏みにじるため，禁止すべきである

は，15歳以上で有効とされたことで，小児に対する移植医療の推進が厳しい状態となった．また，本人が生前に意思表示した書面（ドナーカードなど）を所持し，かつ家族がこれを拒まないという状況はハードルが高く，臓器移植法制定後の1999〜2003年における心臓移植実施件数は27件にとどまっていた．このような状況下で，生体移植が続けられる海外へ渡航して移植を受けるという事態も依然として続いた．特に，渡航移植者の一部では臓器売買による移植が行われ，倫理的な問題も顕在化した．2008年5月に国際移植学会は，臓器取引と移植ツーリズムに関するイスタンブール宣言を公表した（表4-1）．

　これを受けて，わが国では2009年に臓器移植法改正法案が国会で成立し，2010年7月17日に施行された改正臓器移植法では，① 本人が臓器提供の意思を書面で表示しており，さらに遺族が拒まないとき，または遺族がいないとき，② 臓器提供の意思表示が不明な場合で，かつ遺族が書面で臓器の提供に同意したとき，のいずれかの場合に，脳死を人の死と認め，移植に用いる臓器を摘出できることとなった．具体的な脳死の判定基準は表4-2のとおりである．なお，被虐待児あるいは虐待が疑われる児童からの摘出も禁止されている．

　臓器移植法の改正によって，本人が拒否することを示していない限り家族の判断に委ねられることになり，小児への移植の道も大きく開かれた．臓器移植法が改正される前の13年間で

臓器提供者が86人であったのが，改正後の1年間で54人となった．しかし，改正後も脳死下臓器移植件数が大きく増加することはなく，2021年には69件の心臓移植が行われた．この背景には，臓器移植に関する世論の考え方が大きく変わっていないことがある．内閣府が2013年に行った世論調査では，家族が臓器提供の意思表示をしておらず，提供の判断をせまられた際にどうするか，との問いに対して，承諾すると答えた人は38.6％，承諾しないと答えた人は49.5％であった．2021年9月に行われた同様の調査では，この問いに承諾すると答えた人は38.7％であった．したがって，脳死下臓器移植に関して国民にさらなる啓発を行い，家族間での話し合いが推進される必要があろう．

　このように，わが国における全死亡者のうち，人工呼吸器による呼吸管理が行われ，脳死の状態に陥った後に死亡する者はごくわずかである．したがって，大多数の死亡における死の判定は，前記の3徴候の確認によって行われる．

5) 仮死とは

　ある瞬間に心拍の停止，呼吸の停止，対光反射の消失といった死の3徴が確認できても，それが個体の死ではないことがある．例えば，低体温状態では細胞障害が進行せず，したがって，長時間微弱な呼吸・循環状態のままで，不可逆的変化に至らないことがある．このような状態を仮死と呼ぶ．全身の生命機能がきわめて

表4-2　臓器移植を前提とした脳死の判定基準

1. 前提条件

- 器質的脳障害で深昏睡および無呼吸をきたしている (JCS 300 あるいは GCS 3)
- 原疾患が確実に診断されている (死因の種類は問わない)
- 回復の可能性がないと判断される

2. 除外例

- 12週未満の小児
- 急性薬物中毒 (筋弛緩薬, 鎮静薬, 静脈麻酔薬など)
- 低体温 (直腸温度 32℃ 以下, 6歳未満は 35℃ 以下)
- 代謝・内分泌障害 (非ケトン性高血糖性脳症, 肝性脳症など)

3. 生命徴候の確認

- 収縮期血圧が 90 mmHg 以上 (1歳未満は 65 mmHg 以上, 1〜13歳未満は, 年齢×2＋65 mmHg 以上)
- 重篤な不整脈がない

4. 脳死判定の必須項目

- 深昏睡の確認
- 自発運動, 除脳硬直, 除皮質硬直, 痙攣がないことを確認
- 瞳孔固定, 散大 (両側4mm以上) の確認
- 脳幹反射の消失[*1]
- 平坦脳波の確認 (最低4導出で30分以上連続記録)
- 自発呼吸の消失 (無呼吸テストで確認)

脳死判定は, 知識, 経験を有する2人以上の医師の一致した判断に基づく.

上記の条件が満たされた後, 6時間 (6歳未満は24時間) 以上あけて, 2回目の判定を行う.

死亡時刻は2回目の脳死判定時刻とする.

JCS：Japan Coma Scale, GCS：Glasgow Coma Scale
＊1：対光反射, 角膜反射, 毛様脊髄反射, 眼球頭反射, 前庭反射 (氷水刺激試験), 咽頭反射, 咳反射の7つ

弱くなり, 客観的に生きている徴候を確認できない状態である. 経過によっては生命活動を取り戻すことになるので, 死の判定は慎重に行われるべきである. しばしば, 報道で「死体が生き返った」などということを耳にするが, 多くの場合, 仮死状態を死と誤って判定したことによる.

6) 死の確徴

不可逆的な心停止から1〜2時間経過すると, 早期死体現象がみられはじめる (**図4-1**). 早期死体現象とは, 関節の硬直 (死後硬直), 死斑, 角膜の混濁, 深部体温の低下を指す. これは, 人の個体死が確定する際にみられる徴候といえる. したがって, これらの死体現象がみられる

場合には, 心肺蘇生を行う必要はなく, また, 救命目的の搬送も行われるべきではない. さらに, 死後経過時間が経つと, 腐敗に伴う変化がみられる. すなわち, 全身は緑色調に変色し, 膨隆して異臭を放つ. このような変化を晩期死体現象と呼ぶ.

7) 看護師による死亡診断の補助

わが国では, 今後死者が増加し, 2040年には年間166万6千人に達すると推計されている. 当然のことながら在宅看取りを受ける患者数も増加していく. 一方, 働き方改革による医師の業務軽減を目的として, 看護師への業務移管や業務の共同化などが検討されている. 死亡時に, これまで診療にあたっていた医師が遠方に

表4-3　ICT等を利用した死亡診断を行う際の要件

①　医師による直接対面での診療の経過から早晩死亡することが予測されていること
②　終末期の際の対応について事前の取決めがあるなど，医師と看護師と十分な連携が取れており，患者や家族の同意があること
③　医師間や医療機関・介護施設間の連携に努めたとしても，医師による速やかな対面での死後診察が困難な状況にあること
④　法医学等に関する一定の教育を受けた看護師が，死の三兆候の確認を含め医師とあらかじめ決めた事項など，医師の判断に必要な情報を速やかに報告できること
⑤　看護師からの報告を受けた医師が，テレビ電話装置等のICTを活用した通信手段を組み合わせて患者の状況を把握するなどにより，死亡の事実の確認や異状がないと判断できること

(厚生労働省：情報通信機器 (ICT) を利用した死亡診断等ガイドライン，2017より)

いるなどして，死亡確認や死後の診察が速やかに行えない場合への対応として，看護師による死亡診断の補助を可能にした．2017年9月に，厚生労働省医政局長から，情報通信機器（ICT）を利用した死亡診断等ガイドラインが発出され，一定条件下において看護師が死亡の確認や死亡診断書を代筆できるようになった．ガイドラインでは，まず，ICT等を利用した死亡診断を行う際の要件として，5項目が示された（表4-3)[1]．

　実際に補助を行う看護師は，一定の教育に従って死亡直後の状態を観察し，適切に報告することが求められる．さらに，医師から死亡診断書に記載すべき内容についての説明を受け，死亡診断書を代筆することで，医師による死亡診断書作成を補助することができる．その場合，ICTを利用した死亡診断等を行った旨および代筆した看護師の氏名を，死亡診断書の「その他特に付言すべきことがら」の欄に記載する．ICTによる死亡診断においても，医師は死亡診断に関して遺族へ説明する必要がある．これについては，ガイドラインの中でも，「死亡診断等は，単に医学的に死亡の事実を確認し死因等を判定することのみならず，医師から患者の最期の状況について医学的に説明することも含まれる」と明記されている．本章2.(7) でも述べるが，死亡時に医師が説明を行うことで，家族

の悲嘆反応を軽減できる．したがって，看護師には，遺族と医師とのコミュニケーションが良好に行えるような協力が求められる．

2. 死因究明制度について

1) わが国における死因究明制度の概略

　2021年には，わが国で143万9,809人が死亡したが，死因を明らかにする目的を改めて整理すると，以下のとおりとなる．

①　死者の尊厳の維持
②　死者と家族に関する権利（相続，保険金，賠償金等）維持
③　公衆衛生の向上（事故や感染症の解明と拡大の予防）
④　犯罪の解明と治安の維持
⑤　医学の進歩への貢献

　何らかの疾病により医師の診断や治療を受けていた人が，その病気で死亡することを「ふつうの死」と呼ぶ．ふつうの死では主治医が死亡の宣告を行い，医師が死亡診断書を交付する．これに対して，原因不明の突然死，事故死，自他殺などは，いわば異状な状況下で亡くなったと考えられることから，異状死と呼ぶ．異状死とは，確実に診断された内因性疾患で死亡したことが明らかな死体以外のすべての死である．

51

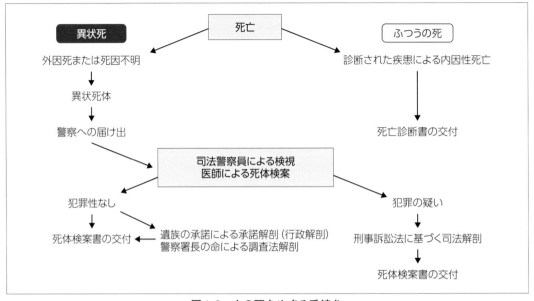

図4-2　人の死をめぐる手続き

表4-4　異状死とは

- すべての外因死
- 外因による続発症あるいは後遺障害による死亡
- 死因が不明
- 死体で発見されたもの

2021年の異状死者数は17万3,220体（交通関係による死者を除く）であり，すべての死亡の12%に相当した．人の死をめぐる手続きについて**図4-2**に示す．医師は異状死に遭遇した場合，24時間以内に所轄警察署に届けなければならない（医師法第21条）（p. 159参照）．異状死の定義は，法律で明記されていないが，日本法医学会のガイドラインをもとにした見解を**表4-4**に示す．医師による届け出の後，警察官（検察官）による検視（見分）が行われる．この目的は，事件性の有無，事故の発生状況の確認，身元の確認などである．死因は，医師による死体検案で決められる．死体検案とは，外表から死体を観察し，死因，死亡時刻，損傷の発生機序などを決定することである．いわゆる内科的診察であり，体液を用いる検査やCTや単純エックス線検査による画像診断などを併用することがある．全身を観察して死因を決定するため，医師でなければ行えない（歯科医師は不可）．これでも死因が明らかにならない場合，あるいは事件性がある場合には法医解剖が行われる．法医解剖とその根拠法については**表4-5**のとおりである．大きく2つに大別するが，犯罪性がある（疑いも含む）場合には，刑事訴訟法による司法解剖が行われる．犯罪性はないが，死因を究明する目的で行われるのが，行政解剖，承諾解剖，警察等が取り扱う死体の死因または身元の調査等に関する法律（以下，死因・身元調査法）による解剖（調査法解剖）である．

2) 監察医制度

昭和20年11月18日に，路上の死体が多数あることを根拠に，全国で餓死者が続出している旨の新聞記事が掲載された．この記事を目にした連合国軍最高司令官総司令部（General Headquarters：GHQ）は，死因決定のプロセスが曖昧であることを指摘した上で，東京都民生局（当時）に対し，飢餓・伝染病・栄養失調など

表4-5　法医解剖について

	種　別	根拠法	手続き
犯罪性がある（疑いがある）	司法解剖	刑事訴訟法	裁判所の発行する鑑定処分許可状を得る．遺族の承諾は不要
犯罪性はないが死因の究明等を目的とする	行政解剖	死体解剖保存法	監察医制度施行地域に限る
	承諾解剖	死体解剖保存法	書面による遺族の承諾が必要
	調査法解剖	警察等が取り扱う死体の死因又は身元の調査等に関する法律（死因・身元調査法）	主として警察署長の判断で行う．遺族の承諾は不要

による死亡者については，積極的に解剖を行い，正確な死因を究明すべきことを指令した．これが，わが国における監察医業務の始まりである．死体解剖保存法第8条第1項には，「政令で定める地を管轄する都道府県知事は，その地域内における伝染病，中毒又は災害により死亡した疑のある死体その他死因の明らかでない死体について，その死因を明らかにするため監察医を置き，これに検案をさせ，又は検案によっても死因の判明しない場合には解剖させることができる」と規定されている．この制度は，現在，東京都，大阪市，神戸市でのみ機能しており，監察医務院（監察医事務所）が設置され，法医学の知識と技能を備えた医師が死体検案を行い，必要に応じて解剖が行われる．前項で述べたように，事件性がある死体に対しては司法解剖が行われるため，この制度下では，事件性がない死体を対象に行政解剖が行われる（表4-5）．行政解剖では，法律上遺族の承諾を必要としないが，運用面では極力遺族に説明し，理解を得た上で解剖が行われている．

わが国の多くの地域は非監察医制度施行地域である．このような地域では，警察から嘱託された地域の医師が死体検案を行う．そして，事件性がある死体に対しては主として大学法医学教室で司法解剖が行われる．事件性がない死体については，死体検案で死因が確定できた際には解剖は行われずに死体検案書が交付される．

死体検案で死因が確定できない場合には，警察署長の判断による調査法解剖か遺族の承諾の下に承諾解剖が行われる（図4-2）．

3) 法律によって充実される制度

2012年6月に，死因究明等の推進に関する法律と死因・身元調査法が国会で成立した．前項で述べた調査法解剖は，この死因・身元調査法に基づいているが，この法律によって，死因究明を目的とした解剖が積極的に行えるようになった．以前の制度下では，検視体制が不十分であること，死体検案を行う医師の専門性の不足，解剖率の低さなどで，正確な死因究明に至らず，予防できる傷病や犯罪が見逃されることがあった．事件性がない死体に対する解剖制度があるものの，解剖についての説明が不十分である，解剖を希望しない遺族が多いなどの理由で，解剖実施率は低かった．若年者の急死では，ほとんどの場合，解剖しなければ正確な原因は究明できない．また，乳幼児の急死では，乳幼児突然死症候群が死因となり得ることがあるが，解剖が必須条件である．感染症や中毒死などは剖検に基づくさらなる専門的検査が求められる．このような状態を鑑みて，死因究明等の推進に関する法律と死因・身元調査法が成立した．これらの法律において，死者や遺族等の権利利益を踏まえ，死因究明を適切に行うことが生命の尊重と個人の尊厳の保持につながると

表4-6　死因究明等推進計画における検討・実施施策

① 法医学に関する知見を活用して死因究明を行う専門的な機関の全国的な整備

② 法医学に係る教育および研究の拠点の整備

③ 死因究明等に係る業務に従事する警察等の職員，医師，歯科医師等の人材の育成および資質の向上

④ 警察等における死因究明等の実施体制の充実

⑤ 死体の検案および解剖の実施体制の充実

⑥ 薬物および毒物に係る検査，死亡時画像診断その他死因究明のための科学的な調査の活用

⑦ 遺伝子構造の検査，歯牙の調査その他身元確認のための科学的な調査の充実および身元確認に係るデータベースの整備

⑧ 死因究明により得られた情報の活用および遺族等に対する説明の促進

の基本的認識が明らかにされた．そして，犯罪に起因した死であるか否かの適正な判断の確保，公衆衛生の向上や関連する制度の目的の適切な実現に資するべく，死因究明が社会的に重要な位置付けであることが示された．同様に，身元確認においても，生命の尊重と個人の尊厳の保持につながるものであるとともに，国民生活の安定及び公共の秩序の維持に資するとの基本的認識も示された．

このように，死因究明および身元確認（この2つを併せて死因究明等と表現される）に関する体制の強化および充実が喫緊の課題になっていることを踏まえて，政府は2014年6月に死因究明等推進計画（内閣府）を策定した．これは，死因究明等の推進に関する施策の総合的かつ計画的な推進を図るために定められたものである．この中で，まず，死因究明等は高い公共性を有するものであり，政府および地方公共団体を始め社会全体が追求していくべき重要な公益性を有すると位置付けられた．そして，地方において，知事部局を始めとした関係機関・団体等が協議する場（死因究明等推進協議会）を設置するなどし，関係機関・団体等の連携体制を構築することを求めるとともに，死因究明等に係る専門的機能を有する体制の整備に向けて努力するように求めた．

死因究明等推進計画では，重点的に検討され，および実施されるべき施策として，8項目

が挙げられている（表4-6）．

先に紹介した死因究明等の推進に関する法律は議員立法によって成立したため，2年間の時限立法であり，平成26年9月に失効した．しかし，法失効後も関係省庁において死因究明等推進計画に基づく施策が引き続いて推進された．そして，2019年6月に永久法として死因究明等推進基本法が国会で成立し，2020年4月から施行された．この法律に記載されている目的と理念は表4-7のとおりである．

4) 法医解剖の重要性

法医解剖は，頭腔，胸腔，腹腔内を検査することになっており，そのほか必要に応じた部位（背面や四肢など）も調べられる．すなわち，全身をくまなく調べることを目的としている．前述のとおり，非犯罪死体に対しては，遺族の承諾が得られなくても必要があれば解剖を実施できる体制になっている．しかし，その率が欧米に比べて高くなく，必ずしも十分に行われているとは限らない．2021年におけるわが国の法医解剖率は11.1％であった（刑事部取扱い死体のみ）．諸外国をみると，スウェーデンで89.1％，フィンランドで78.2％，オーストラリア（ヴィクトリア州）で53.5％，イギリス（イングランドおよびウェールズ）で45.8％であった[2]．わが国で解剖率が低い背景には，内因性の急死例に対して安易に心臓死と診断されやすい，

表4-7　死因究明等推進基本法の概要

目　的

死因究明等に関する施策を総合的かつ計画的に推進し，もって安全で安心して暮らせる社会および生命が尊重され個人の尊厳が保持される社会の実現に寄与すること

基本理念

• 死因究明等の推進における基本的認識
(1) 生命の尊重・個人の尊厳の保持につながること
(2) 人の死亡に起因する紛争を未然に防止し得ること
(3) 国民生活の安定および公共の秩序の維持に資すること
(4) 医学，歯学等に関する専門的科学的知見に基づいて，診療上の情報も活用しつつ，客観的かつ中立公正に行われなければならないこと
• 死因究明等が地域にかかわらず等しく適切に行われるよう，死因究明等の到達すべき水準を目指し，死因究明等に関する施策について達成すべき目標を定めて実施する
• 死因究明により得られた知見が公衆衛生の向上および増進に資する情報として広く活用されるようにする
• 災害，事故，犯罪，虐待等が発生した場合における死因究明がその被害の拡大および再発の防止等の実施に寄与するようにする

CTで陽性所見がないものが結果的に心臓死と診断されやすいなどの問題点がある．近年，死因の判定に死後CT撮影が活用されている．しかし，死後のCTで死因が正確に判断できるのは3割程度である[3]．また，感染症，中毒，虚血性心疾患，異状環境による死などは，CTで特定することが困難である．したがって，決して解剖に代わるものではない．さらに，たとえ専門家であっても，死体検案のみで死因を決定することには限界がある．慶應義塾大学法医学教室名誉教授の柳田氏が自身の6,000体以上の死体検案例のうち，行政解剖された際の死因と検案死因を比較したところ，15.5%に「きわめて著しい誤診」があったという[4]．法医学の専門家であっても解剖せずに死因を決定することに限界があるため，非専門家が行う多くの地域では，適切な解剖実施をもって，その質を担保する必要があろう．

5) 予防医学としての法医解剖

　法医解剖の目的は，死因の究明を通した刑事手続きへの寄与だけではない．解剖により傷病の発生メカニズムを明らかにし，予防対策の推進に寄与することも強調したい．ここで，交通事故を例にとる．自動車乗車中に事故に遭遇して死亡した場合，法医解剖によって死因，どのような成傷器が身体のどの部位に作用したか，シートベルト着用やエアバッグ展開の有無などが明らかになる．さらに，安全装置の効果はあったか，どのような装置があれば死亡を避けることができたかなどの，今後の予防対策に資する重要な情報が得られる．しかし，法医解剖がなされないと，これらの詳細な情報が得られないばかりか，死因さえも誤って判断されることがある．わが国では自動車運転者の体調変化に起因した重大事故が散見される．しかし，このような事故の原因が，安易に運転ミスと処理されてきたことは否めない．詳細な事故原因が解明されないことは，事故の効果的予防策が講じられず，同様の原因による事故が繰り返されることになる．著者らは，交通事故死に対する解剖率が上昇することで，運転中の病死例が多く診断されることを明らかにした[5]．すべての交通事故死の約1割は運転者の体調変化に起因すると考えられている．したがって，積極的に剖検を行うことは，将来の交通事故死傷者低減

につながる[6].

また，乳幼児突然死症候群などは剖検後の除外診断を原則とするため，乳幼児の急死例では積極的に剖検を行って死因を究明する必要がある．著者らは滋賀県内における小児の法医剖検例を検討し，死亡に至った背景を検討した．その結果，外因死の81.0%が予防可能な死であったことが明らかになった[7]．すなわち，うつぶせ寝や添い寝などを防ぐ，子どもだけの入浴や留守番をさせないなどの工夫で不慮の事故死が予防できることを示した．以上のように，法医解剖で得られる所見は，事故や疾病の発生予防に有用であることを強調したい．

6) 地域における死因究明体制の推進

死因究明等推進計画を受け，各都道府県では関係機関の代表者から構成される死因究明等推進協議会を設置し，各地域における死因究明等の推進を図ることになった．地域ごとにさまざまな事情があるため，都道府県ごとに死因究明等の施策の自主的な取り組みが推進されることを目指している．

滋賀県では2015年度に，知事部局，検察，警察，医師会，歯科医師会，薬剤師会，病院協会，保健所長会，大学の代表者から構成される滋賀県死因究明等推進協議会が設置された．これは全国で4番目の立ち上げであり，近畿地方では初となった．議論を重ねることで県内における問題点を分析し，速やかに取り組むべき20項目を明らかにした「第一次提言」を知事に提出した．現在はこの提言に基づいて関係者が死因究明等の推進に積極的に取り組んでおり，全国における先進県と注目されている[8]．本協議会が中心となっていくつかの施策が実施されているが代表的なものを紹介する．

① 県下の郡市医師会における研修会の実施

死因究明にかかわる医師の資質向上を目的として，県医師会が主催し，毎年県下の11郡市医師会ごとに，死亡診断，死体検案，正しい書類作成などに関する講習会を実施している．大学法医学の教授が実例を挙げながら講習を行い，エビデンスに基づく死因究明の重要性について周知している．

② 大規模災害時の死体検案等訓練

多数死者を伴う大規模災害を想定して，毎年行われる県の防災訓練時に死体検案，身元確認，遺族対応訓練を実施している．トリアージで黒タッグを付けられた遺体に対して正しい死体検案と死体検案書の発行を行うこと，歯牙所見などを正しく取り，身元確認を円滑に行うこと，発災急性期から遺族支援を行い，遺族の心のケアを行うことを目的としている[9]．

③ 小児死亡例の調査と防ぎ得る死の予防推進

成育過程にある者及びその保護者並びに妊産婦に対し必要な成育医療等を切れ目なく提供するための施策の総合的な推進に関する法律（以下，成育基本法）や死因究明等推進基本法を受けて，2018年から県内のすべての小児死亡例を調査し，防ぎ得る死の予防対策を検討した[10]．この経験を活かして，2020年度から厚生労働省のチャイルド・デス・レビューモデル事業に参加している．成果はウェブサイトで公開するとともに，毎年，調査に基づく問題点や提言などを知事に提出している．

④ 新型コロナウイルス感染による死亡例への対応

新型コロナウイルス感染症あるいはその疑いがある人が死亡した際に，関係者の二次感染を予防しながら速やかに死因究明が行えるよう，体制を整備した[11]．すなわち，異状死体においても保健所で速やかにPCR検査が行えるようにすることと，関係者と協議して死体取扱いに関するマニュアルを策定した．また，法医解剖を行う大学法医学の解剖設備をラミナフロー対応とし，ウイルスが周囲に拡散することを予防した．なお，県内では死因究明に係る実務を通

した感染者は認められていない.

7) 死因究明とグリーフケア

　法医解剖の対象となる異状死は，予期せぬ病死，事件・事故による死，自死であるため，遺族は突然の悲しみに襲われる.　さらに，その悲嘆反応が長期化し，心的外傷後ストレス障害（post traumatic stress disorder：PTSD）に至る例も多い.　異状死では，警察官が事件性を調べ，医師が死体検案を行い，必要に応じて法医解剖される.　家族の死について詳細を知りたいという気持ちは当然のことであるが，十分な説明が行われないことで悩みが払拭されず，また悲しみが癒えないことがある.　法医解剖された異状死遺族を対象に行った筆者らの調査では，73.1％の遺族が死体検案を行った医師からの説明を受けていなかった[12].　したがって，諸手続きを行った関係者は，遺族へ十分な説明を行わなければならない.　さらに，「悲しみは大きいが，説明を聴くことで死を受け入れることができ

た」と話した遺族は34.6％に上った.　このように，十分な説明は遺族へのグリーフケアにつながる.

　さらに，事故死者の遺族は長期間，「ふとしたときに事故のことを思い出す」，「同様の事故が起こるたびに心を痛める」ことがわかった.　すなわち，外因死者の遺族に対しては，死亡直後から関係者が遺族感情に十分配慮した対応を行い，必要に応じた心のケアが長期的に必要である.

　さて，前記の死因究明等推進計画の中でも，「死因究明等により得られた情報の遺族等に対する説明の促進」が明記された.　筆者は，死体検案や法医解剖終了後に，遺族に対して直接死因などについて詳細に説明し，遺族からの質問にも応需している.　医師は患者との間に十分な信頼関係を構築しなければならないが，異状死遺族に対しても例外ではない.　遺族感情に配慮した詳細な説明の実施はグリーフケアにつながり，遺族の精神的健康の増進につながる.

（一杉正仁）

✐参考文献

1）厚生労働省：情報通信機器（ICT）を利用した死亡診断等ガイドライン，2017.［https://www.mhlw.go.jp/content/10800000/000527813.pdf］（2023年3月閲覧）
2）犯罪死の見逃し防止に資する死因究明制度の在り方に関する研究会：犯罪死の見逃し防止に資する死因究明制度の在り方について，2011年.［https://www.npa.go.jp/bureau/criminal/souichi/gijiyoushi.pdf］（2023年3月閲覧）
3）高相真鈴，他：実地医家に必要な死体検案の知識.　滋賀医学，39：13-18，2017.
4）柳田純一：異状死をめぐる制度の問題.　日法医誌，44：421-428，1990.
5）一杉正仁：法医学から見た交通外傷事例，工学技術者と医療従事者のためのインパクトバイオメカニクス，自動車技術会 編，自動車技術会，p19-20，2006.
6）一杉正仁：体調変化に起因した事故の現状と予防対策.　自動車技術，70：18-24，2016.
7）首藤　風，他：小児の急死剖検例の検討.　日職災医誌，64：326-330，2016.
8）一杉正仁：滋賀県死因究明等推進協議会第一次提言について.　滋賀県医師会報，68：24，2016.
9）一杉正仁，他：大規模災害急性期における，遺族の心のケア実践訓練について.　日職災医誌，66：465-469，2018.
10）Ito E, et al：Availability of death review of children using death certificates and forensic autopsy results. Leg Med（Tokyo），60：102156, 2023.
11）中村磨美，他：新型コロナウイルス感染症の疑い例に対する死体検案—滋賀県における制度構築とその運用—.　日職災医誌，70：55-58，2022.
12）一杉正仁，他：異状死遺族に対する警察官・検案医の対応と遺族の心情について.　滋賀医学，39：26-32，2017.

第5章

損傷のみかたと診断

虐待疑い症例などでは，看護師が損傷を目にすることもあるので，損傷のみかたを理解しておくことが必要である．

1. 損傷とは

損傷とは，組織の生理的連絡が断たれた状態と定義され，機械的，熱，電気，化学物質などによる傷害が含まれる．皮膚の連続性が断たれた開放性損傷を「創」といい，皮膚の連続性が保たれた非解放性損傷を「傷」という．

損傷を生じさせた物体のことを成傷器といい，損傷が生じたメカニズムのことを成傷機転という．損傷の所見から，成傷器，成傷機転を推測することが重要である．

2. 損傷の観察と記録

損傷は，生体の場合経過とともに変化するため，受傷後早期に観察し，正確に記録する必要がある．文書および写真により，わかりやすく記録することが重要である．

1) 創の各部の名称

創の所見の記載に必要である．**図5-1**のような名称が用いられる．

創口：創の入口
創縁：創口の縁の部分
創端（創角）：創縁が交わる端の部分
創底：創の底の部分
創壁（創面）：創縁から創底までの壁の部分
創洞：創口，創面，創底で囲まれた空間

2) 観察項目

① 部　位

身体部位を記載し，解剖学的正常位で，身体上の基準点からの距離および方向を記載する．基準点には，正中線や身体上の特徴となる部分が用いられる．2つの基準点から測定すると，より正確な記載ができる（例：左側腹部，すなわち臍の上方2.8 cm，正中の左方7.2 cmの部に…，**図5-2**）．交通事故などの場合，足底から損傷までの高さを測定することもある．

② 数

損傷の個数を数えて記載する．複数ある場合

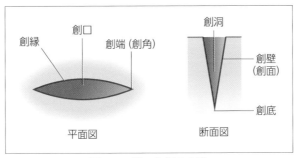

平面図　　　　　　　　断面図

図5-1　創の各部の名称

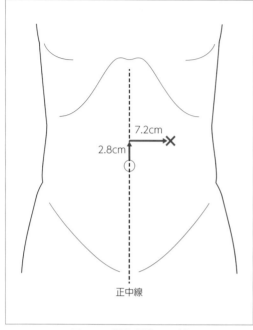

7.2cm

2.8cm

正中線

図5-2　損傷部位の一例

は，配列や分布の状況も観察する．

③ 形

損傷の輪郭や創口の形を，誰もが知っている物などに例えて表現する（例：線状，帯状，円形，紡錘形，不規則地図状，L字型など）．開放創では，創縁を接着させた状態の形状も観察する．形から損傷の種類や成傷器を推定する．

④ 大きさ

長さと幅，直径，長径と短径など，形状に応じて測定する．開放創では，創縁を接着させた状態で，創口の長さと幅を測定する．皮下出血など損傷の輪郭が不鮮明な場合には，身近な物に例えて大きさを表現することもある（例：米粒大，大豆大，鶏卵大，母指頭面大，2倍手掌面大など）．大きさから，成傷器の大きさを推定できることもある．

⑤ 性　状

創の各部の詳細な観察により，損傷の種類，成傷器および成傷機転が推定できる．表皮剥脱の場合，剥離表皮片の付着部位から外力が作用

した方向がわかる．開放創では，創端が鋭く尖っている（整鋭）か，尖っていない（鈍）か，創縁に凹凸がなく滑らか（整）か，凹凸がある（不整）か，創縁に表皮剥脱を伴うか，創面の組織が同一平面できれいに離断している（平滑）か，創洞内に血管や神経などの抵抗性の強い組織が断裂せずに残っている（架橋状組織）かを観察する．

3) 診断事項

観察の結果得られた所見より，以下の項目を診断する．

① 損傷の種類

創の性状から，表皮剥脱，刺創，挫創，熱傷などの損傷の種類を診断する．

例えば，創縁のまわりに表皮剥脱があり，創縁や創面が不規則に損傷されていれば，挫創と診断できる．

② 成傷器および成傷機転

創の各部の観察により，成傷器が推測できる．例えば，片方の創端が整鋭で，もう片方が鈍，創縁が整鋭で創面が平滑であれば，包丁や片刃ナイフのような刃が片方にだけついている刃物による刺創と診断できる．また，刺創の場合，創口の長さは刃幅の，創洞の深さは刃渡り（刃の長さ）を推定する上で参考となる．交通事故で生じる自動車のタイヤ痕などのように，成傷器の作用面が損傷の形として残ることがあり，成傷器の推測において重要である．

③ 自身でつけた損傷か，他者がつけた損傷か

損傷の位置や外力の作用方向によって，その損傷が自分自身でつけたものか，他の人につけられたものかを推定する．損傷所見のみから判断することは困難であり，現場の状況，成傷器となるものが近くにあったかどうか，利き手，手首や頸部周辺の浅い切創（ためらい傷）の有無など，さまざまな情報をもとに総合的に判断する．

表5-1　損傷の写真を撮影する際のポイント

- 損傷の位置がわかる広範囲な写真と，損傷の性状がわかる拡大写真をセットで撮影する
- 大きさがわかるように，定規を入れて撮影する
- 損傷の正確な形を撮影するため，レンズを創口に水平にする (図5-3)
- より厳密な色再現が必要な際は，カラーチャートを配置して撮影する
- 損傷は経時的に変化するので，受傷後なるべく早期に撮影し，可能であれば複数回撮影を行う
- 損傷の経過を複数回撮影する際は，可能な限り同一のカメラおよびレンズを使用し，同一のアングル，撮影および焦点距離で撮影する
- 全身写真を撮影する際は，カメラの位置が高くなりすぎると，患者の脚が短く描写され不自然な写真になるので，腸骨上端くらいの高さを基準にする．日本人の場合，背景の色はグレー系が無難である[2]
- 顔正面の撮影では，両側の耳と両眼を含む面が水平になるように首の角度を調整して撮影する[2]
- 撮影前に環境光や照明装置に合わせてホワイトバランスを設定する．設定にはオート，曇り，晴天，蛍光灯，電球，マニュアルなどがある[2]
- 被写体が静止した状態で撮影する
- 被撮影者が不安や不快感を抱かないような雰囲気を作る
- 女性患者の撮影では，必ず女性の関係者が同席する
- 子どもでは，ぬいぐるみやおもちゃを用意するなど，緊張感がとれるように配慮する
- 事前に撮影の目的および必要性を説明する
- 撮影は迅速に行い，患者への肉体的・精神的負担を最小限にする[2]

④ 生前の受傷か死後の受傷か

　死体の損傷を観察する際には，損傷が生前に形成されたのか，死後に形成されたのかの鑑別が必要となる．生前死後の鑑別は，生活反応の有無で判断される．生活反応とは，外部から刺激が作用した際に生体に起こる反応のことで，局所の生活反応には，出血，凝血（血液が固まる），創口が開く，発赤，痂皮化（いわゆるかさぶた）がある．全身の生活反応には，全身の貧血，炎症反応，塞栓症（脂肪，空気など）などがある．例えば，死後に体を移動して，一部が擦過されたとする．この場合，表皮が剝離（めくれている）しても，出血を伴わない．これは生活反応がないと判断される．

⑤ 受傷後の経過時間

　受傷後の経過時間は，創傷の治癒程度で推定する．

　真皮以下に達する創傷の治癒過程は以下のとおりである．受傷直後には脆かった凝血塊（血液のかたまり）が1～2日後に創面に固着する．

浮腫および滲出液が1～2日後まで目立つ．創縁部の皮膚が再生して丸みを帯び，肉芽形成が5～6日後から目立ってくる．早ければ1週間前後から痂皮が形成され，2週間前後から瘢痕化する[1]．

4) 写真撮影のポイント

　損傷を写真で記録すると，文章だけでは伝わりにくい情報を客観的な証拠として残すことができ，経時的な変化を比較することもできる．損傷の形や色を正確に撮影することが必要である (表5-1)．

3. 損傷の種類と特徴

1) 鋭器損傷 (表5-2)

　鋭器とは，刃あるいは刃のような鋭い部分をもった器物で，このような器物によって生じる損傷を鋭器損傷という．鋭器には，カッターナ

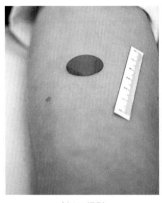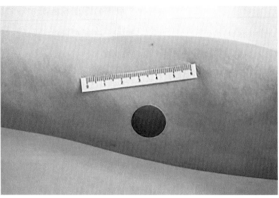

斜めに撮影　　　　　　　　　　　　　　　　水平に撮影

図5-3　撮影角度による損傷のゆがみ

表5-2　代表的な開放性損傷の特徴

開放性損傷	鋭器損傷			鈍器損傷	
	切創	割創	刺創	挫創	裂創
創口	紡錘形・柳葉状	成傷器により さまざま	成傷器により さまざま	不整形	直線状
創縁	整鋭 表皮剝脱なし	多少不整 表皮剝脱あり	整鋭 表皮剝脱なし	不整 表皮剝脱あり	不整 表皮剝脱なし
創端	尖鋭	成傷器による	片端尖鋭，片端鈍 （有尖片刃器） 両端尖鋭 （有尖両刃器）	不整	尖鋭
創面	平滑	多少不整	平滑	不整	不整
創洞内の架橋状組織	なし	なし	なし	あり	あり

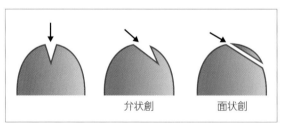

弁状創　　　　　　面状創

図5-4　弁状創と面状創

イフ，包丁，はさみ，鎌，なた，斧，ガラス片などがある．

① 切　創

　切創とは，刃または刃に匹敵する鋭利な部分を体表面に押し当てて，刃の長軸方向に引かれ

てできた創である．ナイフや包丁，ガラス片のような鋭利で薄い刃をもった鋭器が成傷器となる．

　創口は開き，紡錘形や柳葉状を呈する．創縁を接着すると線状になる．創端および創縁はほ

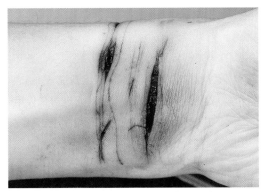

図5-5　手関節部の切創（逡巡創）

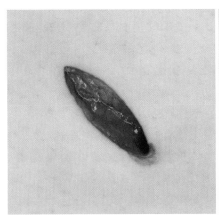 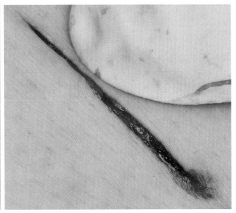

図5-6　刺創

左：包丁による刺創．右：創縁を接着した状態．上創端は鋭く，下創端は鈍である．

ぼまっすぐで整っており，表皮剝脱を伴わない．組織を一様に切断するため，創面は平滑で，創洞内に架橋状組織を認めない．創洞は比較的浅い．体表面に対し刃が垂直に押し当てられると創洞は左右対称になるが，図5-4のように体表面に対し斜めに押し当てられると創洞は左右非対称となり，皮膚や皮膚組織が一部まくれあがった創ができることがある（弁状創）．また，人体の突出部に刃が斜めに深く作用すると，組織の一部が離断することがある（面状創）．

　自分自身でつけた損傷の場合，手関節部前面や頸部などに多数の浅い切創を認めることがある．これを逡巡創（ためらい創）という（図5-5）．また，加害者が鋭器で切り付けてきた

場合，防御しようとして，主に手や前腕に切創が生じることがある．これを防御創という．

②刺創

　刺創とは，先端が尖った細長い物体（刺器）を刺してできた創である．刺器には，針，アイスピック，包丁，ナイフなどがある．

　刺器が人体に刺入した部位を刺入口，体外へ刺出した部位を刺出口という．刺出口はない場合も多い．刺入口の観察は，刺器の推定に大変重要である．観察は必ず創の両側を接着させて行う．創口の形状は，刺器によりさまざまである．創口の長さは，成傷器の刃幅の推定に役立つ．刺器の刺入時または抜去時に切りながら創を形成する場合が多く（刺切創），創口の長さ

は刃幅よりも長いことが多い．包丁や片刃のナイフの場合，刃側の創端は鋭く，峰側は鈍となる（図5-6）．したがって，鈍となっている側の創端の幅から，刺器の峰側の厚さが推定できる．両刃のナイフの場合，どちらの創端も鋭くなる．創縁は直線状で整っているが，針やアイスピックなどの尖った刺器の場合，創縁に表皮剥脱および裂創を伴うことがある．創面は平滑で，創洞に架橋状組織は見られないことが多い．創洞の深さは刃渡りの推定に役立つ．

切創と同様に，逡巡創（ためらい創）や防御創が見られることがある．

2) 鈍器損傷（表5-2）

鈍体による損傷を鈍器損傷という．鈍体と

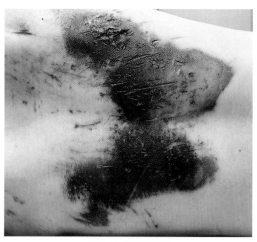

図5-7　表皮剥脱

は，刃および尖った部分をもたない物体すべてであり，丸い石，手掌，足，ハンマー，壁，自動車，路面などさまざまなものがある．

① 表皮剥脱

鈍体が皮膚に作用して表皮が剥離し，真皮が露呈した状態を表皮剥脱という（図5-7）．いわゆる擦りむいた状態である．鈍体が皮膚を擦過して生じることが多いが，圧迫によりその辺縁に形成されることもある．

重症度は低いが，外力の作用部位や作用方向，成傷器の形状の推定，損傷の種類の診断において，法医学的に重要である．擦過開始部では表皮は斜めに剥離し，擦過終了部では剥離した表皮が残存していることがあり，外力の作用方向がわかる．

表皮剥脱は，程度によって異なるが，生体であれば次のような治癒過程をたどる．受傷直後から出血および組織液の滲出が起こり，1～数日で痂皮（かさぶた）が形成され，1～2週間後に痂皮が剥離して，しだいに痕跡が消失していく．

② 皮下出血

鈍体が皮膚に作用して，皮膚には離開がなく，皮下の血管が破綻して皮下組織内に出血した状態を皮下出血という（図5-8）．いわゆるあざの状態である．赤紫～青紫色の変色斑として現れる．

外力の作用部および程度は，皮下出血の出現

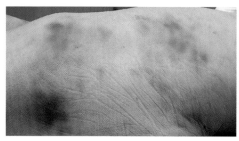

受傷直後の腰部の皮下出血

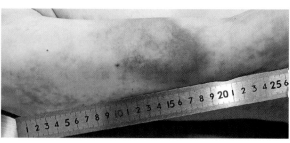

受傷後数日の上腕の皮下出血

図5-8　皮下出血

部位および程度と一致しないことがある．背部や前額部など，皮下組織が密な部位または皮膚の直下に骨があり，皮膚の可動域の狭い部位では出血量は少ない．眼瞼部，陰嚢など，皮下組織がまばらな部位では，出血量が多くなりやすく，別の部位からの出血も流入しやすい．例えば，目の周りが紫色に変色し，パンダの目のような状態になる眼鏡血腫（black eye）においては，眼窩部に直接外力が加わって，皮下出血が生じ，さらに頭蓋底の前頭蓋窩の骨折によって，出血した血液が下に降りてこのように見えることがある．また，耳介後面の皮下出血であるバトル徴候（Battle sign）においては，直接外力が加わって，皮下出血が生じるほかに，頭蓋底の中頭蓋窩の骨折による出血が，耳介の後ろ（乳様突起部）に降りてくることがある．

皮下組織が密な部位では，出血が移動しにくいため，成傷器の形が残ることがある．棒状の鈍体が急激に強く作用すると，圧迫部位の血管は破綻せず，その辺縁の血管内圧が高まり破綻して出血し，平行する2条の線状皮下出血が生じる．これを二重条痕という（図5-9）．

皮下出血の色調は，生体の場合，受傷後からの経過時間により変化していく．一般的に，受傷直後は赤紫〜青紫色で，受傷後2〜3日で周辺から緑色調になり，10日程度経過すると黄色調となり，約2〜3週間で褪色する．さまざまな色調の皮膚変色部を認めた場合は，継続した虐待を疑う．

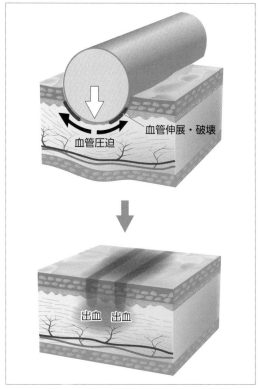

図5-9　二重条痕の成傷機転

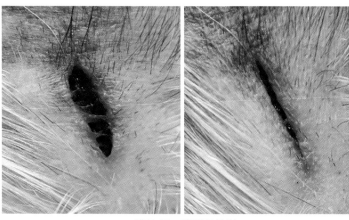

図5-10　頭部の挫創
右の写真は創縁を接着させた状態．

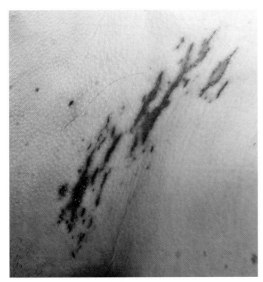

図5-11　頸部の裂創 (伸展創)

③ 挫　創

　挫創とは，鈍体の打撲によって皮膚および皮下組織が挫滅してできた創である．硬い鈍体の間に挟まれて形成される．成傷器と骨に挟まれて生じることが多いので，頭部，顔面，肘頭部，下腿前面など，皮膚の直下に骨がある部位に生じやすい (図5-10)．打撲に加えて引っ張る力が作用すると，裂創を伴うことがあり，これを挫裂創という．

　創口はさまざまで，創縁は不規則に損傷されている．創縁に表皮剝脱を伴う．潰れて生じた創なので，創面には凹凸があり，創洞に架橋状組織の残存が見られる．

④ 裂　創

　裂創とは，皮膚が過度に伸展されて，離断してできた創である．外力の作用部位と創の発生部位は一致せず，離れた部位に浅い裂創が多数生じることがあり，これを伸展創という (図5-11)．鼠径部や頸部などに生じやすい．

　創口は直線状である．創縁は不整で，表皮剝脱を伴わない．創端は鋭い．創面は不整で，創洞内に架橋状組織を認める．

⑤ 咬　傷

　人または動物の歯牙による損傷を咬傷という．表皮剝脱，皮下出血，挫創，臓器損傷などさまざまな程度の損傷がある．

3) 熱　傷

　熱傷とは，熱エネルギーによる組織の損傷で，そのうち火焔による損傷を火傷という．

① 熱傷の深度

　熱傷の深度はⅠ～Ⅳ度に分類され，その特徴を表5-3，図5-12に示した．

② 熱傷の面積

　熱傷面積が体表の何%に相当するかを評価する．「9の法則」，「5の法則」，「手掌法」などの計算方法がある (図5-13)．

③ 重症度の評価

　熱傷の重症度は，熱傷指数 (burn index：BI)，気道熱傷の有無，年齢などから総合的に評価される．

　BIは以下の式より算出する．10～15以上が重症とされ，20を超えると死亡率が上昇していく．

　BI＝Ⅲ度熱傷の面積 (%) ＋1/2×Ⅱ度熱傷の面積 (%)

4) 凍　傷

　凍傷とは，低温環境への曝露および低温の物体に接触することによって生じる局所の傷害である．耳介，鼻，四肢末梢などに生じやすい．凍傷の重症度は1～3度に分類され，その特徴を表5-4に示した．

　凍瘡は，局所的な皮膚の循環不全によるうっ血であり，気温5℃前後で発生しやすい．赤紫色の変色，腫脹が見られ，痒みを伴う (図5-14)．

5) 電撃傷

　電撃傷とは，電気エネルギーによる組織損傷

表5-3 熱傷の深度

I度熱傷（紅斑性熱傷）	表皮のみの熱傷	発赤が認められ，疼痛を伴う．1週間前後で治癒し，瘢痕を残さない
II度熱傷（水疱性熱傷）	真皮に達する熱傷	血管透過性が亢進し，血管外に血漿が漏出して水疱が形成される．発赤および疼痛を伴う．真皮浅層の熱傷では1〜2週間程度で治癒するが，深層に達していると，治癒までに1カ月程度かかり，瘢痕を残すこともある[1]
III度熱傷（壊死性熱傷）	皮膚全層に及ぶ熱傷	壊死が皮下組織に達し，皮膚は蒼白となり，羊皮紙様と呼ばれる．無痛性である．治癒には1カ月以上を要し，瘢痕を残す[1]
IV度熱傷（炭化）	皮膚が炭化した状態	

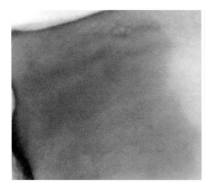 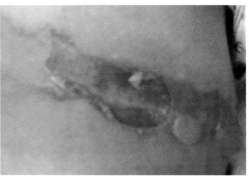

I度熱傷　　　　　　　　　　　　　II度熱傷

図5-12　熱　傷

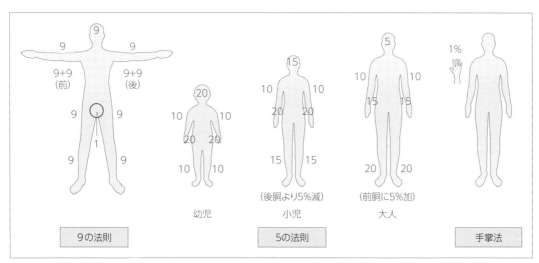

図5-13　熱傷面積の計算法

（高取健彦 監：NEWエッセンシャル法医学 第5版，p.185，医歯薬出版，2012より）

表5-4　凍傷の深度

第1度凍傷（紅斑性凍傷）	発赤，浮腫，腫脹が現れる．局所に疼痛，灼熱痛が起こる．5〜10日で白いかさぶたのような皮膚が剥がれ落ち，瘢痕を残さない[3]
第2度凍傷（水疱性凍傷）	浮腫が水疱となり，激痛を伴う．12〜24日程で痂皮が形成され，瘢痕を残さない[3]
第3度凍傷（壊死性凍傷）	障害が皮下組織に及び，皮膚は暗赤紫色となり，知覚が麻痺する．しだいに壊死し潰瘍を形成する．壊死部は崩壊または乾燥して脱落する[3]

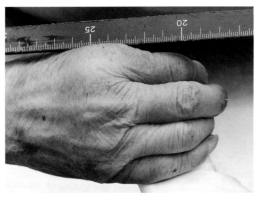

図5-14　凍　瘡

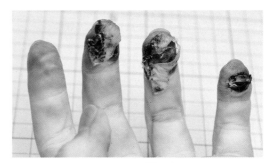

図5-15　電流斑

である．人体に電流が流れる際に発生するジュール熱による，電流の流入部または流出部に認められる熱傷を電流斑という．典型的な皮膚所見は，中心部に灰色〜黒色の皮膚の陥凹を認め，その周囲に凝固壊死による蒼白部，さらにその周囲に紅斑部が取り囲んでいる[4]（図5-15）．

（高相真鈴）

参考文献
1) 高津光洋：検死ハンドブック 改定3版，南山堂，2016.
2) 日本医学写真学会：医学写真技師認定テキスト，2021年3月版.
3) 永野耐造，若杉長英：現代の法医学 第3版増補，p.212，金原出版，2007.
4) 一杉正仁：臨床事例で学ぶ医療倫理・法医学，p.95，テコム，2017.

第6章

薬物中毒の実態

1. 薬物乱用と犯罪

薬物乱用とは，医薬品を本来の医療目的から外れて使用するほか，医療目的でない神経作用物質を不正に使用することを表す．乱用される薬物，神経作用物質としては，覚醒剤や大麻といった所持や使用が法律で禁止されている物質から，医療機関で処方される薬物，市中のドラッグストアで購入できる市販薬（over the counter：OTC薬）まである．

違法薬物には気分を高揚させる興奮作用，気分を落ち着かせる鎮静作用，幻覚作用をもたらすものが含まれ，その精神的快楽を求めて乱用されることが多い．一部のOTC薬にも，過量内服により同様の精神作用を得られるものがあり，快楽目的に乱用されることがある．

一方で，処方薬の鎮静薬，睡眠薬や，一部のOTC薬は，自傷目的で過量服用されることがある．いずれも薬物そのもの，得られる神経作用，乱用の行為に対して依存性があり，繰り返されることが多いのが問題である．

本項では，乱用の多い薬物と日本での傾向について解説する．

1. 違法薬物とその動向

薬物を取り締まる国内法規として，「麻薬及び向精神薬取締法」，「覚醒剤取締法」，「大麻取締法」，「あへん法」，「毒物及び劇物取締法」，「医薬品，医療機器等の品質，有効性及び安全性の確保等に関する法律（以下，医薬品医療機器等法）」がある．それぞれ，麻薬（コカイン，MDMA等合成麻薬，LSD等），覚醒剤，大麻，あへんおよびけし等，シンナー等，危険ドラッグの所持・譲渡・製造栽培等について規制されている．

薬物使用に関する全国住民調査の結果によると，違法薬物の生涯経験者数は大麻が最も多く，全国で約128万人と推計されている[1]．ついで有機溶剤（約82万人），危険ドラッグ（約43万人），MDMA（約27万人），覚醒剤（約24万人）と続く．

厚生労働省の第五次薬物乱用防止五か年戦略フォローアップ（令和4年6月28日取りまとめ報告データ）によると，薬物事犯検挙人員数は過去10年間で1万4,000人程度と横ばいで推移し，そのうち覚醒剤事犯が最も多く半数以上を占める（**図6-1**）[2]．精神科医療施設における薬物関連精神疾患患者に関する調査でも，生涯使用経験のある薬物の種類として覚醒剤が最多（47.9%）である[3]．

覚醒剤はアンフェタミン，メタンフェタミンおよびその塩類を指し，覚醒剤の原料としてエフェドリン，フェニル酢酸などが含まれるが，国内で使用される覚醒剤のほとんどがメタンフェタミンである．戦前から国内に流通し，幅広い年齢層に使用経験者，依存者が多い．粉末の吸引，喫煙，嚥下のほか，溶剤の静脈注射で使用され，注射器の回し打ちからHIV，B型およびC型肝炎ウイルスといった血液感染を起こ

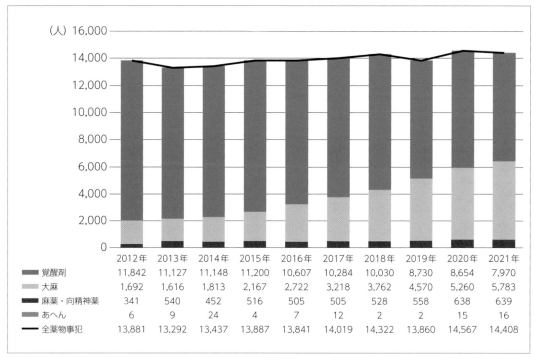

（人）	2012年	2013年	2014年	2015年	2016年	2017年	2018年	2019年	2020年	2021年
覚醒剤	11,842	11,127	11,148	11,200	10,607	10,284	10,030	8,730	8,654	7,970
大麻	1,692	1,616	1,813	2,167	2,722	3,218	3,762	4,570	5,260	5,783
麻薬・向精神薬	341	540	452	516	505	505	528	558	638	639
あへん	6	9	24	4	7	12	2	2	15	16
全薬物事犯	13,881	13,292	13,437	13,887	13,841	14,019	14,322	13,860	14,567	14,408

図6-1　薬物事犯検挙人員数の推移

（厚生労働省：「第五次薬物乱用防止五か年戦略」フォローアップ，令和4年6月28日取りまとめ報告データ，2022．［https://www.mhlw.go.jp/content/11120000/000956680.pdf］をもとに作成）

す感染症の伝播が問題となる[4,5]．

　近年の傾向として大麻事犯の増加が顕著であり，特に若年者数の増加が問題である．2021年においては全大麻事犯に占める20歳代の比率は51.5％，20歳未満の比率も18.1％と，大麻事犯の約7割が20歳代以下の若年者であり，中には中学生も含まれる[2]．

　大麻事犯増加の背景として，従来の大麻草に代わって大麻樹脂，大麻リキッド，大麻入り菓子など大麻製品の密輸の増加が挙げられる[6]．さらに近年では，健康・美容効果があるとして，大麻草から抽出したカンナビノイドをココナッツオイルやオリーブオイルに溶解したCBDオイルが話題となり国内でも複数のメーカーが販売しているが，流通しているCBDオイルの中から規制成分であるテトラヒドロカンナビノール（tetrahydrocannabinol：THC）が検出された例もある[7]．2010年代以降，北米を中心として大麻の嗜好使用を合法化する国およ

び州が相次いだ[8]．このことは日本でも報道され，大麻の薬物としての危険性を疑問視する声が上がったことも，国内の大麻事犯増加の一因となっているであろう．警察庁が2019年に行った実態調査報告によると，大麻取締法違反で検挙された者の78.9％が大麻の危険（有害）性の認識について「ない（全くない，あまりない）」と回答し，2018年の同様の調査と比較して2.8ポイント上昇したという[9]．

　危険ドラッグは，従来の覚醒剤や大麻，コカイン，MDMAなどの規制薬物に化学構造を似せて合成された化合物の総称である．1990年代からヨーロッパを中心に出現し世界各地に広まったが，従来の違法薬物と似た構造をもつことから類似の精神作用を有しながらも，微小な構造変化により無限に種類を増やしながら規制をかいくぐり続けてきた．欧米での乱用は減少傾向にあるものの，市場の中心をアジア，オセアニア地域に移し，世界的に高止まりの傾向が

表6-1 危険ドラッグ使用に関連した事件・事故の例

発生年	都道府県	概要
2014年	東京	危険ドラッグを使用して乗用車を運転し駅近くで7人を次々とはね，1人死亡，6人にけがを負わせた
2014年	長野	危険ドラッグを使用した後に乗用車を運転し県道を逆走し，1人死亡，2人にけがを負わせた
2014年	東京	危険ドラッグを使用した男が隣人の女性宅に侵入し，顔・両腕などを切りつけけがを負わせた
2012年	東京	危険ドラッグを使用した男が小学校に侵入し児童を追いかけまわした

続いている[10].

日本では2011年から危険ドラッグ中毒症例が増加し，2014年にピークを迎えた[11]. 同年には危険ドラッグに起因する死傷事件・事故が相次いだことから（**表6-1**），対策・規制が急速に展開された. 販売店舗の摘発，インターネット販売サイトの削除要請に加え，包括指定制度によって化合物単体ではなく特定の基本構造をもつ物質群を包括して指定薬物に指定し，一斉取り締まりを行った[12,13]. これにより，2014年に最大215店舗あった路面店舗は2015年7月に撲滅された. しかし，現在でも海外では流通が続いており，国内においてもインターネットによる個人輸入で危険ドラッグを入手し，中毒に陥る症例は続いている[14].

2. 処方薬

精神科医療施設における薬物関連精神疾患患者に関する調査では，生涯使用経験のある薬物として覚醒剤についで多いのが睡眠薬・抗不安薬（47.0％）で，その使用率は覚醒剤とほぼ変わらない[3]. 処方薬の過量服薬で入院した患者のうち86％に精神科治療歴があり，乱用された処方薬は，多い順にフルニトラゼパム，エチゾラム，ブロチゾラム，クロルプロマジン-プロメタジン-フェノバルビタール合剤（ベゲタミン®），トリアゾラム，ブロマゼパム，アルプラゾラムで，ベンゾジアゼピン系睡眠薬であ

る[15]. このうち，クロルプロマジン-プロメタジン-フェノバルビタール合剤は，その精神作用，依存性，耐性の強さから乱用の多さが問題視され，さらに過量服薬した際の重篤な合併症発生や死亡率も高いことから，日本精神神経学会の要望を受け2016年に販売中止となった[16].

ベンゾジアゼピン系睡眠薬は現在でも最も高頻度に処方される睡眠薬であるが，過量服薬前には47.1％の患者に高用量で処方され，過量服薬後でも33.3％に高用量処方が維持されていた. また，ベンゾジアゼピン系睡眠薬の処方が高用量であるほど，過量服薬の再発リスクが高いことが報告されている[17]. ベンゾジアゼピン系を含む睡眠薬・抗不安薬は処方日数が30日と制限され，3剤以上を処方すると処方料・処方箋料が減額される. また，1年間以上ベンゾジアゼピン系睡眠薬を継続して処方している場合にも，処方料・処方箋料が減額される[18]. しかし，睡眠薬・抗不安薬処方の約65％は精神科ではない診療科から出されていたり[19]，処方を求めて複数の医療機関を受診するいわゆるドクターショッピングが為されたりして[20]，根本的な解決には至っていない.

3. OTC薬

薬局やドラッグストアで誰でも入手可能なOTC薬は，セルフメディケーションの観点で欠かせないものである一方，購入に対する規制

表6-2　乱用が報告されたOTC薬

医薬品名	症例数
ブロン®錠/ブロン®液 (鎮咳薬)	158
パブロン®/パブロン®ゴールド (感冒薬)	34
ウット® (鎮静薬)	32
ナロン®/ナロンエース® (鎮痛薬)	16
イブ®/イブクイック®/イブプロフェン® (鎮痛薬)	15
ドリエル® (睡眠改善薬)	12
バファリン® (鎮痛薬)	12
コンタック® (感冒薬)	10
トニン®/新トニン®/シントニン® (鎮咳薬)	10

(成瀬暢也：OTC薬乱用・依存の現状と対応. 中毒研究, 34：11-17, 2021 より)

や制限が低く違法性もないことから，容易に乱用につながる.

　厚生労働省は，OTC薬に使用される成分のうち，エフェドリン，コデイン，ジヒドロコデイン，ブロモバレリル尿素，プソイドエフェドリン，メチルエフェドリンの6成分を「濫用等のおそれのある医薬品」と指定し，これらを含むOTC薬については，販売に際して購入状況や購入理由の確認，販売時の数量制限などが定められている[21].

　表6-2に，乱用が報告されたOTC薬を挙げる[22]. 旧来より乱用が多いのは鎮咳薬やその成分を含む感冒薬で，成分であるエフェドリンは覚醒剤の原料と，コデイン，ジヒドロコデインは麻薬とそれぞれ同物質であり，低濃度であることを条件にOTC薬に配合されている. 鎮静薬であるブロモバレリル尿素は，現在では単剤での市販はされていないが，ウット®に含まれることは広く知られている. ブロモバレリル尿素とともにウット®に配合されているアリルイソプロピルアセチル尿素は，厚生労働省の定める「濫用等のおそれのある医薬品」には含まれないが，依存性のある鎮静作用物質であり，解熱鎮痛薬にも配合されている. ジフェンヒドラミンは抗ヒスタミン薬であり，主作用はアレルギー症状の緩和であるが，副作用の眠気を活用して睡眠導入剤に含まれたり，嘔吐中枢の抑制作用から酔い止め薬に含まれたりする. その鎮静作用を増強することで精神的安静を得ることや，過鎮静による自殺を目的に乱用されることがある. アセトアミノフェンは，イギリスでは自殺企図で過量服薬に使用する薬物の第一位（42.5％）にも昇ったため，薬局で販売するアセトアミノフェン製剤の規制を設けた[23]. 海外での事例などから，日本でもアセトアミノフェン過量内服による死亡リスクはある程度一般にも知られることとなっている. 日本では，アセトアミノフェン含有鎮痛薬はOTC薬としてメジャーではなかったが，2020年からの新型コロナウイルス感染症の流行において，感染時やワクチン副反応対策としてアセトアミノフェンOTC薬が脚光を浴びることとなり，その乱用の増加が懸念される.

4. デートレイプドラッグ

　デートレイプドラッグは，飲料などに混入させ相手の意識や抵抗力を奪って犯罪行為（主に性犯罪）に巻き込む目的で悪用される医薬品である. 睡眠薬や麻酔薬をアルコールとともに，本人の知らぬ間に飲まされ，意識や抵抗力がなくなった状態で同意のない性行為に及ぶものである[24].

　米国では，特に注意喚起している代表的デートレイプドラッグとして，γヒドロキシ酪酸（gamma-hydroxybutyric acid：GHB），ケタミン，フルニトラゼパムの3剤を挙げている. このうちケタミンは，現時点では注射用製剤しか製造がなく，一般には入手しづらい. GHBは，脱法ドラッグとして使われることが多かったことから日本では麻薬及び向精神薬取締法の指定薬物となったが，ナルコレプシーの治療薬とし

て米国では2002年に，ヨーロッパでは2005年にそれぞれ認可を受けている[25,26]．

デートレイプドラッグとして最も有名なのはベンゾジアゼピン系薬物であるフルニトラゼパムであり，米国では非合法薬となっている[24]．日本では現在でも広く処方されるが，悪用防止の観点から水に溶かすと青色になるように着色されるようになった[27]．しかし，ブルーキュラソーを使用した青いお酒に混入したり，青いカクテルと偽って飲ませたりして，いまだに同薬による被害は後を絶たない．また，フルニトラゼパム以外のベンゾジアゼピン系睡眠薬，非ベンゾジアゼピン系睡眠薬による被害も報告されている[24,28,29]．

ベンゾジアゼピン系睡眠薬をデートレイプドラッグとして使用された場合，その神経作用がしばしば司法の場で問題となる．その薬理作用により傾眠傾向となり（催眠作用），大胆な言動をとり（抗不安作用），動けなくなる（筋弛緩作用）ことから，明らかな抵抗の痕跡がなく「同意があった」とみなされかねないからである．さらに，前向健忘作用があり，内服後一定時間の記憶がないが周りから見るとその間本人は至って普通に行動していた，という報告もあり[24]，この症状が被害時の記憶をあやふやにし証言が曖昧になってしまう．デートレイプドラッグ被害者の診療・捜査にあたる際，このような薬物の作用を理解せずに無抵抗や記憶の曖昧さについて詰問すると，被害者を二重三重に傷つけることになる（セカンドレイプ）．

5. 薬物乱用とインターネット/SNS

インターネットが家庭に普及して久しい．情報収集，情報発信，物流などありとあらゆる活動が迅速で便利になった一方，有害な情報へのアクセスが容易となり，発信した情報が意図せず広く拡散され，国内では入手困難な物質も容易に個人輸入できるようになった．

2008年頃，日本では硫化水素中毒による自殺が多発した．この頃，インターネット上では硫化水素の発生方法や自殺方法を紹介するサイトが多くあり，インターネット上の硫化水素に関する記載を削除する要請を警察庁が出す事態となった[30]．その後も前述した危険ドラッグ（2014年頃），ヘリウムガスを使用した自殺（2008〜2016年頃）[31]，カフェイン中毒（2015年頃〜）[32]などいくつもの中毒の「流行」がインターネットを中心に引き起こされた．廣瀬らの報告によると，20歳未満の一般用医薬品による中毒患者のうち致死量を摂取していた患者の75％が，事前に自殺サイトやSNSなどから情報を得ていたという[33]．

SNS上では，過量服薬（オーバードーズ）に関する情報が多く出回る．実施者はSNSで薬物に関する情報を得るのみならず，実際に過量服薬した体験やその際の感情をSNS上で吐露することで共感を得て，さらに行為をエスカレートさせるという悪循環が形成される[34,35]．また，SNS上で知り合った複数人で集まって過量服薬をした結果，死亡者が出る事件も起こっている[36,37]．

インターネット，SNSの広がりにより，薬物中毒の問題は一国の問題にとどまらず煩雑化している．国内の危険ドラッグ市場は撲滅されたが，海外のサイトから入手可能である．国内では未承認または販売量に規制のある処方薬・OTC薬も，通販サイトを通じて大容量の海外製品を個人輸入することができ，輸入代行業者も存在する．すべてを規制することは困難であり，規制したとしてもさらにそれをかいくぐった方法が横行する．中毒症例は新しいものが目まぐるしく出続けるため，常に情報にアンテナを張っておく必要がある．

（中村磨美）

2. 薬物中毒と症状

　救急の現場では，日常で使用している薬物を誤飲して搬送されてくるケースは多い．また，意図的に服用して重篤な中毒症状を呈するケースもある．これらの薬剤は服用するだけでなく，吸い込んだり皮膚から吸収されたりしても，中毒症状を呈する．薬物中毒の症状は意識障害が多いが，呼吸不全，血圧異常，不整脈，精神症状（幻覚，興奮），体温異常，電解質異常などさまざまである．本項では，遭遇する可能性が高い代表的な薬物中毒の特徴と症状について概説する．

1. 麻　薬

1）アンフェタミン類（メタンフェタミン，MDMA）

　昭和初期にはヒロポンという商品名で市販されていたが，現在ではスピードやシャブという俗称で，覚醒剤として扱われている．MDMA（3,4-methylenedioxymethamphetamine）は以前，脱法ドラッグとして出回っていたが，現在では規制されている．メタンフェタミンは少量の摂取により，多幸感，疲労感の低下，覚醒度の上昇が生じる．MDMAは，高揚気分，他人に対する親密度の高まりなどの一方，不安やパニック発作などを生じることがある．

　アンフェタミン類を繰り返し摂取すると耐性が生じるため，同じ効果を得ようとして摂取量が増加し，急性中毒が誘発されることがある．摂取量が増加すると，頻脈，発汗，動悸が出現し，過量摂取すると痙攣が生じる．重症例では頭蓋内出血，冠動脈攣縮による心筋梗塞，急性大動脈解離などを生じることがある．MDMAでは，低ナトリウム血症および肝障害の報告が多い．アンフェタミン類の長期乱用により，幻覚や妄想などの精神症状が生じることがある[1]．

2）コカイン

　中枢神経興奮薬であり，強い多幸感が生じるため，薬物依存症の原因となる．米国では中毒死の主要原因薬物であるが，日本では少ない．喫煙による吸入，鼻腔粘膜からの吸収，経口摂取などあらゆる経路から摂取される．症状はアンフェタミン類中毒と類似しているが，持続時間が短いことが特徴である．頭痛，めまい，興奮，痙攣などの中枢神経症状と，さまざまな心血管症状を引き起こす[2]．

3）モルヒネ・ヘロイン

　中枢神経系にあるオピオイド受容体アゴニストとして作用し，中枢神経抑制作用および呼吸抑制作用を生じる．急性中毒の古典的な3徴は，意識障害，呼吸抑制，縮瞳である．呼吸抑制は，主に延髄呼吸中枢の二酸化炭素の変化に対する反応性の低下によって生じる．ほかに消化器症状として，消化管の疼痛性痙攣，腸管蠕動運動の低下に伴う腹痛，嘔気，嘔吐，便秘などがみられる[3]．

4）大麻（マリファナ）

　摂取すると多幸感が得られるため，世界的に最も乱用されている薬物の1つである．大麻草の中にカンナビノイドと呼ばれる特殊な成分があり，これが中枢神経作用や心血管系作用を生じる主成分と考えられている．カンナビノイド受容体の影響により，催眠作用，精神安定作用，鎮痛作用などさまざまな中枢神経作用が生じる．少量の摂取により，陶酔感，多幸感，性欲亢進などが得られるが，過量摂取ではパニッ

表6-3　向精神薬の分類

抗うつ薬	うつ病，不安障害，強迫性障害，PTSDに対する治療薬	三環系抗うつ薬，四環系抗うつ薬，SSRI，SNRI
抗不安薬	不安障害の治療以外に，その他の精神疾患に補助的に使用される	ベンゾジアゼピン系薬物
睡眠薬	主に催眠作用をもち，睡眠を促す	ベンゾジアゼピン系薬物，バルビツール酸
抗精神病薬	統合失調症の治療薬	フェノチアジン誘導体，ブチロフェノン誘導体，非定型抗精神病薬

ク発作，幻覚・妄想，錯乱などが生じる[4]．心血管症状としては洞性頻脈の頻度が高い．慢性的に大麻を喫煙して煙の中の有害物質に長時間曝露すると，呼吸器系の慢性炎症が生じて呼吸機能が低下する．

2. 向精神薬

　向精神薬とは，脳に作用することで精神に影響を与える薬剤の総称である．向精神薬は，抗うつ薬，抗不安薬，睡眠薬，抗精神病薬などに分けられる（**表6-3**）．

1) 三環系抗うつ薬

　これまで全世界でうつ病の治療薬として使用されてきたが，副作用が多いだけでなく，過量服薬による心毒性が強いことが指摘されてきた．最近では，より副作用が少ない選択的セロトニン再取り込み阻害薬（selective serotonin reuptake inhibitor：SSRI）やセロトニン・ノルアドレナリン再取り込み阻害薬（serotonin noradrenalin reuptake inhibitor：SNRI）に置換されつつある．過量服薬では，心筋の速いナトリウムチャネル阻害作用により，致死的な心毒性を生じる．心筋内伝導速度が遅延することにより，心電図異常（QRS時間の延長，QTc時間の延長）が現れ，房室ブロックやリエントリー性心室性不整脈が生じる．主な症状は，意識障害，QRS時間の延長を伴う不整脈，低血

圧であり，当初は中毒症状に乏しくても，急激に症状が悪化することがあるため注意が必要である[5]．死因の多くは心室性不整脈であり，致死的な症状は服用から6時間以内に生じることが多い．

2) 四環系抗うつ薬

　三環系抗うつ薬よりも治療効果が優れ，副作用も少なく，過量服薬しても安全な薬物として開発された．心筋の速いナトリウムチャネル阻害作用は生じないため心毒性は弱いが，中枢神経毒性が強いため痙攣が生じる．主な症状は，意識障害，痙攣，代謝性アシドーシス，急性腎不全などである．三環系と同様に，当初は中毒症状に乏しくても，急激な症状の増悪が生じることがある．

3) 選択的セロトニン再取り込み阻害薬 (SSRI)，セロトニン・ノルアドレナリン再取り込み阻害薬 (SNRI)

　副作用が少なく，過量服薬による毒性が弱い抗うつ薬である．薬理作用の選択性が高いため，過量服薬で問題となる中枢神経毒性や心毒性は弱く，死に至る可能性がほとんどない．したがって，これらを過量服薬しても無症状で経過することが多い．悪心，嘔吐などを生じることがあるが，ほとんどが24時間以内に自然消退する．セロトニン症候群を生じる可能性があるが，重症化することはまれである．セロトニ

ン症候群とは，セロトニン作動性薬物によって
中枢および末梢のセロトニン受容体が過剰興奮
することで生じ，意識状態の変化，自律神経系
の不安定，神経・筋の興奮により症状を呈して
くる．特に，発熱，頻脈，頻呼吸，血圧の変動
などの自律神経症状およびミオクローヌスなど
の神経・筋症状が特徴的である[6].

4) ベンゾジアゼピン系薬物

　近年，処方量が増加しており，過量服薬の頻
度が非常に高い薬物の1つである．抗不安作
用，鎮静・催眠作用，抗痙攣作用，筋弛緩作用
といった薬理作用があるが，薬物ごとにこれら
の作用の強さが異なる．過量服薬ではGABA
による細胞の興奮抑制が過度に生じた結果とし
て，中枢神経抑制が生じる．傾眠，失見当識，
記銘力障害，言語不明瞭などの症状がみられる
が，大部分は軽症である．重症では，昏睡，呼
吸抑制などが生じることがあるが，持続時間は
12〜36時間程度である．過量服薬した場合，
中毒症状よりも誤嚥性肺炎，低体温などの合併
症が問題になることが多い．特に，服用から時
間が経過している場合は，褥瘡や非外傷性挫滅
症候群などがみられることもある．

5) バルビツール酸

　以前から麻酔薬，鎮静薬，睡眠薬として使用
されていたが，耐性を生じやすく依存を形成し
やすいという側面もある．近年ではより安全な
ベンゾジアゼピン系薬物に置換され，処方量は
減少している．過量服薬では，中枢神経抑制作
用が増強するが，呼吸中枢の抑制による呼吸停
止が重要であり，ときに死亡原因となる．循環
抑制による低血圧，体温調整機能の抑制による
低体温を生じることがある．また，気道の線毛
運動抑制に伴い，気道分泌物の排出が困難とな
り無気肺を生じることがある．

6) フェノチアジン誘導体

　抗精神病作用は弱いが鎮静作用が強いため，
近年でも処方量は多い．過量服薬では意識障
害，頻脈，低血圧，口渇，便秘，排尿障害など
が生じるが，中でもQTc時間の延長による不
整脈（torsade de pointes：TdP）は重要である．
抗精神病薬を処方されている統合失調症患者の
突然死の主な原因は，TdPなど致死性の不整
脈である．

7) ブチロフェノン誘導体

　近年では，副作用が少ない非定型抗精神病薬
に置換されつつあり，処方量は減少している．
薬理作用の選択性が高いため，過量服薬しても
比較的安全である．細胞外へのカリウムの流出
を抑制するため心室性不整脈が起こり得る．ド
パミンD_2受容体遮断作用が増強されるため，
急性ジストニア，アカシジア，パーキンソン症
候群などの錐体外路症状が生じる．

　生命にかかわる重篤な抗精神病薬の副作用に
悪性症候群がある．頻度は非常に低く，発症の
メカニズムも不明であるが，中枢性ドパミン受
容体遮断作用が重要なトリガーとする報告があ
る[7].ブチロフェノン誘導体薬物に多く，フェ
ノチアジン誘導体および非定型抗精神病薬には
少ない．薬剤の処方開始後1週間以内に発症す
ることが多く，高体温，著明な筋強剛，自律神
経系および精神状態の変動が特徴である．全身
性の疾患がないにもかかわらず38.5℃以上の高
体温が生じ，手指の振戦など錐体外路症状が生
じることがある．横紋筋融解症によってCK値
が高値となり，高ミオグロビン血症から急性尿
細管壊死をきたし，急性腎不全に陥ることもある．

8) 非定型抗精神病薬

　精神疾患の陽性症状だけでなく陰性症状にも
効果があるため，従来のフェノチアジン誘導

表6-4　代表的なOTC薬の推定致死量と特徴的な中毒症状

薬　剤	推定致死量	特徴的な中毒症状
アセトアミノフェン	150 mg/kg以上	肝障害
アスピリン	20〜30 g以上	過換気，耳鳴，嘔吐/難聴
カフェイン	5〜10 g以上	頻脈性不整脈（心室細動），痙攣

体，ブチロフェノン誘導体から置き換わりつつある．急性中毒の死亡例はまれであり，かなりの量を服用しても生存したという報告がある．中枢神経症状として意識障害，不穏，興奮，異常行動などがみられ，錐体外路症状として急性ジストニア，パーキンソン症状などが生じる．重症例では，呼吸抑制により気管挿管を有する例がある．非定型抗精神病薬の副作用として，高血糖は有名である[8]．

3. OTC薬

OTC薬とは，医師の処方箋がなくても薬局で購入できる一般用医薬品のことである．薬局のカウンター越し（over the counter）に置かれていたことに由来する．OTC薬は，1錠（包）の中にいくつかの有効成分が含まれる配合剤が多い．例えば，市販されているかぜ薬は総合感冒薬と呼ばれており，多くの製品が7〜10種類の有効性成分を含んでいる．一方，医療用医薬品の多くは1錠に1種類の有効成分しか含まれていない．近年，OTC薬による自殺企図が問題視されている[9]．代表的な薬剤の推定致死量と，特徴的な中毒症状を表6-4に示す．

1）アセトアミノフェン

比較的安全な解熱鎮痛薬であるため，広く普及している．処方箋以外にも感冒薬，消炎・鎮痛薬に多く配合されているため，容易に手に入る．したがって，過量服薬される頻度が非常に高い薬剤の1つである．経口摂取後に速やかに消化管から吸収され，主として肝臓でグルクロン酸抱合および硫酸抱合され，水溶性の代謝物となり尿中に排泄される．過量服薬すると，グルクロン酸抱合および硫酸抱合が飽和するため，代謝がCYP酵素系に移行して，グルタチオンの消費が亢進する．処理しきれなくなった代謝物は細胞死をもたらし，最終的に組織の臓器不全を生じる[10]．

アセトアミノフェン中毒は，単回の過量服薬以外に，治療用量を超える頻回の服薬でも生じる．また，アルコール依存や低栄養により，グルタチオンの蓄えが少ない患者で生じやすい．肝障害が重要であるが，150 mg/kg以上の服薬で生じる可能性がある．OTC薬は1錠に150 mg程度のアセトアミノフェンを含んでいるものが多いため，体重と同じ錠数の服薬が中毒量の目安となる（体重50 kgの人なら，OTC薬50錠以上服薬すれば中毒域）．症状は4相に分けられる（表6-5）．

2）アスピリン

代表的な非ステロイド性消炎鎮痛薬（nonsteroidal anti-inflammatory drug：NSAID）である．過量服薬による急性中毒だけでなく，慢性中毒の頻度も高い．過量服薬では幽門痙攣が生じて胃内に長時間とどまることがある．アスピリンの吸収が遅延すると，サリチル酸の血中濃度が上昇して症状が出現する．つまり，アスピリンの毒性は主としてサリチル酸による．サリチル酸は延髄にある呼吸中枢を直接刺激し，過呼吸を生じる．$PaCO_2$が低下して呼吸性アルカ

表6-5　アセトアミノフェン中毒の症状の推移

	発現時期	症　状	肝障害
第1相	過量服薬後数時間以内に生じ，24～48時間持続	食欲低下，悪心・嘔吐	なし
第2相	過量服薬後 24～72 時間で生じる	第1相の症状は軽減，肝酵素の上昇あり	あり
第3相	過量服薬後 3～5 日で生じる	黄疸，肝性脳症，腎障害，低血糖，出血傾向，DIC	著明
第4相	過量服薬後 7～8 日で生じる	肝酵素は正常化，最重症例では急性肝不全に陥る	なし（正常化）

DIC：disseminated intravascular coagulation syndrome（播種性血管内凝固症候群）

ローシスとなり，代謝性アシドーシスを代償する．また，迷路の聴覚細胞に影響して耳毒性を生じる．

　アスピリン中毒の古典的な3徴は，過換気，耳鳴，嘔吐（消化管症状）である．過量服薬後12～24時間経過して，代謝性アシドーシスが生じる．抗血小板薬，感冒薬，消炎・鎮痛薬などの服用歴のある患者が，高体温，耳鳴，難聴，悪心・嘔吐，過呼吸，頻呼吸などの症状を生じれば，アスピリン中毒を疑う．難聴は注意すべき症状であり，過量服薬で難聴だけを発症するケースも報告されている[11]．

3) カフェイン

　カフェインの名称はコーヒーに含まれていることに由来するが，ココア，コーラ，緑茶，紅茶などの飲料にも含まれる．コーヒーや紅茶には，1杯あたり40～150 mgのカフェインが含まれている．ダイエット薬品としても入手可能であり，過量服薬される頻度が非常に高い薬物の1つである．

　カフェインは，副腎髄質からのカテコールアミンの遊離を促し，カテコールアミン濃度を増加させる．心筋刺激作用，中枢神経刺激作用などが生じ，中毒ではこれらの薬理作用が増強する．心循環器症状として，上室性頻拍や心室頻拍などの頻脈性不整脈を生じ，低血圧，循環不全，心室細動，心停止に至ることがある[12]．中

枢神経症状としては頭痛，不穏，不眠，頻呼吸，幻覚，痙攣，昏睡などが生じる．また，急性腎不全，横紋筋融解症，乳酸アシドーシス，低カリウム血症，低リン血症などを生じることがある．

　ここで，症例を提示する（自験例）．10歳代後半の男性，意識障害で救急搬入された．元来健康で，特記すべき既往なし．朝までは元気であったが，夕方に帰宅した家人が自宅内で倒れているところを発見した．搬入時，意識レベルJCS 200，脈拍140回，血圧90/48 mmHg，酸素10 L投与下でSpO$_2$ 98％，体温36.3℃，瞳孔は両側3 mmで対光反射は正常であったが，両眼が上転していた．直後に心室細動，痙攣が生じたため蘇生処置を施行した．心エコーで異常はなく，頭部・胸腹部CTでも異常所見はみられなかった．血液検査では，代謝性アシドーシス，乳酸高値，白血球上昇，カリウム低値がみられた．その後，自宅の患者の部屋からノーシンピュア®320錠の空容器が発見された．成分として，イブプロフェン，アリルイソプロピルアセチル尿素，無水カフェインが含まれており，昏睡，痙攣，心室細動，低カリウム血症，乳酸アシドーシスの症状からカフェイン中毒と診断した．

4. その他の医薬品

日常的によく処方され，中毒の危険性がある医薬品として，ジギタリスとテオフィリンがある．

1) ジギタリス

ジギタリスは，慢性心不全をはじめとした心疾患の治療薬としてよく用いられている．ジゴキシン®（ジギタリス）を服用している患者の慢性中毒がほとんどであるが，自殺企図による急性中毒もまれにある．口渇，食欲不振などの症状とともに，高カリウム血症による徐脈や房室ブロックなどの不整脈が生じる．最重症例では，心室頻拍や心室細動などの不整脈や心停止を生じることがある．慢性中毒では，疲労，錯乱，幻覚などの中枢神経症状が生じることがある．心疾患の病歴やジギタリスの処方歴がある患者に高カリウム血症を伴う不整脈があれば，ジギタリス中毒を疑う．

2) テオフィリン

気管支拡張薬として，気管支喘息や慢性閉塞性肺疾患などの治療薬として使用されてきたが，近年は副作用や中毒事例の頻度が高いという理由で処方量は減少している．薬理作用はカフェインと類似しており，副腎髄質からのカテコールアミンの遊離を促してカテコールアミン濃度を増加させ，心筋刺激作用，中枢神経刺激作用などが生じる．心循環器症状として，さまざまな不整脈，血圧低下がみられ，中枢神経症状として，過換気，頭痛，興奮などがみられる．初期症状として嘔吐がみられることがあり，消化器症状として，腹痛，下痢なども生じる場合がある．急性中毒では，高体温，急性腎不全，横紋筋融解症がみられ，慢性中毒では痙攣や重篤な心循環器症状を生じることが多い．喘息の既往やテオフィリンの処方歴がある患者に，嘔吐，痙攣，頻脈などの症状がみられる場合はテオフィリン中毒を疑う[13]．

（塩見直人）

✎参考文献

1. 薬物乱用と犯罪

1) 嶋根卓也，他：薬物乱用・依存状況の実態把握と薬物依存症者の社会復帰に向けた支援に関する研究．令和3年度総括・分担研究報告書，2022．［https://www.ncnp.go.jp/nimh/yakubutsu/report/pdf/J_NGPS_2021.pdf］（2023年3月閲覧）

2) 厚生労働省：「第五次薬物乱用防止五か年戦略」フォローアップ，令和4年6月28日取りまとめ報告データ，2022．［https://www.mhlw.go.jp/content/11120000/000956680.pdf］（2023年3月閲覧）

3) 松本俊彦，他：全国の精神科医療施設における薬物関連精神疾患の実態調査．令和2年度分担研究報告書，2020年．［https://www.ncnp.go.jp/nimh/yakubutsu/report/pdf/J_NMHS_2020.pdf］（2023年3月閲覧）

4) 田辺泰登，他：覚醒剤常用者におけるB型肝炎ウイルスおよびC型肝炎ウイルスの感染状況についての検討．肝臓，34：349，1993．

5) 西島　健，他：薬物使用がHIV感染者の健康に及ぼす影響．日エイズ学会誌，18：1-6，2016．

6) 税関：不正薬物の密輸動向．令和4年版密輸の動向（白い粉・黒い武器レポート）．［https://www.customs.go.jp/mizugiwa/mitsuyu/report2022/2022haku02.pdf］（2023年3月閲覧）

7) 厚生労働省：大麻成分THCを含有する製品について．［https://www.mhlw.go.jp/stf/seisakunitsuite/bunya/kenkou_iryou/iyakuhin/yakubuturanyou/other/torishimari_00003.html］（2023年3月閲覧）

8) 徐　淑子：諸外国における大麻合法化の動きと日本の薬物乱用防止教育：ヘルスコミュニケーションにおける「信頼」の問題．日本ヘルスコミュニケーション学会雑誌，10：49-54，2019．

9) 政府広報オンライン：若者を中心に大麻による検挙者が急増！「誘われて」「興味本位で」が落とし穴に．令和4年9月7日．［https://www.gov-online.go.jp/useful/article/201806/3.html#section3］（2023年3月閲覧）

10) United Nations Office on Drugs and Crime（UNODC）：World Drug Report 2020. Booklet 4, p. 59-66, 2020.

11) 明石暁子，他：危険ドラッグ中毒の深刻化の現状．中毒研究，29：21-25，2016.

12) 厚生労働省：危険ドラッグ対策について．〔https://www.mhlw.go.jp/seisakunitsuite/bunya/kenkou_iryou/iyakuhin/yakubuturanyou/oshirase/20150819-1.html〕(2023年3月閲覧)

13) 花尻(木倉)瑠理：危険ドラッグの法規制と流通実態変化．日薬理誌，150：129-134，2017.

14) Nakamura M, et al：A fatal case of intoxication from a single use of eutylone：Clinical symptoms and quantitative analysis results. Leg Med（Tokyo），58：102085, 2022.

15) Ichikura K, et al：Associations of Adverse Clinical Course and Ingested Substances among Patients with Deliberate Drug Poisoning：A Cohort Study from an Intensive Care Unit in Japan. PloS one, 11：e0161996, 2016.

16) 上條吉人：ベゲタミン中毒の振り返り；発売中止にあたって　ベゲタミン発売中止に至る経緯．中毒研究，30：3-8，2017.

17) Okumura Y, et al：Risk of recurrent overdose associated with prescribing patterns of psychotropic medications after nonfatal overdose. Neuropsychiatr Dis Treat, 13：653-665, 2017.

18) 厚生労働省：中央社会保険医療協議会総会（第364回）個別事項（その4：精神医療）．〔https://www.mhlw.go.jp/file/05-Shingikai-12404000-Hokenkyoku-Iryouka/0000180987.pdf〕(2023年3月閲覧)

19) GemMed：向精神薬の処方制限を2018年度改定で強化，薬剤種類数に加え日数も制限へ―中医協総会．2017.10.18.〔https://gemmed.ghc-j.com/?p＝16311〕(2023年3月閲覧)

20) 奥村泰之：抗不安・睡眠薬におけるドクターショッピングの実態　大規模レセプト情報データベースの活用．精神経誌，2016（特別号）：S333，2016.

21) 厚生労働省：濫用等のおそれのある市販薬の適正使用について．医薬品・医療機器等安全性情報No.365，2019.〔https://www.mhlw.go.jp/content/11120000/000542417.pdf〕(2023年3月閲覧)

22) 成瀬暢也：OTC薬乱用・依存の現状と対応．中毒研究，34：11-17，2021.

23) Hawton K, et al：Long term effect of reduced pack sizes of paracetamol on poisoning deaths and liver transplant activity in England and Waales：interrupted time series analyses. BMJ, 346：F403, 2013.

24) 清水恵子：Date Rape Drugと健忘．旭川医大研フォーラム，7：2-12，2006.

25) Felmlee MA, et al：γ-Hydroxybutyric Acid：Pharmacokinetics, Pharmacodynamics, and Toxicology. AAPS J, 23(1)：22, 2021.

26) Busardò FP, et al：Drug-facilitated sexual assaults（DFSA）：a serious underestimated issue. Eur Rev Med Pharmacol Sci, 23：10577-10587, 2019.

27) 厚生労働省：フルニトラゼパム製剤の着色錠の使用に当たっての留意事項について．薬食審査発0701第3号，平成27年7月1日．〔https://www.mhlw.go.jp/web/t_doc？dataId＝00 tc1140＆dataType＝1＆pageNo＝1〕(2023年3月閲覧)

28) 埼玉新聞：薬物使用し女子高生に性的暴行か，容疑の30歳男逮捕．令和4年7月20日．〔https://www.saitama-np.co.jp/articles/12996〕(2023年3月閲覧)

29) NHKクローズアップ現代：気付かぬうちに被害者に･･･広がるレイプドラッグ．2019年7月3日．〔https://www.nhk.or.jp/gendai/articles/4302/〕(2023年3月閲覧)

30) 伊関　憲：ネット社会と中毒；自殺事例を中心として　硫化水素中毒とインターネット．中毒研究，22(4)：315-319，2009.

31) 山村英治，他：ヘリウムガス吸入による自殺完遂の1例．中毒研究，29：355-359，2016.

32) 遠藤容子，他：わが国におけるカフェイン中毒―含有製品と発生状況の現状―．中毒研究，29：347-353，2016.

33) 廣瀬正幸，他：若年者の一般医薬品による急性薬物中毒の現状．薬学雑誌，141：1389-1392，2021.

34) NHK首都圏ナビ：オーバードーズがやめられない　市販薬を大量摂取する若者たち．2021年7月1日．〔https://www.nhk.or.jp/shutoken/wr/20210701.html〕(2023年3月閲覧)

35) 東京新聞：市販薬のオーバードーズが若者の間で深刻化　せき止め，風邪薬･･･ネットで広がり依存症の危険も．2021年12月21日．〔https://sukusuku.tokyo-np.co.jp/health/50676/〕(2023年3月閲覧)

36) 産経新聞：19歳少女に向精神薬譲渡の39歳男を有罪．2022年7月28日．

37) ロイター：ホテルで昏睡女性放置疑い．2022年6月27日．〔https://jp.reuters.com/article/idJP2022062701000461〕(2023年3月閲覧)

2. 薬物中毒と症状

1）Downes MA, et al：Amphetamine-induced movement disorder. Emerg Med Australas, 17：277-280, 2005.
2）Daras M, et al：Neurovascular complication of cocaine. Acta Neurol Scand, 90：124-129, 1994.
3）Darke S, et al：The ratio of non-fatal to fatal heroin overdose. Addiction, 98：1169-1171, 2003.
4）舩田正彦，他：大麻成分の依存性と細胞毒性．薬学雑誌，140：205-214，2020.
5）Woolf AD, et al：Tricyclic antidepressant poisoning：an evidence-based consensus guideline for out-of-hospital management. Cli Toxicol（Phila），45：203-233, 2007.
6）Boyer EW, et al：The serotonin syndrome. N Engl J Med, 352：1112-1120, 2007.
7）村山正和，他：アスピリン大量摂取による可逆性薬剤性難聴の1例．昭和学士会誌，80（2）：188-194，2020.
8）Strawn JR, et al：Neuroleptic malignant syndrome. Am J Psychiatry, 164：870-876, 2007.
9）Moore N, et al：Risperidon overdose. Am J Psychiatry, 154：289-290, 1997.
10）廣瀬正幸，他：一般用医薬品による中毒患者の現状とその対策．日臨救急医会誌，23：702-706，2020.
11）Mazer M, et al：Acetaminophen-induced nephrotoxicity：pathophysiology, clinical manifestations, and management. J Med Toxicol, 4：2-6, 2008.
12）大山雄樹，他：病院前に心室細動となったカフェイン中毒の1例．日臨救急医学会誌，14：66-68，2011.
13）土手　尚，他：ビタミン補充の必要性を示唆した痙攣発作を伴うテオフィリン中毒の1例．日臨救急医学会誌，21：519-522，2018.

第7章

IPV・性暴力と看護

1. 親密な関係のパートナーからの暴力（IPV）

　親密な関係のパートナーからの暴力（intimate partner violence：IPV）には，配偶者間暴力である domestic violence（DV）と，恋人間暴力である dating violence（デートDV）がある．2001年に配偶者からの暴力の防止及び被害者の保護に関する法律（以下，DV防止法）が施行されて以降，IPVは社会問題として取り上げられるようになったが，「生活をともにしていない交際相手」を除いてDV防止法が適用されないため，被害者の保護体制は不十分である．被害者には，思春期世代である小学生，中学生，高校生が含まれるため，気づかれにくい．

　IPVは，本来は最も安心で安全であるはずの場，親密な関係性と直接接触（attachment）の生じる場における問題である．

1）IPVの実態

　2020年度に内閣府が行った，男女間における暴力に関する調査について，2,591人を対象とした「配偶者からの暴力の被害経験の有無」では，身体的暴力，心理的暴力，経済的暴力，性的強要のいずれかを受けたことがあると22.5％が回答していた[1]．それぞれが暴力行為の被害経験があった割合をみると，身体的暴力14.7％，心理的暴力12.5％，経済的暴力5.9％，性的強要5.2％となっている．また，「交際相手がいた（いる）」と回答した2,193人を対象とした「交際相手からの暴力の被害経験の有無」では，身体的暴力，心理的暴力，経済的暴力，性

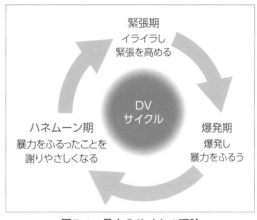

図7-1　暴力のサイクル理論
（レノア・E・ウォーカー「暴力のサイクル理論」をもとに作成）

的強要のいずれかを受けたことがあると12.6％が回答している．

　この調査で被害者は，眠れなくなった，自分に自信がなくなった，心身に不調をきたしたといった生活上の変化を経験していること，約50％が「どこ（だれ）にも相談しなかった」，約3人に1人が「命の危険を感じた経験をした」と回答しており，暴力は非常に身近に起きていること，そして大切であるはずのパートナーへの人権侵害であり，尊厳や自尊心，そして希望をも奪う行為であることが理解できる．

　米国の心理学者Walkerが1979年に提起した暴力のサイクル理論では，慢性化した支配の関係性を提示しており，繰り返し受ける暴力により，「学習された無力感」状態に陥り，自力では抜け出せなくなることを説明している．暴力については，プライベートなこととして理解されやすく，潜在化しやすいことから発見が遅れ，重大な事態になることが懸念されている（**図7-1**）[2]．

表7-1　暴力の種類

身体的暴力	殴る，蹴る，噛む，物を投げつける，髪を引っ張るなど
精神的暴力	大声で怒鳴る，無視する，人の前で貶されるなど
性的暴力	避妊に協力しない，性行為の強要，見たくないポルノを見せるなど
経済的暴力	生活費を渡さない，収入を取り上げるなど
社会的暴力	着信やメール履歴を細かくチェックする，付き合いを制限するなど

2) IPVの種類

暴力は，表7-1に示すように分類されているが，実際にはこれらの暴力は複合的に絡み合って被害者に作用している．女性被害者では身体的暴力が特に多く，ついで精神的暴力，経済的暴力を受けやすい．男性被害者の場合には，精神的暴力（根拠のない非難など）が最も多く，次にネグレクト（家事の放棄など）を受けやすい．総じて，女性は外見から見える暴力被害を受けることが多く，男性は外見からはわかりづらい暴力被害が多い．2004年に施行された改正DV防止法では，身体的暴力だけでなく精神的暴力，性的暴力も含まれるようになった．

3) IPVの要因

① ジェンダー

ジェンダーとは，社会的性役割を意味し，「夫は外で働き，妻は家庭を守るべきである」といった価値観や，男性優位があたり前の社会（男尊女卑）など，社会通念が生み出した性差のことである．男女はどのように社会の中で違うのかといった明確な根拠がないにもかかわらず，男女間には能力や適性に差があるといった思い込みや偏見が，潜在的に刷り込まれている．よって，男性からの暴力が容認される社会であったことは，「ちゃぶ台返し」という言葉が生まれたことにもつながる．

しかし，フェミニズムによるジェンダー不平等な社会構造が生み出す女性に対する暴力が注視されはじめ，IPVが可視化されるようになった．

② 支配/被支配関係

IPVでは，恋人や結婚相手といったパートナーに対して「自分のものだから，自分の好きなように支配できるし，束縛しても大丈夫」という価値観（依存的恋愛観）が存在していることが多い．多くの男女が，このような依存的恋愛観を抱くようになった社会的要因には，メディアやソーシャルネットワークサービス（social networking service：SNS）の影響が考えられる．「相手は自分のことを誰よりもわかってくれている」「何でも許してもらえる」という考えから暴力行為を繰り返してしまい，また逆に「相手の気持ちをわからないと一緒にいられなくなるから」といった自己犠牲的な考えを抱く被害者の存在が生まれ，支配/被支配関係がつくられていく．依存的恋愛観が強い場合は，暴力を容認しやすいこと，暴力のダメージに気づきにくいといった特徴がある．

パートナーへの依存度が高いと，支配や束縛する傾向が強いことから加害者となり，被害者側では，見捨てられるのが怖いということで自己肯定感や自己評価が低い．自尊心の低さが被支配につながり，自分に自信がなく精神的に自立できず他者に依存する心的傾向が，IPVの被害要因となっていく．

③ アルコール使用障害（AUD）

IPVとアルコール使用障害（alcohol use disorder：AUD）が重複することが知られている．IPVの男性加害者では，一般の男性に比べて6倍とAUDをもつ割合が高い[3]．IPVによる女性の殺害事例の40％にアルコール使用と乱用

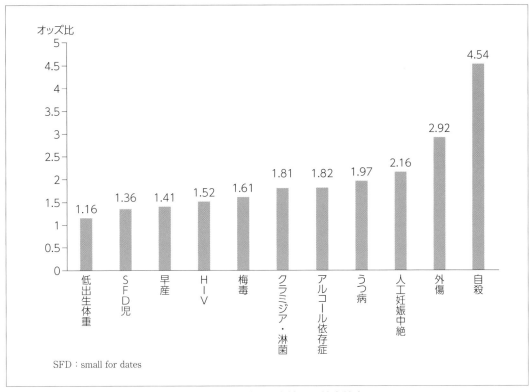

オッズ比

	値
低出生体重	1.16
SFD児	1.36
早産	1.41
HIV	1.52
梅毒	1.61
クラミジア・淋菌	1.81
アルコール依存症	1.82
うつ病	1.97
人工妊娠中絶	2.16
外傷	2.92
自殺	4.54

SFD：small for dates

図7-2　IPVを受けた女性への健康被害

(法務省：ドメスティック・バイオレンス（DV）の加害者に関する研究，研究部報告24，2003．〔https://www.moj.go.jp/housouken/housouken03_00031.html〕より)

が関係していたとも報告されている[4]．わが国で行われた調査では，刑事処分を受けるほどのIPV事件例で，犯行時の飲酒率が67.2%であること，深酒であるほど暴力行為が起こりやすいことが明らかにされた[5]．

AUDは，酩酊による抑制力の低下，判断力の低下，理性の喪失が生じやすくなる．男女関係における正しい判断ができず，長期的なアルコール依存の場合には，親密なパートナー関係においても信頼関係が築けないことにつながり，孤立したり無力感に苛まれたりして，暴力へ移行しやすくなる．また，暴力の被害者も生きづらさを抱えるようになり，飲酒に頼る傾向が生まれ，不和や葛藤の強さから暴力に結びつく環境が生まれてしまう．

④ 被害者の受け止め方

親密な関係にある異性からの暴力行為をプラ

イベートなこととして受け止めようとすることが，問題の本質や犯罪性を表面化できないようにしている．継続的に振るわれる暴力行為により，被害者の心の健康は破壊されていき，自尊感情が低下することで，しだいに「暴力を振るわれる自分が悪いのではないか」といった自己非難過程に陥るほか，自分の存在に罪悪感さえ覚えるようになってしまうことがある．

4) 被害者への影響と医療者の役割

IPVの被害者は，身体的暴力，精神的暴力，性的暴力を重複して受けていることが多く，心の健康に長期にわたる深刻な影響を及ぼしている．世界保健機関（World Health Organization：WHO）の報告によれば，IPVを受けた女性は，そうでない女性に比べて自殺するリスクが4.54倍であること，外傷を受けるリスクが2.92倍

であるとされる（図7-2）[6]．

しかし，IPVにより外傷で治療を受けた女性のうち，その原因を親密なパートナーからの暴力であると医療関係者に話すことができているのは，わずかである．暴力被害について，被害者が安心して話せる，あるいは話したいと思える受診環境になっていない状況といえる．看護師は，重複して繰り返されて受ける暴力に心身ともに疲弊し，また命の危険を感じるような経験をして医療機関を受診した被害者が，自己開示できる環境と関係をつくることが必要である．IPVを受けた被害者が，IPVであることを報告せずに診療が終了することのないよう，暴力を受ける環境から脱することができ，心身の健康を取り戻せることができるよう支援していくことを忘れてはならない．

5) 周産期とIPV

妊娠はIPVが始まる契機となりやすい．妊娠を機に転職や退職する女性は，経済的にパートナーの支配下に置かれることが誘因となり，男性優位の関係がつくられるためである．妊婦の5.4％が暴力被害を経験していると報告されており[7]，周産期におけるIPV被害では，女性のみならず胎児の健康にも大きな影響を及ぼす．うつ傾向の妊婦の増加，流産・早産の増加，低出生体重児の増加が報告されており，妊娠糖尿病や妊娠高血圧症，感染，貧血などの妊娠合併症の発症にも関係している[8]．また，養育行動への影響として，母子相互作用やアタッチメントにも影響があるといわれている．

周産期医療現場で，実際に助産師がDVのリスク因子として観察している項目は，外傷や過去のDV被害，PTSD，妊婦健康診査受診の遅れである．これらに着目して早期発見に努めている．

① 助産ガイドライン

周産期医療に従事する看護師は，IPV被害を受けた女性を早期に発見する重要な役割を担っている．エビデンスに基づく助産ガイドライン2020（日本助産学会）（以下，ガイドライン）の妊娠期の章においては，DVに関するクリニカルクエスチョン（以下，CQ）として「CQ102 妊娠期のドメスティック・バイオレンス（DV）への対応はどうすべきか？」「CQ103 どのようにDVスクリーニングを行うのか？」「CQ104 DVを受けている女性またはDVのリスクが高い女性に有効な治療または予防介入は？」の3つが設定されている[9]．以下，この3つのCQについて述べる．

1. 妊娠期のDVへの対応はどうすべきか？

ガイドラインでは，「妊娠期の女性が安心してDVについて打ち明けることができる環境を準備することが勧められる．その上で，妊婦に対しDVスクリーニングを実施することが望ましい」と推奨されている．妊婦がDVを打ち明けるためには，看護師との継続的な関わりと信頼関係がなければならない．切れ目ない支援があってこその開示であることを念頭に置いて対応していく必要がある．

2. どのようにDVスクリーニングを行うのか？

ガイドラインでは，女性に対する暴力スクリーニング尺度（violence against women screen：VAWS）が紹介されている（表7-2）[9]．

妊婦へのスクリーニングについては，実施している医療機関が少ないため，普及していく必要がある．日本では，妊娠するとほぼ100％の女性が医療施設を利用する．したがって，社会的に孤立し，社会とのアクセスがないIPVの被害者が支援の糸口にたどり着ける機会が妊婦健診であり，暴力被害をスクリーニングする貴重な機会である．

3. DVを受けている女性またはDVのリスクが高い女性に有効な治療または予防介入は？

ガイドラインでは，スクリーニングで陽性になった妊婦（DVを受けている可能性が高い）に

表7-2　女性に対する暴力スクリーニング尺度（VAWS）

問1から問7は，過去1年間のあなたとパートナーとの関係についての質問です． あなたとパートナーの状態に最もよくあてはまると思われるもの1つに☑をつけてください． 1．あなたとパートナーの間でもめごとが起こったとき，話し合いで解決するのは難しいですか？ □非常に難しい　□ある程度難しい　□難しくない 2．あなたは，パートナーのやることや言うことを怖いと感じることはありますか？ □よくある　□たまにある　□まったくない 3．あなたのパートナーは，気に入らないことがあると大きな声で怒鳴ったりすることがありますか？ □よくある　□たまにある　□まったくない 4．あなたのパートナーは，怒って壁をたたいたり，物を投げたりすることがありますか？ □よくある　□たまにある　□まったくない 5．あなたは，気が進まないのにパートナーから性的な行為を強いられることがありますか？ □よくある　□たまにある　□まったくない 6．あなたのパートナーは，あなたをたたく，強く押す，腕をぐいっと引っ張るなど強引にふるまうことがありますか？ □よくある　□たまにある　□まったくない 7．あなたのパートナーは，あなたを殴る，蹴るなどの暴力をふるうことがありますか？ □よくある　□たまにある　□まったくない

（日本助産学会：エビデンスに基づく助産ガイドライン―妊娠期・分娩期・産褥期2020，2020より）

対し，「女性の希望を確認した後，認知行動療法，支持的カウンセリング，家庭訪問を提供することが望ましい」と推奨している．看護師に認知行動療法をする機会が医療機関でどれほど認められているのか，現実的には不明であるものの，支持的カウンセリングを継続的に行っていくことは助産師外来では可能である．

② IPV被害妊婦への看護

　助産師外来で継続的に支援することは，母体・胎児の安全を保障し，安全な場所をつくること，暴力被害を受けていることを知っている存在がいるということで，心の拠り所になることができる．実際に，暴力被害を受けた妊娠女性を加害者であるパートナーから隔離し，出産までの期間を病院へ入院することで，その安全を確保することもある．

　妊娠中に受けた暴力行為のうち，妊娠継続に高いリスクとなるものに「性的な行為の強要」があり，低出生体重児の出産に至ることが多

い．妊娠中の性行為の強要では，コンドームを使用しない行為になりやすく，腟内に精液や性感染症（sexually transmitted disease：STD）の原因となる病原菌が侵入する．精液中には，子宮収縮を引き起こすプロスタグランジン，子宮収縮や頸管の熟化を進め破水を引き起こすサイトカイン，特にIL-8が多く存在するため，早産のリスクを高める．また，STDに罹患することで，細菌由来の毒素からプロスタグランジンが産生され子宮収縮が発来し早産が誘発される．被害女性は，恐怖のみならず，無力感と胎児への罪悪感からも継続的なストレスにさらされる．

　妊娠期にIPV被害女性に遭遇することの多い助産師・看護師は，受診時の女性の表情や外傷の程度，問診内容と実際の症状の乖離，付き添っているパートナーの様子から，暴力被害者であることを推察できる最も身近な存在であることを認識して対応すべきである．

表7-3　IPVが疑われる主な所見

外科的所見（暴力直後）	表皮剝脱（擦過，打撲），捻挫，皮下出血，火傷，鼓膜損傷，骨折，歯の損傷
内科的所見	胃・十二指腸潰瘍，過敏性腸症候群，動悸，高血圧，めまい
精神的所見	抑うつ状態，PTSD，睡眠障害，アルコール中毒，薬物依存，過換気症候群，パニック障害，摂食障害
婦人科的所見	予期せぬ妊娠，流産，繰り返す中絶，性感染症，尿路感染症，外陰部裂傷

　暴力による被害者は，自分自身が守られてサポートを受けられていると認識できたときに，暴力被害について話そうと決心する．被害者には，暴力の介在しない人間関係・安心できる生活があることの気づきを知ることができるようかかわっていくべきである．暴力のない生活を取り戻せるように，加害者からの隔離を早急に検討するよう，DV防止法に基づき関連機関に情報提供を行えるような体制を構築する．

6) DV防止法における医療関係者の役割

① 通報と情報

　IPVが疑われる所見について，表7-3に示す．これらの所見のほか，① 外傷に対する説明が曖昧，不自然，矛盾している，② 受診中に配偶者やパートナーが被害者から離れようとしない，③ 配偶者やパートナーが被害者の代わりに問診に応える，④ 外傷を受けた日から受診までの日数が長い，などの状況があれば暴力の被害者である可能性が高いため，関係機関への通報を検討すべきである．

　医療関係者だけでなく，一般国民もDV防止法第6条第1項に基づいて，DVを発見した場合には通報に努めなければならない．医療関係者は，特に配偶者からの暴力によって負傷し，または疾病にかかったと認められる者を発見したときは，その旨を配偶者暴力相談支援センターまたは警察官に通報することができると定められている．通報においては，被害者の意思を尊重することになっている．多くのIPV被害者は，暴力がわかった場合に必ず通報されてしまうことで，医療機関を受診することをためらい，受診が中断されて継続的なフォローができなくなる危険がある．したがって，通報する際は，被害者に確認する必要がある．なお，通報しても守秘義務違反とはならない．

7) 被害者保護を考慮すべき状況

① 緊急的措置を講じる必要のある場合

　緊急的措置を講じる必要のある場合を表7-4にまとめた．また，希死念慮や自殺企図がある場合には医学的入院の適応があるものとして，早急に対応する．

② セーフティプランを立てる

　セーフティプランを立てる際は，以下のことがらに留意するとよい．

① 命の危険が高い場合は，被害者の意思を確認して警察もしくは配偶者暴力相談支援センターへ通報する．
② 危険な場所から離れることを第一に考える．
③ 逃げることができるチャンスがきたら，持っていく物を準備し，ひとまとめにしておくようにする（現金，キャッシュカード，保険証，運転免許証，印鑑，自宅の鍵，着替えなど）．
④ 家中にある凶器を隠しておく．
⑤ 危険な状態に陥ったときのために，逃避する経路を考えておく．
⑥ 避難場所を確保しておく（病院，実家，友人宅など）．

表7-4　緊急的措置を講じる必要のある場合

- 直近の6ヵ月で身体的暴力の頻度と程度が増悪している
- 加害者が凶器を使用した/凶器を使って脅した
- 首を絞められたことがある
- 殺されるかもしれないと感じることがある
- 殺してやると言われた
- 妊娠中に殴られたことがある
- 被害者が避難しようとしていることを，加害者が知ってしまった

2. 性暴力

　WHOの「世界の暴力と健康レポート」によれば，性暴力（sexual violence）とは本人のセクシャリティーに対する，強制や威嚇によるあらゆる性的行為や性的行動への衝動であり，被害者とどのような関係であっても，自宅や職場に限らずどのような場所であっても起こるとされる．

　性には隠匿性が強く，被害者は，被害を受けても警察に被害届を出すことをためらい，たとえ家族や友人に相談したとしても，第二次被害を受ける可能性が高い．被害者は，解離性障害を起こすことが多く，どのように対処したらよいかといった正当な判断や行動を起こせなくなる．実態としては，被害統計数の数字は氷山の一角である．性暴力は，さまざまな暴力の種類の中でも，最も卑劣で許されるものではないが，性に関するデリケートな事象であることから，問題が表面化しづらく理解されにくい．

　性暴力と判断される大切な視点に，合意の有無がある．誰かが身体的・情緒的な力を出そうとも，合意しない性的な行為は性暴力となるのである．合意とは，既定的立場ではなく，過去の合意は関係がないこと，そして言葉や身体による抵抗がないから合意しているわけではないのである．相手に自分に意見が伝えられる「正しいコミュニケーションがとれること」「具体的に言えること」「途中で取り消すことができるこ

と」「力関係は存在しないこと」が合意なのである．

1) 性暴力の実態

　2020年の内閣府男女共同参画局の調査では，無理やりに性交など（肛門，口腔性交を含む）をされた経験のある女性は14人に1人，男性で100人に1人であった[1]．そして，誰にもそのことを相談していない人は約6割である．警察に相談した人は全体の5.6%，医療関係者に相談した人は0.8%となっている．

2) 性暴力の種類

　性暴力の種類には，不同意性交，不同意わいせつ，性虐待などがある．これらは，要件を満たした場合に刑法において罰せられる（p. 161参照）．

① 不同意性交

　暴行または脅迫を用いるなど，一定の要件のもとで性器を被害者の性器，肛門または口腔へ挿入する行為をいう．

② 不同意わいせつ

　いきなり抱きつく，キスをする，下着の中に手を入れる，陰部を押し当てるなどの行為をいう．

③ 性虐待

　性的暴力を含む虐待，力関係の上位にあるものが，下位の者に暴力・脅迫を加えて性行為などを行うことをいう．

3) 性犯罪・性暴力と健康被害

　性暴力被害には，妊娠やSTDなど身体的被

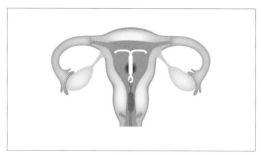

図7-3　銅付加子宮内避妊用具の挿入

害に加えて心に与える影響も大きく，精神的被害が生じる．それは急性期から慢性期にわたり，被害は非常に深刻である．

① 身体的症状

1. 妊　娠

被害女性は，被害後72時間（3日）以内に，緊急避妊薬を内服することにより避妊することができる．ただし，その避妊効果は完全ではなく，まれに妊娠することがあるため，次回の月経の状況を確認する必要がある．被害後72時間を過ぎた場合，経口緊急避妊薬の効果は低下する．その場合，被害後120時間以内であれば，被害者と相談し，医師が銅付加子宮内避妊用具を挿入することで（図7-3），有効な緊急避妊を行うことが可能となる．

妊娠した場合に人工妊娠中絶術を受けることとなる．わが国では，母性の生命健康を保護する目的で母体保護法により人工妊娠中絶に関する事項が定められている（第1条）．本法では，人工妊娠中絶について，医師は一定の事由がある場合に，原則として「本人及び配偶者の同意」を得て，人工妊娠中絶を行うことができると定めている（第14条1項）．例外として「配偶者が（略）その意思を表示することができないとき」などにおいては，「本人の同意」だけで足りると定めている（同条第2項）．警察に通報した場合には，人工妊娠中絶費用については警察における公費負担制度を利用できる．

2. 外　傷

性器の外傷，すなわち外陰部裂傷・血腫，処女膜損傷や腟壁裂傷などがみられやすい．血腫除去や縫合などの緊急医療介入を要する場合がある（p.16参照）．

3. 性感染症（STD）

被害女性は，さまざまなSTDに罹患するリスクがある（表7-5）．

性暴力被害者が産婦人科を受診した際，STDの検査を受ける．結果が出る前であっても，性器クラミジア感染症を前提にマクロライド系抗菌薬を投与することがある．各感染症には潜伏期間があるため，被害直後だけでなく，間隔をおいて再検査をする．被害直後の検査は，被害前の感染症の有無を診断するために行われる．

4. 消化器症状

腹痛や胃部不快感，下痢，頭痛，めまい，耳鳴り，意識消失発作，膀胱炎，脱毛，口内炎や全身の痛みが生じやすい．

② 精神的健康障害症状

1. 解離性障害

性暴力被害者に生じるのが解離性障害である．自分が自分であるという感覚が失われている状態であり，過去の記憶の一部が抜け落ちる，知覚の一部を感じなくなる，感情が麻痺するといった症状がある．解離性障害を起こしている性暴力被害者は，他者からの誤解や偏見をもたれやすく，被害の説明や相談する際に理解されにくいことで，さらに二次被害を受けることになってしまう．

2. PTSD

被害から約1カ月経過した頃から発症しやすい．主な症状は解離によるものであり，フラッシュバックや悪夢による侵入的再体験，否定的思考や気分，不眠や情緒不安定の状態が継続し，トラウマ（心の傷）を抱えていくことになる．

表7-5　さまざまな性感染症

HIV感染症	粘膜曝露であっても感染することは比較的少ないが，2〜3カ月後の抗体検査は必須である．潜伏期間は約8週間
梅毒	2013年以降梅毒の流行期にあり，梅毒罹患者数は約10倍に上昇しているため，性暴力による感染のリスクは高い．性暴力被害者には，梅毒抗体検査を必ず行い，治療にはアモキシシリン内服が推奨される
性器クラミジア感染症	クラミジアトラコマティスの咽頭感染が女性のSTDとして大きな問題であり，性暴力被害者には，検査結果の出る前の初回受診時にマクロライド系抗菌薬を投与することがある．潜伏期間は約2週間
性器ヘルペス感染症	単純ヘルペスウイルス1型/2型を検査する．陽性の場合，再発を繰り返すことが多いため，再発抑制療法が推奨されている
尖圭コンジローマ	唯一予防ワクチンがある疾患である．子宮頸癌予防のためのHPVワクチンのうち，4価，9価のワクチンについては尖圭コンジローマの原因であるHPV6/11型の感染予防効果がある．性暴力被害女性には，HPVワクチン接種の有無を確認する
淋菌感染症	性暴力被害者には咽頭感染のリスクがあるため，性器クラミジアとともに，同時に検査を実施する．薬剤耐性が問題となっているが，セフェム系抗菌薬が有効である

3. その他の精神神経症状

抑うつ状態，注意集中困難，過度の警戒反応，強迫性障害，パニック障害，悪夢がある．

4. 自律神経症状

自律神経症状として，イライラ感，睡眠障害，過換気症候群がある．被害直後から認知行動療法などのケアを行ったほうがよく，専門家につなげることも看護師の役割でもある．それは，性暴力被害者のPTSD発症率の高さからも理解できる（図7-4）[10]．

4）被害女性の理解

まず，性暴力は性的自己決定の侵害であること，そして，被害を受けた後の対応の選択肢を自分の意志でもてる（自己決定）ということは，回復への一歩に近づけることではあるが，その道のりは困難である．しかし，被害直後には，解離により被害者は取り乱すことなく，平静を保っていることが多いので，誤解を招きやすいが，このような被害後の解離は大きなトラウマを受けていると理解するべきである．

① ポリヴェーガル理論

性犯罪・性暴力被害者の被害時や直後には，

心と体の中で，どのようなことが起きているかを考える．解離性障害による被害者の対応から誤解を招き，被害者が生きづらくなってしまわないためにも，ポリヴェーガル理論を学習する必要がある．

ポリヴェーガル理論とは，1994年に神経生理学者Porgesにより提唱された多重迷走神経理論をいう[11]．従来，自律神経系は交感神経と副交感神経の2つの系で理解されてきたが，副交感神経をさらに背側迷走神経複合体と腹側迷走神経複合体に分けてとらえる考え方である（図7-5）．大きなストレスを受けた被害者の理解や治療に有効な理論であることが周知されている．

1. 被害時の神経系の作用順と役割

被害の最中は，① 背側迷走神経系が作用し，じっとするよう無意識にブレーキをかける．これを凍りつき（フリーズ）という．次に，② 交感神経系が作用し，危険に対し「逃げられるか，戦えるか」を考え，身体を動かそうとする．これを闘争または逃走という．しかし，逃げられないとわかったときには，③ 腹側迷走神経系が，迎合反応を起こすことで，生きるため，生

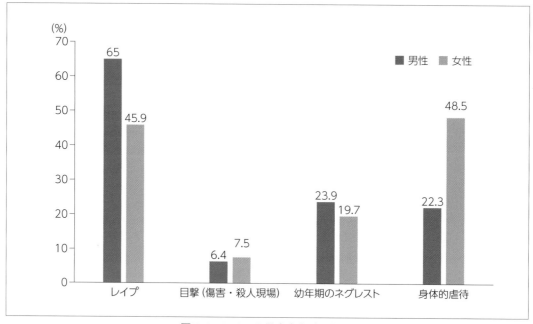

図7-4　PTSDの発症率とその原因

（Kessler RC, et al：Posttraumatic stress disorder in the National Comorbidity Survey. Arch Gen Psychiatry. 52：1048-1060,
1995より）

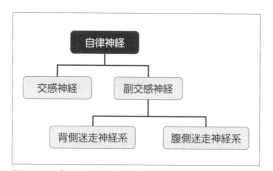

図7-5　ポリヴェーガル理論による神経支配の考え方

き残りをかけた神経系の反応が起こる（図
7-6）．これが，ポリヴェーガル理論による考
え方である．迎合反応とは，自分の考えを曲げ
てでも，他人の気に入るように調子を合わせる
反応を意味する．

2.　被害者の状況を理解する

　被害者は，被害の真っただ中で，「何が起き
ているのかわかっていない」「性暴力を受けると
もわかっていない」という混乱状態にある．そ
して，加害者の接近により恐怖を感じ，手が震

え，足に力が入らない，自動的に命令に従うと
いう反応となる．これは，ポリヴェーガル理論
から理解すると，凍りつき，迎合反応である．
無意識に起こっている生きるための反応であ
る．腹側迷走神経の複雑性を理解する必要があ
るが，女性は男性に比べて，男性を相手に逃げ
切れる確実性がないことをわかっているため，
闘争，逃走による防衛反応をとることは難し
い．したがって，迎合反応をとらざるを得ない
ことが，合意と誤解されることになる．

② 二次被害（セカンドレイプ）

　性暴力・性犯罪の被害者に「なぜ逃げなかっ
たのか」「なぜ抵抗しなかったのか」「なぜ，その
ような場所に行ったのか」といった一言は，大
きなトラウマにつながり，二次被害となる．被
害の真っただ中では，生き延びるための選択と
して，殺されないように抵抗しなかった被害者
の対応を理解し，トラウマとならない対応と声
かけをしていく．ポリヴェーガル理論である被
害者の行動の現状を理解すると，「あなたはな

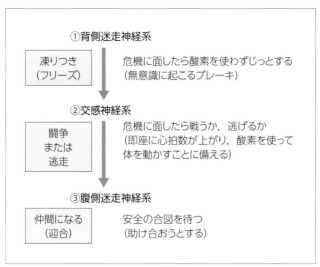

①背側迷走神経系

凍りつき（フリーズ）　危機に面したら酸素を使わずじっとする（無意識に起こるブレーキ）

②交感神経系

闘争または逃走　危機に面したら戦うか，逃げるか（即座に心拍数が上がり，酸素を使って体を動かすことに備える）

③腹側迷走神経系

仲間になる（迎合）　安全の合図を待つ（助け合おうとする）

図7-6　被害時の神経系の作用順と役割

ぜ〜しなかったのか」という二次被害の言動にはならないのである．

5) 性暴力対応看護師（SANE）

① SANEとは

　性暴力対応看護師（SANE）は，性的暴行または虐待を受けた患者のメディカルフォレンジックケアの専門教育と臨床準備を完了した看護師であると定義されている（国際フォレンジック看護学会）．SANEは，1976年に北米でその養成が開始され，わが国では2000年から「NPO法人女性の安全と健康のための支援教育センター」がSANE養成研修を開始し，日本版性暴力対応看護師（Sexual Assault Nurse Examiner-Japan：SANE-J）の認定を受け登録している看護師は，107名（2023年5月）である．SANE-Jは，「看護ケアに必要な性暴力に関連する心理・身体・社会および法医学的な知識・技術・態度について専門的な知識を受けた看護師」である．

② SANE-Jの役割

　暴力の被害者に対し，迅速にかつ思いやりのある態度で，二次被害を与えず，専門的知見をもとに看護ケアを提供することが主な役割であ

る．また，専門的知識をもち被害者へのケアを行うとともに，支援にかかわる多職種との協働や，地域社会への啓発・教育活動も期待されている．

　被害者は，被害後に直面することとして，① 加害者への制裁（刑事裁判），② 加害者からの謝罪（民事裁判），③ 身体的治療（外傷や妊娠，STD），④ 心のケア，⑤ 何もしない，が挙げられる．被害者が，どのような対応をするのかを自分で決められるように，相談できる身近な機関として，2018年に全都道府県にワンストップセンターが設置された．SANEは，このワンストップセンターで活躍しており，具体的に身体的および情緒的なアセスメント，記述記録，被害写真の記録，証拠採取と管理，情緒的で社会的なサポートや資源の提供（必要機関につなげること）を行っている．

　SANEは，ワンストップセンターで，警察への被害届の有無にかかわらず，被害者本人の同意のもと，証拠採取を行い保全しておく．司法対応となった場合には，その流れに関する説明や心のケアを切れ目なくきめ細かに行うことで，被害者を支援していくほか，警察への同行支援も行う（**図7-7**）．

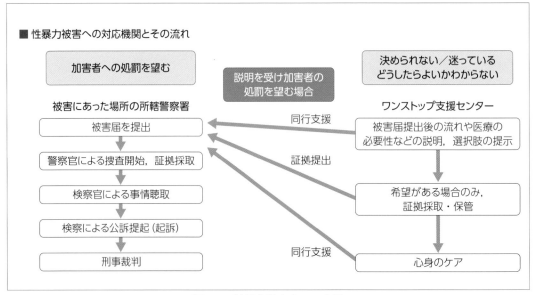

■ 性暴力被害への対応機関とその流れ

加害者への処罰を望む

説明を受け加害者の
処罰を望む場合

決められない／迷っている
どうしたらよいかわからない

被害にあった場所の所轄警察署

ワンストップ支援センター

被害届を提出　←　同行支援　←　被害届提出後の流れや医療の
必要性などの説明，選択肢の提示

警察官による捜査開始，証拠採取　←　証拠提出

検察官による事情聴取

検察による公訴提起（起訴）

希望がある場合のみ，
証拠採取・保管

刑事裁判　←　同行支援　←　心身のケア

図7-7　性暴力被害者への支援

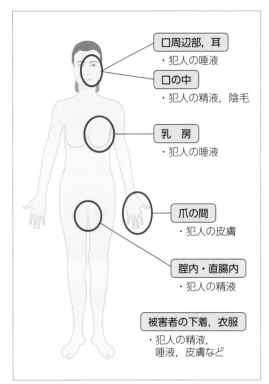

口周辺部，耳
・犯人の唾液

口の中
・犯人の精液，陰毛

乳　房
・犯人の唾液

爪の間
・犯人の皮膚

腟内・直腸内
・犯人の精液

被害者の下着，衣服
・犯人の精液，
　唾液，皮膚など

図7-8　証拠採取と観察箇所

したがって，SANEは人権意識や支援の態度を求められる専門職といえる．支援する中で，被害者の心理を理解できていることが重要であり（ポリヴェーガル理論），被害女性は被害直後から「自分を責める」傾向が強いこと，医療機関への受診には「踏み耐えながら」決心したプロセスがあること，「耐え忍ぶ」診察であることを共感しながら，この一歩が今後の被害者の支えになることを理解しながら，被害者が立ち直れることを信じていくといった，SANEの優しさで看護を実践していく．

6）証拠の採取

適正な性犯罪捜査へつなげるために，被害者の同意に基づき被害者の負担を軽減しながら，配慮ある適切な証拠採取を実施する（図7-8）．

① 証拠資料

腟内容物，陰毛に付着した微物（加害者の唾液，精液，陰毛），直腸内容，身体付着物（唾液や精液が，陰部・下腹部・臀部などに付着している場合）を採取するが，DNA試料混入防止のため，必ず採取前にプラスチック手袋，マスクなどを使用し，直接触れないように留意する．また，採取試料ごとに滅菌ピンセットや綿棒を使用し，個別に保管して，採取部位，採取者を明示する．

② 証拠試料の保存

採取物の変質を防ぐため，保存にあたっては，冷蔵庫（−20℃以下）に入れて保存する．水分が多い採取物を長期間保存する場合には，−80℃の冷凍庫に入れる．冷凍庫には，採取物以外の物を入れないようにする．

証拠採取に応じる被害者は，大きなストレスに直面しながらの受診であることを十分に理解し，寄り添って，そして決して一人にしないこと，内診台に上がることに恐怖感を抱いていたら，無理強いせずに待つことも看護師の姿勢として重要である．

被害直後の「大丈夫」に見える状態は，被害者にとって「大丈夫ではない」ことを正しく理解し，支援していく姿勢をもち，必要な看護を実践する．被害者が誰にも相談できずに孤立してしまうこと，予期せぬ妊娠，健康被害や精神的健康を奪われることへの支援において，看護師が担えることの裁量は大きい．直接の看護支援とともに，地域全体が，性暴力被害者に対する正しい知識をもって寄り添い，見守ることができ，「あなたは悪くない」「あなたは大切な人です」という姿勢に基づいた，看護師による教育・啓蒙活動が望まれる．

（立岡弓子）

📖 参考文献

1) 内閣府 男女共同参画局：配偶者等からの暴力の実態．男女共同参画白書 令和3年版．［https://www.gender.go.jp/about_danjo/whitepaper/r03/zentai/index.html］（2023年3月閲覧）
2) レノア・E・ウォーカー「暴力のサイクル理論」より抜粋加筆
3) Schumacher JA, et al：Domestic violence treatment referrals for men seeking alcohol treatment. J Subst Abuse Treat, 24：279-283, 2003.
4) Greenfield LA, et al：Violence by initimates；Analysis of data on crimes by current or former spouses, boyfriends, and girl-friends. U.S. Department of Justice, 1998.
5) WHO：Global and regional estimates of violence against women, p. 29, 2013.［https://www.who.int/publications/i/item/9789241564625］（2023年3月閲覧）
6) 法務省：ドメスティック・バイオレンス（DV）の加害者に関する研究．研究部報告24, 2003.［https://www.moj.go.jp/housouken/housouken03_00031.html］（2023年3月閲覧）
7) 片岡弥恵子，他：妊娠期におけるドメスティック・バイオレンス．日公衛誌，52：785-795, 2005.
8) 藤田景子，他：低出生体重児を出産した母親とドメスティック・バイオレンス（DV）との関連．日新生児看会誌，14：6-12, 2008.
9) 日本助産学会：エビデンスに基づく助産ガイドライン―妊娠期・分娩期・産褥期2020, 2020.
10) Kessler RC, et al：Posttraumatic stress disorder in the National Comorbidity Survey. Arch Gen Psychiatry. 52：1048-1060, 1995.
11) 花丘ちぐさ 編著：なぜ私は凍りついたのか ポリヴェーガル理論で読み解く性暴力と癒し，春秋社，2021.

📖 資　料

・河本恵理，他：周産期におけるドメスティック・バイオレンスに対する助産師の意識．母性衛生，64：647-655, 2022.
・畑山裕生，他：家庭内暴力（DV）による常位胎盤早期剥離で帝王切開となった1例．産婦の進歩，73：159, 2021.
・日本フォレンジック看護学会：日本版性暴力対応看護師（SANE-J）教育ガイドライン 第3版，2022年4月．［https://jafn.jp/jafn2019/wp-content/uploads/2022/04/SANE-J-GuidelineVer.3-2.pdf］（2023年3月閲覧）
・種部恭子：性暴力．産婦の実際，70：75-81, 2021.
・内閣府 犯罪被害者等施策推進室：性犯罪・性暴力被害者のためのワンストップ支援センター開設・運営の手引．［https://www.npa.go.jp/hanzaihigai/kohyo/shien_tebiki/pdf/zenbun.pdf］（2023年3月閲覧）
・上野淳子：女性と親密なパートナー間暴力：デートDV研究を通して．女性心身医，26：135-139, 2021.

第8章

児童・高齢者虐待における対応

1. 被虐待児への対応

1. 虐待の定義と マルトリートメント

　児童虐待の定義は，児童虐待の防止等に関する法律（以下，児童虐待防止法）第2条に定められている（p. 178参照）．日本の医療現場では，一般的に小児と成人は15歳や中学生で区切られることが多いが，児童虐待の定義は18歳未満が対象になることに注意する．臨床の現場では「子ども虐待」の用語が用いられ，児童虐待防止法第2条に示される4類型の行為には，① 身体的虐待，② 性的虐待，③ ネグレクト，④ 心理的虐待の用語があてられる．実際には，複数の類型の虐待が重なって行われていることも多い．

　この定義の重要な点は，保護者側の動機や悪意の有無が含まれていないことである．保護者として心の底から子どもを愛し，信念をもって行われたしつけだとしても，「子どもの健康と安全が危機的状況」にあれば，虐待対応が必要になる．保護者の愛情は十分であるにもかかわらず，育児能力，知識，心身のゆとりの不足が子どもを危険な状態にしてしまう．4類型にかかわらず広く認識し支援につなげるために，虐待という用語の代わりにマルトリートメント（maltreatment，不適切養育）という用語も使用される．

2. 虐待対応における医療の役割

　子ども虐待への医療者のかかわりは，① 早期発見，② 保護，③ 通告と告知，④ 医学的評価，⑤ 心身の治療，⑥ 事例検証への参加，⑦ 予防，の7段階に分けられる．最も重要な役割は，子どもの安全を確保することである．最終的に目指すべきゴールは適切な養育環境の再構築であり，そのためには行政，福祉，司法，教育など関係他機関と協力して子どもと保護者への援助を行う必要がある．加害者の特定や処罰は医療者に求められた役割ではないが，司法（警察，検察）と連携するためには客観的な評価，記録も必要となる．

1) 早期発見

　児童虐待防止法に基づき，医療者は児童虐待を発見しやすい立場にあることを自覚し，児童虐待の早期発見に努めなければならないとされている（p. 178参照）．早期発見のために意識すべき点は，① すべての子どもは虐待を受ける可能性がある，② すべての養育者は虐待をする可能性がある，③ 虐待は常に隠される，ということである．

　医療者として，虐待は，見逃しが予後に直結する，鑑別すべき重要な小児期の「疾患」ととらえるべきである．「すべての保護者に対して虐待を疑う」と考えると，医療者の精神的負担

表8-1　虐待を疑うべき身体所見

項　目		虐待の可能性が高い		
皮膚損傷	挫　傷	多発性，新旧混在，不自然な分布，感染合併	手形・物の形	挫傷・熱傷の存在部位
	熱　傷		辺縁明瞭で深い	
頭部損傷	頭蓋内出血	硬膜下血腫，新旧血腫の併存		
	頭蓋骨骨折	多発性，両側性，骨折線離開，頭頂部陥没		
骨折	部　位	骨幹端骨折，肋骨・棘突起骨折，胸骨骨折，肩甲骨骨折		■ 虐待の可能性が高い
	形　態	らせん状骨折，鉛管骨折		■ 虐待の可能性は低い
	年　齢	2歳未満		
その他		CPA-OA，治療奏効しない慢性頭痛・腹痛等		＊：被服部位，手背，足底，大腿内側に存在した場合も虐待を考慮

（日本子ども虐待医学会：一般医療機関における子ども虐待初期対応ガイドより）

も大きく，無意識の見逃し，あるいは「少し気になるけど，まあ大丈夫だろう」という意識的な看過にもつながる．「すべての子どもに対して介入が必要な疾患（傷病）を見逃さない」と考えることで，早期発見の意識が高まる．

　虐待を疑うべき身体所見を表8-1[1]に示す．皮膚損傷は，同じ所見でも衣服におおわれた場所か否かがポイントになる．表8-1に示された以外の皮膚所見としては，噛み痕（歯型），爪痕，抜毛，重度のおむつかぶれ，外性器の損傷も重要である．また，発育不全も重要な所見である．見た目（主観）ではなく，年齢による身長，体重の標準偏差（SD）値で判断する必要があり，母子健康手帳の成長曲線を利用するとよい．

　虐待を疑うべき周辺状況を表8-2[1]に示す．身体所見以上に項目が多い．ここでも，妊婦健診，乳幼児健診の受診歴や予防接種歴など，母子健康手帳は重要な情報源である．また，特に1歳未満の乳児では，保護者の説明する受傷機転が児の運動発達と矛盾しないか確認することが重要である．「ソファから転落しての頭部打撲」「机の上のやかんをひっくり返しての熱傷」は，それぞれ「寝返り」「つかまり立ち」が可能であれば起こり得る受傷機転であるが（いずれ

も不適切養育には該当する），それ以前では説明自体が虚偽である可能性もある．一般的な獲得月齢（寝返り5～6カ月，つかまり立ち8～10カ月など）はあくまでも平均であるため，個別に受傷時の発達段階に関する聴き取りをする必要がある．受傷機転を質問する際には，保護者に対しても，子どもに対しても，Yes/Noで答えられるclosed questionは避け，開放型の質問を心がける．例えば，「このおでこの傷は，転んでぶつけたの？」でなく，「このおでこの傷は，どうやってできたの？」とたずねる．保護者に対しては，虐待を疑われない受傷機転のヒントを提示してしまうことになる．子どもは，記憶の曖昧さや人見知りのため，実際にはNoでもYesの返答をしてしまう．

2) 保　護

　子どもの安全確保のために最も確実な方法は，保護者から分離しての一時保護であるが，医療者にはその権限はない．児童相談所通告前には，入院が安全確保の方法となる．外傷・疾患としての医学的治療が必要ではない場合であっても，帰宅させることで子どもの安全が確保できないと判断する場合は，何らかの理由を

表8-2　虐待を疑うべき周辺状況

Care delay　受療行動の遅れ	損傷が生じてから受診までの時間軸に不自然な所がないか？
History　問診上の矛盾	語る人により受傷機序等の医学ヒストリーが異なっていないか？ 一貫性はあるか？現症と合致しているか？
Injury of past　損傷の既往	短時間で繰り返してケガで受診している カルテが各科別の医療機関は特に要注意
Lack of Nursing　ネグレクトによる事故・発育障害	何が・いつ・どこで・どのように起きたか，を語れるか？ 誰が一緒にいたか？定期受診は？検診は？
Development　発達段階との矛盾	「はいはいをしない子に，挫傷や骨折はおこりえない」 およその目安：寝返り5カ月，ハイハイ9カ月，始歩13カ月
Attitude　養育者・子供の態度	養育者の，子どもや医療スタッフへの反応や，子どもの，養育者に対する反応に気になる点はないか？
Behavior　子どもの行動特性	緊張度がきわめて高い，攻撃的な言動が多い，過度になれなれしい，落ち着きが全くない，性化行動　等
Unexplainable　ケガの説明がない・出来ない	ケガの説明がない場合，虐待/ネグレクトの両面を考慮，話の出来る年齢の子どもが"分からない"という場合，要注意
Sibling　きょうだいが加害したとの訴え	重度・複数個所のケガを，幼小児が加えることは極めて稀 幼いきょうだいがいる場合，言い訳として最も汎用される
Environment　環境上のリスクの存在	家族リスク：社会的孤立，経済的要因，複雑家庭等 子どものリスク：望まぬ出生，育てにくい子ども

（日本子ども虐待医学会：一般医療機関における子ども虐待初期対応ガイドより）

つけて観察入院させる．入院の際には，個室よりも大部屋が好ましい．

　自施設に入院ができない場合は他院へ紹介入院とするが，その際には虐待疑い症例であることを保護者のいない場で説明しておく．必要な入院を拒否されるようなケースでは，その場で緊急の通告が必要となるが，可能であれば，次に述べるように，順を追った連携が望ましい．

3）通告と告知

　虐待を疑った場合，児童相談所に通告することは法律に規定された義務である（p. 178参照）．「保護者との関係がこじれれば子どもの治療に支障をきたすのではないか」といった個人の判断や，「保護者が反省しているようだから」「悪気はなさそうだから」という個人の主観の介入する余地はない．

　医療者には，患者情報を第三者に漏らしてはいけない守秘義務が刑法で規定されているが，虐待を疑った場合の通告は守秘義務違反に当たらないことも明記されている（p. 178参照）．「虐待が疑われるため関係機関に通告する」と保護者に伝えることを告知というが，通告に先立って同意を得る，すなわち告知をする必要はない．さらに，児童虐待防止法では「通告を受けた側は，誰が通告したか特定されるような情報を漏らしてはいけない」と定めており，保護者は誰が通告者かわからないことになっている．しかし，医療機関や学校，園からの通告の場合は，通告者を完全に秘匿することは難しい．そのため，通告を受けた児童相談所が保護者に接触する前の段階で，医療機関から保護者へ告知しておくほうが，その後の支援に有利であることも多い．ただし，医療者が虐待という用語を用いるのは，注意を要する．告知により保護者が児童相談所との接触を拒否しないよう

に、「大きな怪我や原因不明の怪我を診た場合は、すべて児童相談所に連絡することになっています」と説明するなど工夫をする必要がある。通告の目的は保護者の処罰ではなく、再発防止を含めて子どもの安全を守り、保護者の支援につなげることであることを、医療者自身が意識し、理解を求める。告知のタイミングと方法に関しても、児童相談所と相談することが重要である。

また、特に子どもの外傷や疾患に医学的治療が必要な場合は、治療やケアを行う医療者と、虐待対応（通告や告知）を行う医療者を分けることが理想である。近年、中規模以上の病院には院内子ども虐待対応組織（child protection team：CPT）の設置が進んでいる。治療と保護、いずれの目的でも、虐待が疑われる症例の入院はこのような施設が望ましく、地域として情報を共有しネットワークをつくることも重要である。

4) 医学的評価と記録

身体所見の評価ポイントは前述のとおりである。主訴や所見のある部位以外の陰性所見（脱毛やう歯、口腔内出血、性器損傷など）も記録しておくことが重要である。また、服装や体臭についても記載する。特に、皮膚所見については、記事だけでなく写真を残すことも重要である。写真を撮影する際には、定規や硬貨と一緒に撮影し、大きさがわかるようにする。局所の拡大所見のみでは、後に本人の写真か不明になる恐れがあるため、写真に患者IDを残す、顔を含む全身の写真とともに記録することなどが必要である。

問診により得られた保護者や子ども本人の発言は、要約せずにそのまま記録する。前述のようにclosed questionは避け、医療者の質問とともに記録する。保護者の説明した受傷時間、発症時間とともに、来院時間、診察時間も記録

しておく。また、誰と来院したか、受傷/発症時に現場に居合わせた人物が誰か、記録する。

身体診察、問診から虐待が疑われた場合は、血液検査、薬物検査、感染症検査、画像検査（全身骨X線、頭部CT/MRI）、眼底検査など、必要な検査を行う。

5) 心身の治療

各外傷に対する治療とともに、心の治療が必要になるケースも多い。多職種のサポートが必要となるが、専門的な治療は、児童精神科や臨床心理士が主体となる。詳細は成書に譲る。

6) 事例検証への参加

重大事例の検証については、児童虐待防止法第4条に「国及び地方公共団体は、児童虐待を受けた児童がその心身に著しく重大な被害を受けた事例の分析を行う」とその義務が明記されている。

また、近年は日本でも国としてチャイルド・デス・レビュー（child death review：CDR、予防のための子どもの死亡検証制度）を整備する必要性が認識され、先進的な取り組みをしている都道府県でモデル事業が開始されている。いずれも、地域の行政、福祉、司法、教育関係者に加えて、当事者あるいは専門家として医療者の参加も求められる。

7) 予　防

図8-1に示すように、重大な虐待事例の影には、多くの虐待予備事例、育児不安事例が存在する。先進的な諸外国では既に虐待は、早期発見や早期介入よりも予防のための支援が重要とされ、わが国でも2004年の児童虐待防止法改正で第一条の「目的」に「予防」が付け加えられた。このための基盤として、市区町村には要保護児童対策地域協議会事業（以下、要対協）の設置が義務付けられ、児童相談所だけではなく

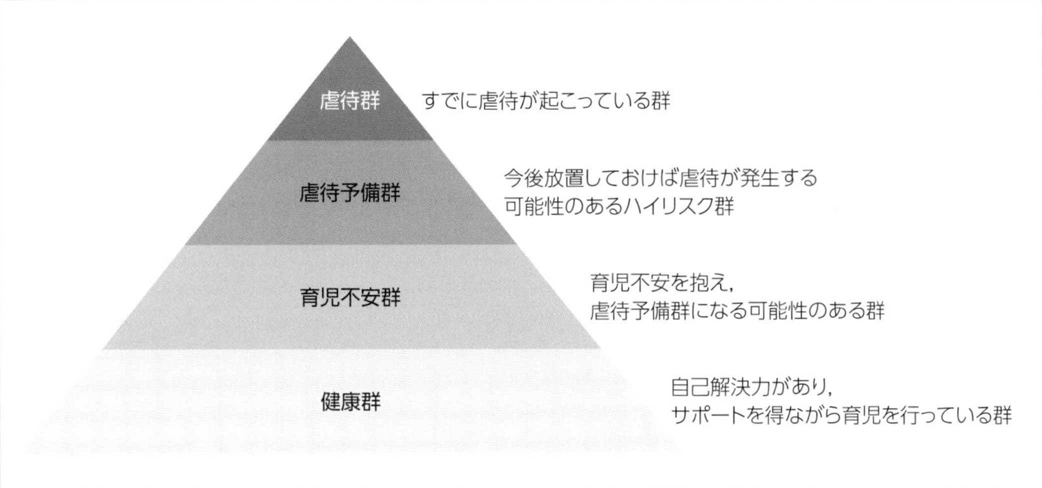
虐待群
すでに虐待が起こっている群
虐待予備群
今後放置しておけば虐待が発生する
可能性のあるハイリスク群
育児不安群
育児不安を抱え,
虐待予備群になる可能性のある群
健康群
自己解決力があり,
サポートを得ながら育児を行っている群

図8-1　虐待におけるハインリッヒの法則

すべての市区町村に子ども虐待対応窓口が設置された．2009年には，児童福祉法に特定妊婦（出産後の養育について出産前において支援を行うことが特に必要と認められる妊婦）が明記され，乳児家庭全戸訪問事業（通称，こんにちは赤ちゃん事業）も開始された．これらは，妊娠期からの子ども虐待予防を含む切れ目のない子育て支援の根幹となっており，医療者が市区町村の担当者，学校関係者と協働していくことが重要となる．

以上，主語を医療者として述べてきたが，特に看護師，保健師，助産師の業務の場は医療機関だけでなく，園や学校，保健センターなどの行政機関（乳幼児健診など），さらには自宅（こんにちは赤ちゃん事業など）にも及ぶことから，2．虐待対応における医療の役割で示した①～⑦のいずれの役割も担う機会は多い．虐待対応において，医療者の役割は加害者の特定・処罰ではなく，子どもの安全確保と保護者の支援であるとされるが，法医看護学という新たな分野では，司法（警察，検察）と医療をつなぐための視点も重要になると考えられる．

（伊藤英介）

2. 被虐待高齢者への対応

高齢者への虐待は，「高齢者虐待の防止，高齢者の養護者に対する支援等に関する法律」（高齢者虐待防止法）に基づき，①身体的虐待，②性的虐待，③ネグレクト，④心理的虐待，⑤経済的虐待の5種類があげられる（**表8-3**）．これらのうち，身体的虐待には監禁や身体拘束・抑制も含まれる（後述）．また，性的虐待には，わいせつな行為のみならず，わいせつな言動の繰り返しや，下半身を露出したまま放置するなど性的配慮のない行為も含まれる．経済的虐待には，本人の合意のない金銭・財産の無断使用や管理，不当に本人に必要な金銭を与えないことも含まれる．

高齢者虐待防止法では，「養護者による高齢者虐待を受けたと思われる高齢者を発見した者は，当該高齢者の生命又は身体に重大な危険が

表8-3　高齢者への虐待

身体的虐待	高齢者の身体に外傷が生じ，または生じるおそれのある暴行を加えること
性的虐待	高齢者にわいせつな行為をすること，または高齢者をしてわいせつな行為をさせること
ネグレクト	高齢者を衰弱させるような著しい減食または長時間の放置，養護者以外の同居人による同様の行為の放置など，養護を著しく怠ること
心理的虐待	高齢者に対する著しい暴言または著しく拒絶的な対応，その他の高齢者に著しい心理的外傷を与える言動を行うこと
経済的虐待	高齢者の財産を不当に処分すること，その他当該高齢者から不当に財産上の利益を得ること

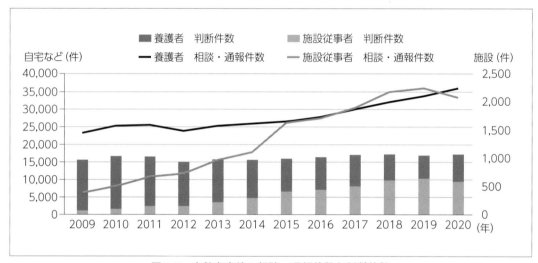

図8-2　高齢者虐待の相談・通報件数と判断件数

生じている場合は，速やかに，これを市町村に通報しなければならない」と通報の義務を定めている．

　高齢者への虐待は，養護者（家族など）による自宅などでの虐待と，施設従事者による虐待に分けられる．2020年の報告によれば，相談・通報件数は養護者による虐待が3万5,774件，施設従事者による虐待が2,097件，判断件数は養護者による虐待が1万7,282件，施設従事者による虐待が596件と，いずれも養護者による虐待が多い[1]．しかし2009年以降，養護者による虐待に比べ，施設従事者による虐待件数の増加が著しい（図8-2）．

1.　自宅などでの虐待の実態

　養護者による自宅などでの虐待の種類は，身体的虐待＞心理的虐待＞ネグレクト＞経済的虐待＞性的虐待の順に多い（複数回答形式で集計）[1]．虐待を受けた高齢者の要支援・要介護度と虐待の種類の関係をみると，身体的虐待，性的虐待，経済的虐待は，要支援・要介護度と大きな関係はみられない．一方で，ネグレクトは要介護度が高いほど割合が高く，養護者の介護負担が要因となっていると推測される．心理的虐待は要介護度が高いほど割合が低いが，要介護度の高い高齢者は認知機能が低下している割合が高く，意思疎通ができないことから心理

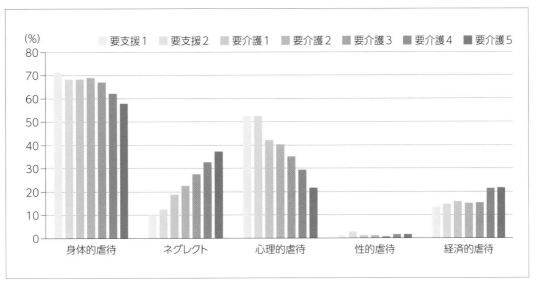

図8-3　被虐待高齢者の要支援・要介護度と虐待種別の関係（自宅など）

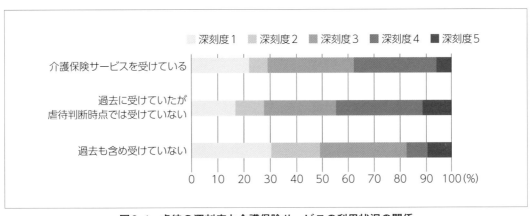

図8-4　虐待の深刻度と介護保険サービスの利用状況の関係

的虐待と判断されにくいと推測される（**図8-3**）.

　虐待の深刻度は，深刻度1（生命，身体，生活への影響や本人意思の無視など），深刻度3（生命，身体，生活に著しい影響），深刻度5（生命，身体，生活に関する重大な危険）とその間の5段階に分けられる.

　虐待の深刻度と介護保険サービスの利用状況の関係をみると，介護保険サービスを受けている事例に，より深刻な虐待が判定されていることがわかる（**図8-4**）.これは，介護保険サービスを受けていることで，介護士や介護支援専門員などが虐待に気づきやすいことの表れであり，実際介護保険サービスを受けている虐待事案（9,556件）のうち，58.2％が介護支援専門員による通報・相談であった[1].一方，介護保険サービスを受けていない事例は1,652件と件数自体が少なく，高齢者の深刻な虐待が見逃されている可能性が憂慮される.

2. 施設などでの虐待の実態

　施設などでの虐待の種類は，養護者による自

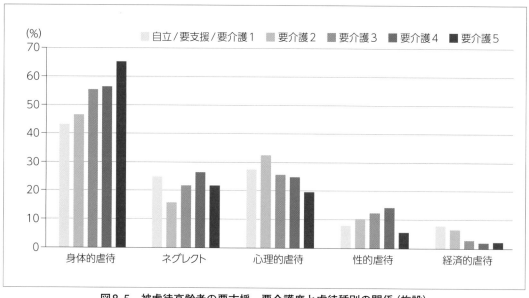

図8-5　被虐待高齢者の要支援・要介護度と虐待種別の関係（施設）

宅などでの虐待とほぼ同じく身体的虐待が多いが，自立度の高い一部の高齢者を除いて財産を自己管理している者が少ないことから，経済的虐待は少数となっている．施設等での身体的虐待は，介護度が高くなるほど割合が増えるのが，養護者による虐待と異なる点である（図8-5）．身体的虐待には，暴力的行為のほかに，不必要・過剰な身体拘束（25.7％）も含まれる．虐待が認められた施設の種類は特別養護老人ホーム（介護老人福祉施設）が28.2％で最も多く，有料老人ホーム27.1％，認知症対応型共同生活介護（グループホーム）13.9％，介護老人保健施設8.4％であった[1]．高齢者施設の種類と認められた虐待種別との間に大きな関係性は認められない．介護保険施設ではネグレクトの割合が高く，その他入所系や居宅系では経済的虐待の割合が高いが，これは介護保険施設の利用者の要介護度が高く，居宅系では自立・要支援の利用者が多いことを反映していると推測される（図8-6）．

　虐待者が特定できた事例について虐待者の性質をみると，職種では介護職が79.1％と最も多

く，看護職，施設長はそれぞれ3％台であった[1]．虐待の発生要因は，「教育・知識・介護技術などに関する問題」が全体の48.7％を占め最も多く，次いで「虐待を助長する組織風土や職員間の関係の悪さ，管理体制」などが22.2％であり，職員個人の問題より施設全体の管理・教育体制含めた組織的問題が大きいことがうかがえる（図8-7）．

3. 被虐待高齢者の特徴

　虐待を疑う高齢者のポイントとして，Lachsらは表8-4（p. 106）のような徴候をあげている[2]．しかし，これらの身体的徴候，精神的徴候は，通常の高齢者でも加齢による身体変化や認知症症状としても認められることがあるため，鑑別が肝要である．例えば，皮膚の脆弱な高齢者では，治療上のテープや皮膚被覆材貼付でも表皮剝脱は生じやすく，時には「軽く腕を握った状態で少し手が滑った」だけで皮膚が剝離してしまうこともある．認知機能の低下した高齢者では「どこかにぶつけた」という受傷機転を認識

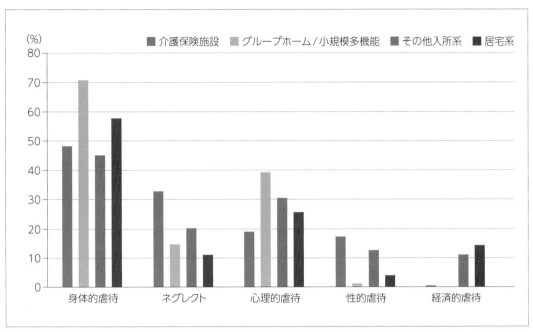

図8-6　高齢者施設の種類と虐待種別の関係

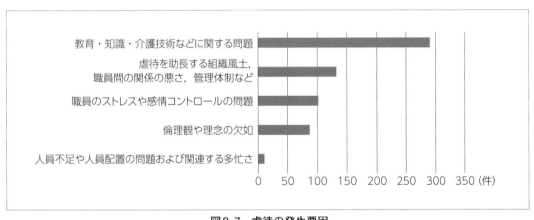

図8-7　虐待の発生要因

していない者もいるし，抗凝固薬や抗血小板薬を内服していると受傷機転なく皮下出血が生じることもある．頭部，頸部，上腕の外傷は虐待を疑うが，自損転倒でも生じ得る．上下顎骨または頬骨の骨折は，顔面殴打による損傷を疑う．骨粗鬆症とともに廃用症候群の進んだ寝たきり高齢者では，時として軽微な作用（おむつ交換時の体位変換など）で長管骨骨折を生じる可能性がある．小児の虐待と同様，新旧混在す

る損傷の多発は虐待を疑う．せん妄や認知症の増悪は，器質的疾患（慢性疾患の増悪，低酸素，感染症，電解質異常，頭蓋内出血など）に起因する可能性を常に鑑別しなければならない．

　高齢者のネグレクトと経済的虐待は，しばしばセルフ・ネグレクト（自己放任）との鑑別が課題となる．セルフ・ネグレクトとは，高齢者が「通常一人の人として，生活において当然行うべき行為を行わない，あるいは行う能力がな

表8-4　被虐待高齢者の徴候

身体的虐待	表皮剥脱，挫創，皮下出血，骨折
	抑制帯の使用痕
	熱傷
	体の痛みの訴え
	抑うつ
	せん妄，認知症症状や認知症に関する行動の悪化
ネグレクト	褥瘡
	低栄養，脱水
	不衛生
	治療・服薬アドヒアランス不良
	せん妄，認知症症状や認知症に関する行動の悪化
心理的虐待	介護者/養護者による攻撃的言動の目撃
	脅迫・抑圧の徴候（質問への返答を介護者/養護者に委ねるなど）
	親しい友人や家族から隔離されている様子
	抑うつ，不安
性的虐待	陰部・腹部の外傷
	新規の性感染症
	尿路感染症
経済的虐待	医療・介護への不払い
	定期受診しない，予約の診察に来ない
	医学的に説明のつかない慢性疾患の悪化
	治療・服薬アドヒアランスの不良
	医学的に説明のつかない低栄養，体重減少
	家屋からの立ち退き指示

いことから，自己の心身の安全や健康が脅かされる状態」である[3]．セルフ・ネグレクトにある高齢者は自己の状態を客観視できず，生活上や医療上のケアが必要であるにもかかわらず介入を拒否することが多い[4]．セルフ・ネグレクトは，高齢者虐待防止法では虐待に含まれないが，適切な保護や介入が必要な点では共通している．虐待かセルフ・ネグレクトか判断に迷う事例では，本人および養護者それぞれの説明を聴き出し，現状把握に努める[5,6]．

4. 高齢者虐待における対応

　看護師は，高齢者虐待において重要な役割を担うことが多い．養護者による自宅などでの虐待は，患者本人および養護者の性質を観察したり，自宅などでの生活環境を確認したりすることで，発見や予兆察知が可能なことがある．特に高齢者は，医師の前では遠慮して生活上の困りごとを言えなかったり良く見せようと取り繕ったりしても，看護師には本音を話したりありのままを見せたりすることがある．また，看護師は他の職種に比べて患者やその家族からの暴言・暴力に曝されたり目撃したりすることが多く[7]，養護者が患者に向ける潜在的な暴力に気づくこともある．訪問看護に携わる看護師であれば，患者や養護者の生活状況をより間近に観察することが可能であり，介護支援サービス

表8-5　禁止の対象となる身体拘束

① 徘徊しないように，車椅子や椅子，ベッドに体幹や四肢を紐などで縛る

② 転落しないように，ベッドに体幹や四肢を紐などで縛る

③ 自分で降りられないように，ベッドを柵で囲む

④ 点滴，経管栄養などのチューブを抜かないように，四肢を紐などで縛る

⑤ 点滴，経管栄養などのチューブを抜かないように，または皮膚をかきむしらないように，手指の機能を制限するミトン型の手袋などをつける

⑥ 車椅子や椅子からずり落ちたり，立ち上がったりしないように，Y字型抑制帯や腰ベルト，車椅子テーブルをつける

⑦ 立ち上がる能力のある人の立ち上がりを妨げるような椅子を使用する

⑧ 脱衣やおむつ外しを制限するために，介護衣（つなぎ服）を着せる

⑨ 他人への迷惑行為を防ぐために，ベッドなどに体幹や四肢を紐などで縛る

⑩ 行動を落ち着かせるために，向精神薬を過剰に服用させる

⑪ 自分の意思で開けることのできない居室などに隔離する

（日本看護倫理学会 臨床倫理ガイドライン検討委員会：身体拘束予防ガイドライン．〔https://www.jnea.net/wp-content/uploads/2022/09/guideline_shintai_2015.pdf〕より）

の導入状況や実際の日常生活動作（ADL）とのミスマッチに気づくこともあるだろう．必要とする生活支援と実際に導入されている介護支援サービスとの間に解離があると養護者の負担が増し，介護疲れやストレスから虐待に発展するリスクが高くなる[8]．高齢者虐待やその予兆を発見した場合，自治体の地域包括支援センターや介護保険サービス事業者，時には警察を含むチームで対応する必要があるが，その際に看護師は医療機関の代表として連携にあたることがある．

施設では，常駐する看護師が施設利用者の健康管理の要となる．施設内においてはまず，虐待をしない土壌づくりが必要である．前述のとおり，施設における虐待の発生要因は，職員の虐待に関する教育不足と施設全体の風土によるものが大きい．従事する介護士やその他スタッフに，虐待にあたる行為や虐待が起こりやすい状況について研修会を実施することで，虐待防止意識を高めることができる[9〜11]．

5. 身体拘束予防ガイドライン

施設などにおける虐待としてしばしば問題になるのが，不適切または過度な身体拘束である．厚生労働省は「指定介護老人福祉施設は，指定介護老人福祉施設サービスの提供にあたっては，当該入所者又は他の入所者等の生命又は身体を保護するため緊急やむを得ない場合を除き，身体的拘束その他利用者の行動を制限する行為を行ってはならない」（平成11年厚生省令40号）と，身体拘束を原則禁止とする通達を出した．日本看護倫理学会は，身体拘束予防ガイドラインにおいて，禁止の対象となる具体的な行為として表8-5のものをあげている[12]．

2006年度には，施設など（介護老人福祉施設，介護老人保健施設，介護療養型医療施設，地域密着型介護老人福祉施設入所者生活介護）が身体拘束などの適正化のための対策を実施していない場合に介護報酬が減算となる施策が導入され，2018年度より対象となる施設の範囲が拡大され（特定入所者生活介護・認知症対応型共同生活介護）減算単位数も増えた[13]．その

中でも，身体拘束をせざるを得ない場合の要件として，①切迫性（行動制限を行わない場合患者の生命または身体が危険にさらされる可能性が高い），②代替性（行動制限以外に患者の安全を確保する方法がない），③一時性（行動制限は一時的であること），を掲げている．一方で，転倒とそれに伴う紛争リスク回避の兼ね合いもあり，医療・介護現場における身体拘束は根強く残る．しかし，身体拘束により身体的虐待と判定されることもあり，高齢者のケアで身体拘束をしない方法・工夫を常に模索する必要がある[14]．

（中村磨美）

🖊 参考文献

1. 被虐待児への対応
1）日本子ども虐待医学会：一般医療機関における子ども虐待初期対応ガイド．[https://jamscan.jp/manual/]（2023年3月閲覧）

2. 被虐待高齢者への対応
1）厚生労働省：令和2年度「高齢者虐待の防止，高齢者の養護者に対する支援等に関する法律」に基づく対応状況等に関する調査結果．[https://www.mhlw.go.jp/stf/houdou/0000196989_00008.html]（2023年3月閲覧）
2）Lachs MS, et al：Elder Abuse. N Engl J Med, 373：1947-1956, 2015.
3）津村智恵子，他：高齢者のセルフ・ネグレクトに関する課題．大阪市大看誌，2：1-10，2006.
4）東京都福祉保健局：高齢者等の見守りガイドブック　第3版．[https://www.fukushihoken.metro.tokyo.lg.jp/kourei/koho/mimamoriguidebook.html]（2023年3月閲覧）
5）岸　恵美子：セルフ・ネグレクトの予防と支援の手引き，2017．[https://www.lab.toho-u.ac.jp/nurs/community_nurs/staff/tjoimi0000001s65-att/tjoimi0000001xz4.pdf]（2023年3月閲覧）
6）Rosen T, et al：Identifying and Initiating Intervention for Elder Abuse and Neglect in the Emergency Department. Clin Geriatr Med, 34：435-451, 2018.
7）Honarvar B, et al：Violence against Nurses：A Neglected and Health-threatening Epidemic in the University Affiliated Public Hospitals in Shiraz, Iran. Int J Occup Environ Med, 10：111-123, 2019.
8）東京都福祉保健局：高齢者虐待防止と権利擁護．高齢者虐待の背景．[https://www.fukushihoken.metro.tokyo.lg.jp/zaishien/gyakutai/understand/haikei/index.html]（2023年3月閲覧）
9）梶川義人：高齢者虐待の防止．おはよう21，32：62-65，2021.
10）松岡佐智：介護老人福祉施設における介護職員の虐待防止意識に影響を与える要因．福岡県大人間社紀，30：103-112，2021.
11）落合克能，他：介護老人福祉施設における虐待予防プログラムを用いた研修実施と効果検証．聖隷クリストファー大社福紀，19：11-30，2021.
12）日本看護倫理学会 臨床倫理ガイドライン検討委員会：身体拘束予防ガイドライン．[https://www.jnea.net/wp-content/uploads/2022/09/guideline_shintai_2015.pdf]（2023年3月閲覧）
13）田中　元：イマココ図解でわかる　どうなる？介護保険・社会保障制度（第10回）ますます重要．高齢者虐待の防止と身体拘束の廃止．おはよう21，31：24-27，2020.
14）高波澄子：身体拘束裁判例から考える個人の尊厳を基盤とする看護．旭川大保健福研紀，13：15-22，2021.

🖊 資　料

1. 被虐待児への対応
・日本小児科学会 こどもの生活環境改善委員会：子ども虐待診療の手引き　第3版，2022．[https://www.jpeds.or.jp/uploads/files/20220328_g_tebiki_3.pdf]（2023年3月閲覧）

第9章

救急医療現場で求められること

1. 異状死と救急医療

　日本法医学会の異状死ガイドラインでは，異状死体とは「確実に診断された内因性疾患で死亡したことが明らかである死体以外の全ての死体」と定義している[1]．つまり，診断されている病気で死亡する以外の死は，すべて異状死である．① 外因による死亡（診療の有無，診療の期間を問わない），② 外因による傷害の続発症，あるいは後遺障害による死亡，③ 上記①または②の疑いがあるもの，④ 死因が明らかでない死亡がそれにあたる（**表9-1**）[1]．これらを発見した際は，「医師は，死体又は妊娠4月以上の死産児を検案して異状があると認めたときは，24時間以内に所轄警察署に届け出なければならない」（医師法21条）とされている（p. 159参照）．

　救急で搬送される心肺停止患者は，異状死であることが多い．心肺停止の原因が外因死である場合はもとより，外表上の変化を認めない原因不詳の病死の場合も多い．例えば，一見すると内因性疾患による心肺停止であっても，薬物による他殺の可能性もあるため，所轄警察に届出または相談をする必要がある．

　厚生労働省の死亡診断書（死体検案書）記入マニュアルによれば，医師は「自らの診療管理下にある患者が，生前に診療していた傷病に関連して死亡したと認める場合」には，死亡診断書を交付できる[2]．診療中の患者が死亡した場合，これまで当該患者の診療を行ってきた医師は，たとえ死亡に立ち会えなくとも，死亡後改めて診察を行い，生前に診療していた傷病に関連する死亡であると判定できる場合には，死亡診断書を交付することができる．開業医にかかりつけの患者が心肺停止で救急外来に搬送され死亡した際，かかりつけ医に状況を説明し，かかりつけ医が生前に診療していた傷病に関連する死亡であると判断すれば死亡診断書をかかりつけ医が交付することもある．

　異状死で見落とされやすいのが，「②外因による傷害の続発症，あるいは後遺障害による死亡」である．交通外傷で受診し，多発外傷のため寝たきりとなり，肺炎を併発し，死亡した場合などがこれにあたる．直接の死因が内因死であっても，原死因は外傷なので，異状死として警察に届ける義務があることを失念してはならない．

2. 知っておくべき用語の解説

　死に直面する機会が多い救急・集中治療の現場においては，迅速な対応や判断が求められる．それらの判断を適切に行うためには，現場で用いられる用語についての正確な理解が重要となる．ここでは，救急・集中治療にかかわる看護師として，特に知っておくべき用語について解説する．

1) DNAR

　DNARとは do not attempt resuscitation の略で，本人または本人の利益にかかわる代理者の意思決定を受けて心肺停止時に蘇生処置を差し控えることである．1995年に日本救急医学

表9-1　届け出るべき異状死

①外因による死亡（診療の有無，診療の期間を問わない）

　（1）不慮の事故

　　A．交通事故
　　　　運転者，同乗者，歩行者を問わず，交通機関（自動車のみならず自転車，鉄道，船舶などあらゆる種類のものを含む）による事故に起因した死亡．自過失，単独事故など，事故の態様を問わない．

　　B．転倒，転落
　　　　同一平面上での転倒，階段・ステップ・建物からの転落などに起因した死亡．

　　C．溺水
　　　　海洋，河川，湖沼，池，プール，浴槽，水たまりなど，溺水の場所は問わない．

　　D．火災・火焔などによる障害
　　　　火災による死亡（火傷・一酸化炭素中毒・気道熱傷あるいはこれらの競合など，死亡が火災に起因したものすべて），火陥・高熱物質との接触による火傷・熱傷などによる死亡．

　　E．窒息
　　　　頸部や胸部の圧迫，気道閉塞，気道内異物，酸素の欠乏などによる窒息死．

　　F．中毒
　　　　毒物，薬物などの服用，注射，接触などに起因した死亡．

　　G．異常環境
　　　　異常な温度環境への曝露（熱射病，凍死）．日射病，潜函病など．

　　H．感電・落雷
　　　　作業中の感電死，漏電による感電死，落雷による死亡など．

　　I．その他の災害
　　　　上記に分類されない不慮の事故によるすべての外因死．

　（2）自殺
　　　　死亡者自身の意志と行為にもとづく死亡．
　　　　縊頸，高所からの飛降，電車への飛込，刃器・鈍器による自傷，入水，服毒など．自殺の手段方法を問わない．

　（3）他殺
　　　　加害者に殺意があったか否かにかかわらず，他人によって加えられた傷害に起因する死亡すべてを含む．絞・扼頸，鼻口部の閉塞，刃器・鈍器による傷害，放火による焼死，毒殺など．加害の手段方法を問わない．

　（4）不慮の事故，自殺，他殺のいずれであるか死亡に至った原因が不詳の外因死
　　　　手段方法を問わない．

②外因による傷害の続発症，あるいは後遺障害による死亡

　　　　例）
　　　　・頭部外傷や眠剤中毒などに続発した気管支肺炎
　　　　・パラコート中毒に続発した間質性肺炎・肺線維症
　　　　・外傷，中毒，熱傷に続発した敗血症・急性腎不全・多臓器不全
　　　　・破傷風
　　　　・骨折に伴う脂肪塞栓症　　など

③上記①または②の疑いがあるもの

　　　　外因と死亡との間に少しでも因果関係の疑いのあるもの．
　　　　外因と死亡との因果関係が明らかでないもの．

④死因が明らかでない死亡

　（1）死体として発見された場合．

　（2）一見健康に生活していた人の予期しない急死．

　（3）初診患者が，受診後ごく短時間で死因となる傷病が診断できないまま死亡した場合．

　（4）医療機関への受診歴があっても，その疾病により死亡したとは診断できない場合（最終診療後24時間以内の死亡であっても，診断されている疾病により死亡したとは診断できない場合）．

　（5）その他，死因が不明な場合．
　　　　病死か外因死か不明の場合．

（日本法医学会教育委員会：異状死ガイドライン．日法医誌，48：357-358，1994 より）

会救命救急法検討委員会から「DNR（do not re-suscitate）とは尊厳死の概念に相通じるもので，がんの末期，老衰，救命の可能性がない患者などで，本人または家族の希望で心肺蘇生法（cardio pulmonary resuscitation：CPR）を行わないこと」との定義が示されている[3]．しかし，DNRが蘇生する可能性が高いのに蘇生を実施しない印象もあることから，attemptを加え，蘇生の見込みが低いと考えられるなかで，蘇生処置を試みない用語としてDNARが使用されたとする背景がある（図9-1）．

現場では，DNARの意味を拡大解釈し，心肺停止でないにもかかわらず，蘇生処置だけでなく，DNAR指示のもとに酸素投与，気管挿管，人工呼吸器，補助循環装置，血液浄化法，昇圧薬，抗不整脈薬，抗菌薬，輸液，栄養，鎮痛・鎮静，ICU入室など，通常の医療・看護行為の不開始，差し控え，中止がなされることもある．DNAR指示が医師から出された際には，心停止時のCPRのみを差し控えるのかを確認し，医療チームで統一された認識をもつことが必須である．

厚生労働省は2007年，終末期医療の決定プロセスに関するガイドラインにおいて，わが国で初めて人生の最終段階における医療の在り方に関して述べた．2015年に，人生の最終段階の決定プロセスに関するガイドラインに名称変更され，さらに2018年に人生の最終段階における医療・ケアの決定プロセスに関するガイドライン[4]と改訂し，医療・ケアを受ける本人が医療・ケアチームと十分話し合いを行い，本人による意思決定を基本とした上で人生の最終段階における医療・ケアを進めることについて述べた．このガイドラインでは，繰り返し話し合うこと，本人の意思は変化しうるものであることを理解するのが重要であるとされている．しかし，残念ながらDNARを含め，具体的に臨床に即した内容は記載されていない（表9-2）[4]．

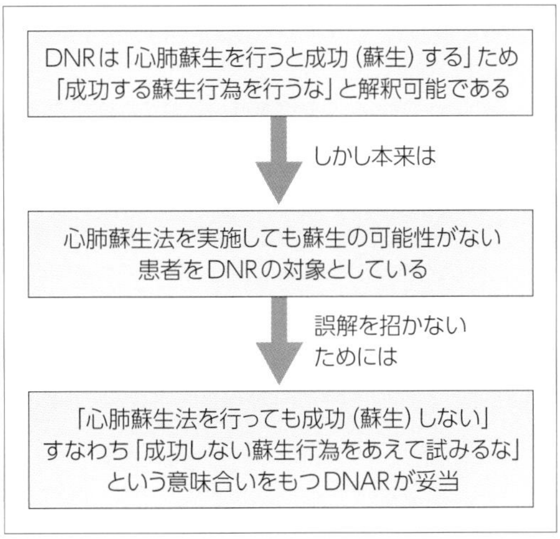

図9-1　DNRからDNARへの変遷

日本臨床倫理学会では2015年，日本版POLST（DNAR指示を含む）作成指針[5]を公開した．ここでは，心肺停止時に心肺蘇生を行わないDNARだけでなく，生命を脅かす疾患に直面しているが心肺停止状態ではない場合についても言及されており，I．POLST（DNAR指示を含む）についての基本姿勢，II．POLST（DNAR指示を含む）作成に関するガイダンス，III．POLST（DNAR指示を含む）書式で構成されている．厚生労働省のガイドラインに比較的準拠しており，同様に本人，家族，医療ケアチームで十分なコミュニケーションがとられているかを重要視している．なお，POLSTとはphysician orders for life sustaining treatmentの略で，日本語に訳せば「延命治療に対する医師の指示」となる．

一方，日本集中治療医学会は2017年，POLSTに関して急性期医療領域では合意形成ができておらず，検証も不十分であるため急性期においては推奨しないとしている[6]．これは，急性期において厚生労働省が求める本人の意思決定ができないことが多く，医療・ケアチームと十分話し合う時間が得られにくいためと考えられる．しかし，救急・集中治療の現場において家

111

表9-2　人生の最終段階における医療・ケアの決定プロセスに関するガイドライン

1. 人生の最終段階における医療・ケアの在り方

　①医師等の医療従事者から適切な情報の提供と説明がなされ，それに基づいて医療・ケアを受ける本人が多専門職種の医療・介護従事者から構成される医療・ケアチームと十分な話し合いを行い，本人による意思決定を基本としたうえで，人生の最終段階における医療・ケアを進めることが最も重要な原則である.

　　また，本人の意思は変化しうるものであることを踏まえ，本人が自らの意思をその都度示し，伝えられるような支援が医療・ケアチームにより行われ，本人との話し合いが繰り返し行われることが重要である.

　　さらに，本人が自らの意思を伝えられない状態になる可能性があることから，家族等の信頼できる者も含めて，本人との話し合いが繰り返し行われることが重要である.この話し合いに先立ち，本人は特定の家族等を自らの意思を推定する者として前もって定めておくことも重要である.

　②人生の最終段階における医療・ケアについて，医療・ケア行為の開始・不開始，医療・ケア内容の変更，医療・ケア行為の中止等は，医療・ケアチームによって，医学的妥当性と適切性を基に慎重に判断すべきである.

　③医療・ケアチームにより，可能な限り疼痛やその他の不快な症状を十分に緩和し，本人・家族等の精神的・社会的な援助も含めた総合的な医療・ケアを行うことが必要である.

　④生命を短縮させる意図をもつ積極的安楽死は，本ガイドラインでは対象としない.

2. 人生の最終段階における医療・ケアの方針の決定手続

　　人生の最終段階における医療・ケアの方針決定は次によるものとする.

(1) 本人の意思の確認ができる場合

　①方針の決定は，本人の状態に応じた専門的な医学的検討を経て，医師等の医療従事者から適切な情報の提供と説明がなされることが必要である.

　　そのうえで，本人と医療・ケアチームとの合意形成に向けた十分な話し合いを踏まえた本人による意思決定を基本とし，多専門職種から構成される医療・ケアチームとして方針の決定を行う.

　②時間の経過，心身の状態の変化，医学的評価の変更等に応じて本人の意思が変化しうるものであることから，医療・ケアチームにより，適切な情報の提供と説明がなされ，本人が自らの意思をその都度示し，伝えることができるような支援が行われることが必要である.この際，本人が自らの意思を伝えられない状態になる可能性があることから，家族等も含めて話し合いが繰り返し行われることも必要である.

　③このプロセスにおいて話し合った内容は，その都度，文書にまとめておくものとする.

(2) 本人の意思の確認ができない場合

　　本人の意思確認ができない場合には，次のような手順により，医療・ケアチームの中で慎重な判断を行う必要がある.

　①家族等が本人の意思を推定できる場合には，その推定意思を尊重し，本人にとっての最善の方針をとることを基本とする.

　②家族等が本人の意思を推定できない場合には，本人にとって何が最善であるかについて，本人に代わる者として家族等と十分に話し合い，本人にとっての最善の方針をとることを基本とする.時間の経過，心身の状態の変化，医学的評価の変更等に応じて，このプロセスを繰り返し行う.

　③家族等がいない場合及び家族等が判断を医療・ケアチームに委ねる場合には，本人にとっての最善の方針をとることを基本とする.

　④このプロセスにおいて話し合った内容は，その都度，文書にまとめておくものとする.

(3) 複数の専門家からなる話し合いの場の設置

　　上記 (1) 及び (2) の場合において，方針の決定に際し，

　・医療・ケアチームの中で心身の状態等により医療・ケアの内容の決定が困難な場合

　・本人と医療・ケアチームとの話し合いの中で，妥当で適切な医療・ケアの内容についての合意が得られない場合

　・家族等の中で意見がまとまらない場合や，医療・ケアチームとの話し合いの中で，妥当で適切な医療・ケアの内容についての合意が得られない場合

　　等については，複数の専門家からなる話し合いの場を別途設置し，医療・ケアチーム以外の者を加えて，方針等についての検討及び助言を行うことが必要である.

（厚生労働省：人生の最終段階における医療・ケアの決定プロセスに関するガイドライン.改訂　平成30年3月.〔https://www.mhlw.go.jp/file/04-Houdouhappyou-10802000-Iseikyoku-Shidouka/0000197701.pdf〕より）

表9-3　ACPで話し合うべきことの例

患者の状況	・家族構成や暮らしぶり ・健康状態において気になる点 ・ほかにかかっている医療機関（治療内容）や介護保険サービスの利用の有無
患者が大切にしたいこと （人生観や価値観，希望など）	・これまでの暮らしで大切にしてきたこと ・今の暮らしで気になっていること ・これからどう生きたいか ・家族など大切な人に伝えておきたいことはあるか（会っておきたい人，最後に食べたいもの，葬儀や墓について，財産など） ・最期の時間を，どこで，誰と，どのように過ごしたいか ・意思決定のプロセスに参加してほしい人は誰か ・代わりに意思決定をしてくれる人がいるか
医療およびケアについての希望	・可能な限りの治療を希望する ・苦痛を少しでも和らげてほしい ・できるだけ自然な形で最期を迎えたい

族が代理意思決定者としてDNARにかかわる決断をしていることは日常的に行われている．家族の気持ちは日々揺れ動くため，いったんDNAR指示が出され医療処置の実施方針が決まった後でも方針を変えられることを家族に伝え，真摯に対応することが重要である．

DNARはこの後に続くACPにおいても重要な言葉であるため，十分理解を深めていなければならない．

2) アドバンス・ケア・プランニング

アドバンス・ケア・プランニング（advance care planning：ACP）とは，将来の変化に備え，将来の医療およびケアについて，本人を主体にその家族や近しい人，医療・ケアチームが，繰り返し話し合いを行い，本人による意思決定を支援するプロセスのことである．そして，患者の意思を尊重した医療およびケアを提供し，尊厳ある生き方を実現することが目的である．ACPで話し合うべきことの例を表9-3に示す．終末期においては，約70％の患者で意思決定が不可能になると言われており[7]，今後の治療方針を決定することができなくなるた

め，家族が代理意思決定者となることがほとんどである．超高齢社会においては，医療機関に入院中の患者ばかりでなく，認知症や独居生活者のほか，在宅での意思決定支援にも焦点を当てる必要がある．

一方で，救急・集中治療の現場では，予測もなく患者が生命の危機的状態におかれることが多く，ACPが行われている患者も少ない．そのため，代理意思決定を家族だけが行うには困難なことが多く，看護師が家族の意思決定を支援することが重要である．特に，一般的な死別において遺族に複雑性悲嘆が生じる割合は1割程度であるのに対し，救急部門での死別経験をもつ遺族では3割以上であるという[8]．このような複雑性悲嘆への移行を予防するためにもACPは有効である．

113

3. 救急要請における諸問題と集中治療における延命治療

　心肺蘇生を望まない患者が，在宅で心肺停止に陥った際の救急医療現場の対応などについて概説する．

1) 心肺蘇生を望まない患者への対応

　日本臨床救急医学会は2017年，人生の最終段階にある傷病者の意思に沿った救急現場での心肺蘇生等のあり方に関する提言を発表している．その背景には，患者の突然の容態変化などにより患者家族が慌てて救急要請をしたものの，救急隊から心肺停止状態であることを告げられた際，「CPRを中止してほしい」と言われ，救急隊員が苦慮していたことがあげられる．ACPを行い，在宅での看取りを希望していたにもかかわらず，容態が変化した患者を目の前にすると，家族が動揺し救急要請することは容易に想像できる．そのため病状の進行とともにどのような身体的・精神的な変化が生じてくるのかを患者家族に説明する必要がある．ほかにも，たまたま居合わせた事情を知らない介護職員や久しぶりに会いに来た友人などが救急要請をする場合もある．このような状況も，望まない救急要請につながっている．一方で，一度救急要請がされてしまえば，救急隊は現場に出動することが救急業務実施基準であり，傷病者が搬送を拒否しない限りその人を医療機関に搬送することが求められている．本人が拒否しなければ，救命処置を望むか否かにかかわらず，救急隊はどこかの医療機関に搬送せざるを得ない．

　これらの背景から，「人生の最終段階にあり心肺蘇生等を希望しない意思を示した心肺停止事例に対する救急隊の標準的活動プロトコール」が作成されている（図9-2）[9]．図9-2内にある「傷病者および心肺停止の状況の確認」の詳細については表9-4[9]に示す．表9-4内の除外項目に記載があるように，外因性での心肺停止を強く疑う場合に蘇生は継続される．

　本プロトコールをもとに，各都道府県のメディカルコントロール協議会での議論を経て，かかりつけ医などの指示によりCPRを中止する取り組みを行っている市町村も増加してきている．

　人生の最終段階にあり，在宅看取りを希望し，かつ望まない救急搬送を防ぐには，① 関係者でACPを行うこと，② 家族が，今後起こり得る身体的・精神的変化を理解すること，③ かかりつけ医と心肺蘇生の中止・不搬送同意書を準備すること，などが必要である．

2) 集中治療における延命中止

　ICUに入室し最善の治療や処置を行ったとしても，患者の経過などから，救急・集中治療の終末期であると判断されることがある．このような患者に対して人工呼吸器を取り外すことは可能なのだろうか．答えとしては，Yesである．このことは，救急・集中治療における終末期医療に関するガイドラインに明記されている[10]．救急・集中治療における終末期の定義は，集中治療室等で治療されている急性重症患者に対し適切な治療を尽くしても救命の見込みがないと判断される時期である．救急・集中治療における終末期の判断は，全脳機能不全や，人工的な装置に依存し複数の臓器が不可逆的な機能不全となること，現在の治療に加えてさらに行うべき治療方法がなく，現行治療を継続しても早期に死亡することが予測される場合，回復不能な悪性腫瘍の末期であることなどが積極的治療の開始後に判明した場合などがあげられる．延命処置への選択肢は，現在の治療を維持する方法や，治療を減量する方法，現在の治療を終了する方法などがあげられる．延命処置を減量や終了する選択肢として，心停止時に心肺蘇生を行わないことなどとともに，人工呼吸器

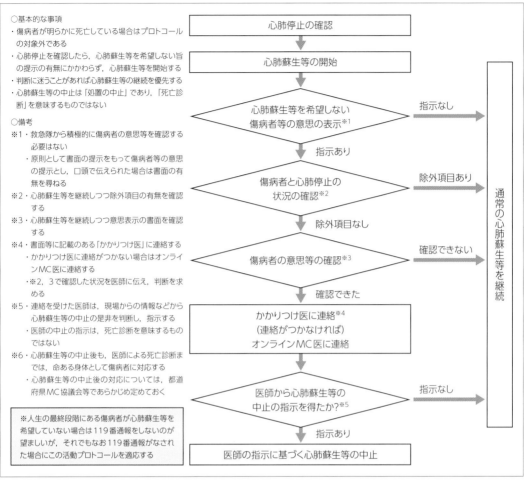

○基本的な事項
・傷病者が明らかに死亡している場合はプロトコールの対象外である
・心肺停止を確認したら，心肺蘇生等を希望しない旨の提示の有無にかかわらず，心肺蘇生等を開始する
・判断に迷うことがあれば心肺蘇生等の継続を優先する
・心肺蘇生等の中止は「処置の中止」であり，「死亡診断」を意味するものではない

○備考
※1・救急隊から積極的に傷病者の意思等を確認する必要はない
　・原則として書面の提示をもって傷病者等の意思の提示とし，口頭で伝えられた場合は書面の有無を尋ねる
※2・心肺蘇生等を継続しつつ除外項目の有無を確認する
※3・心肺蘇生等を継続しつつ意思表示の書面を確認する
※4・書面等に記載のある「かかりつけ医」に連絡する
　・かかりつけ医に連絡がつかない場合はオンラインMC医に連絡する
　・※2，3で確認した状況を医師に伝え，判断を求める
※5・連絡を受けた医師は，現場からの情報などから心肺蘇生等の中止の是非を判断し，指示する
　・医師の中止の指示は，死亡診断を意味するものではない
※6・心肺蘇生等の中止後も，医師による死亡診断までは，命ある身体として傷病者に対応する
　・心肺蘇生等の中止後の対応については，都道府県MC協議会等であらかじめ定めておく

※人生の最終段階にある傷病者が心肺蘇生等を希望していない場合は119番通報をしないのが望ましいが，それでもなお119番通報がなされた場合にこの活動プロトコールを適応する

心肺停止の確認

心肺蘇生等の開始

心肺蘇生等を希望しない傷病者等の意思の表示※1 — 指示なし →
↓ 指示あり

傷病者と心肺停止の状況の確認※2 — 除外項目あり →
↓ 除外項目なし

傷病者の意思等の確認※3 — 確認できない →
↓ 確認できた

かかりつけ医に連絡※4（連絡がつかなければ）オンラインMC医に連絡

医師から心肺蘇生等の中止の指示を得たか?※5 — 指示なし →
↓ 指示あり

医師の指示に基づく心肺蘇生等の中止

通常の心肺蘇生等を継続

図9-2　人生の最終段階にあり心肺蘇生等を希望しない意思を示した心肺停止事例に介する救急隊の標準的活動プロトコール

（日本臨床救急医学会：人生の最終段階にある傷病者の意思に沿った救急現場での心肺蘇生等のあり方に関する提言．［https://www.fdma.go.jp/singi_kento/kento/items/kento230_07_shiryo5.pdf］より）

などの生命維持装置を終了することが含まれている．しかし，人工呼吸器などの生命維持装置を終了することは，短時間で心停止となることもあるため，家族らの立ち合いのもとに行うなど配慮しなければならない．

　いずれにせよ，延命処置を減量・終了する場合には，患者の意思をよく理解している家族に対し医療チームでかかわり，決定した事項を的確・明瞭に診療録に記載する必要がある．施設によっては倫理委員会などで検討を行うことがあるため，各施設の規定に則り進める必要がある．

4. 救急医療現場における看護師の役割

　救急外来，ICUなどにおける看護師の役割について，主に家族へのかかわりを中心に概説する．

1）救急現場における家族ケア

　救急外来に搬送される重症患者は，突然に発症する疾患や事故，慢性疾患の増悪などにより生命の危機的状態に陥ることがある．重症患者に対し医療処置が行われている間，家族は閉ざ

表9-4　傷病者および心肺停止の状況の確認

①傷病者の状況	ア　年齢と性別 イ　散瞳の有無（5 mm 以上），対光反射の有無 ウ　皮膚の冷感の有無 エ　肘，膝関節の硬直の有無 オ　体幹，四肢下面の皮膚変色の有無 カ　心電図モニターの波形 ※医師による心肺蘇生等の中止の指示があるまでは，適応波形には電気ショックを行う
②心肺停止の状況	キ　心肺停止に至った状況 ク　心肺停止の目撃の有無 ケ　家族や関係者による心肺蘇生の実施の有無 コ　家族や関係者の心肺蘇生等の希望の状況 サ　心肺停止に至るまでの既往歴，生活歴
除外項目 以下に該当すれば心肺蘇生等を 継続する	・外因性心肺停止を疑う状況（交通事故，自傷，他害等） ・心肺蘇生等の継続を強く求める家族や関係者がいる場合

※「①傷病者の状況」については，消防庁通知「救急活動時における適正な観察の実施について」（消防救第36号平成26年2月24日）を参照

（日本臨床救急医学会：人生の最終段階にある傷病者の意思に沿った救急現場での心肺蘇生等のあり方に関する提言．〔https://www.fdma.go.jp/singi_kento/kento/items/kento230_07_shiryo5.pdf〕より）

された救急初療室の扉の前で，情報がないまま数時間にわたり待ち続けることがある．じっと座っていることができず，廊下の中を常に歩き回っている家族もいる．複数の医療スタッフの声やモニターのアラーム音などが微かに聞こえる中，家族は極度の不安やストレスにさらされながら医療者から声がかかることをいつかと待っている．救急現場での家族ケアの特徴として，積極的な治療を行う期間と死亡の期間が，慢性的な疾患などと比較して極端に短いことがあげられる．さらに，救命を優先とした治療が行われるため，家族とのかかわりの時間がさらに短くなる．

このような背景の中，救急現場で従事する看護師は，家族へのケアを実践していかなければならない．重症患者家族のニーズの構成概念には，情報，接近，保証，快適さ，サポート，態度がある[11]．一方，救急外来で亡くなる患者の家族のニーズは，「家族が現状を理解するための情報提供」「家族の精神的な苦痛に配慮する行動」「家族に対する支持的な態度」「家族が患者に寄り添う機会の提供」「医療者の患者に対する敬意をもった対応」が報告されている[12]．家族のニーズを加味したケアを実践するためには，① 患者への治療が優先される中でも適切な情報をタイムリーに提供すること，② 情報提供の際には，患者のニーズや見通しに配慮した適切な治療を実践していると伝えること，③ 面会ができるタイミングを常に考え，しかるべきタイミングで対面ができるように調整すること，④ 家族から溢れ出すさまざまな感情に対し，共感的態度や誠実な態度が取れるようにすることなどが重要である．救急現場における突然の死に対し，家族がその事実を理解し現実として受け入れることは非常に困難であることから，家族へのかかわりに困難さを感じている看護師が多い．しかし，救急部門での死別経験は，遺族が複雑性悲嘆へ移行する割合が高いため，ニーズにもとづいた支援を実践していくことが重要である．

2) 検視となった患者家族への対応

救急で搬送される異状死の疑いがある心肺停止患者は，救急外来での死亡確認後，警察官に

よる検視や医師による死体検案が行われる．したがって，病院から警察へ遺体が搬送されることが多い．そのため，死亡確認後に遺族との対面時間を十分にとることができず，死後処置もできない．つまり，遺体は救命のための医療処置が実施された状態のままで警察へ引き渡さなければならない．検視となった例における遺族の心情は，想像するだけでも心が苦しくなる．検視となった遺族にかかわる際には，検視や死体検案の必要性についての説明を医師から受けたかを確認するとともに，その内容に疑問点がないかを確認すること．遺体に目立つ汚染や外傷がある場合は，面会までに病衣を整え，処置部をおおうなど，家族への衝撃を緩和することも実践すべきである．異状死に際しても，家族のニーズにもとづいた看護を実践することが必要である．

（森口真吾，別府　賢）

✎ 参考文献

1) 日本法医学会教育委員会：異状死ガイドライン．日法医誌，48：357-358，1994.
2) 厚生労働省：令和5年度版死亡診断書（死体検案書）記入マニュアル．［https://www.mhlw.go.jp/toukei/manual/］（2023年3月閲覧）
3) 日本救急医学会 救命救急法検討委員会（小濱啓次）：医療機関に来院する心肺機能停止に関する用語．日救急医会誌，6：198-201，1995.
4) 厚生労働省：人生の最終段階における医療・ケアの決定プロセスに関するガイドライン．改訂　平成30年3月．［https://www.mhlw.go.jp/file/04-Houdouhappyou-10802000-Iseikyoku-Shidouka/0000197701.pdf］（2023年3月閲覧）
5) 日本臨床倫理学会：日本版POLST（DNAR指示を含む）作成指針．［https://c-ethics.jp/deliverables/detail02/］（2023年3月閲覧）
6) 日本集中治療医学会：Do Not Attempt Resuscitaion（DNAR）指示のあり方についての勧告．日集中医誌，24：208-209，2017.
7) Silveira MJ, et al：Advance directives and outcomes of surrogate decision making before death. N Engl J Med, 362：1211-1218, 2011.
8) 安藤満代，他：ICUで家族が亡くなった遺族の精神的健康度と複雑性悲嘆．日臨救医誌，16：91-94, 2013.
9) 日本臨床救急医学会：人生の最終段階にある傷病者の意思に沿った救急現場での心肺蘇生等のあり方に関する提言．［https://www.fdma.go.jp/singi_kento/kento/items/kento230_07_shiryo5.pdf］（2023年3月閲覧）
10) 日本集中治療医学会，他：救急・集中治療における終末期医療に関するガイドライン〜3学会からの提言〜．［https://www.jsicm.org/pdf/1guidelines1410.pdf］（2023年3月閲覧）
11) 山勢博彰，他：完成版CNS-FACEの信頼性と妥当性の検証．日救急看会誌，12：29-38, 2003.
12) 伊東由康，他：救急外来で亡くなる患者の家族のニーズ．Human Welfare, 10：103-113, 2018.

第10章

在宅看取りとターミナルケア

1. 訪問看護ステーションと看護師の役割

1. 在宅看護とは

在宅看護は，病や障害をもち在宅で療養する人々に対して，住み慣れた地域において療養生活を営めるよう，療養者を「地域で生活する人」ととらえ，生活者である療養者のQOLの向上（その人が望む暮らしの実現）を目指して提供される看護活動である[1].

在宅での看護活動は，保健・医療・福祉を統合した包括的ケアである在宅ケアの一翼を担うものであり，在宅医療や在宅福祉との連携・協働のもとに在宅ケア活動が行われる．在宅医やケアマネジャーなどのケアチームメンバーと協働することが望まれる．

また，「人生の終末を在宅で迎えたい」と希望する療養者・家族を支えるという重要な機能ももつ．発達段階や，がん・非がん疾患，同居家族の有無を問わず，療養者が望む場所で尊厳ある終焉を迎えられるように，療養者の心身の苦痛の緩和，家族支援，医療・介護関連職種との連携・協働，チームケア体制の整備などを行う[1].

2. 在宅看護の役割

在宅療養生活の主体は療養者である．在宅療養者が自己決定に基づいて，本人が望むかたちで療養生活を送れるよう，療養者の意思や希望を引き出し，決められるよう支援（意思決定支援）する[1]. 在宅看護では，療養者だけでなく家族も支援の対象である．病や障害をもつ家族成員が生じると，家族の役割や家族関係が変化し不安定な状況になりやすい．主介護者の心身の健康状態，社会的状況，経済状況，問題解決能力やソーシャルサポートの有無など，家族を取り巻く環境含め，可能な限り情報を得て，家族成員全体をとらえアセスメントをする必要がある．療養者に対する思いや介護に対する意欲などを考慮し，家族の希望する介護サービスの導入や介護負担軽減のためのサポートなどを検討し支援していく．

3. 訪問看護とは

訪問看護とは，看護師等が療養者の居宅（自宅など）に訪問して医師の指示のもとに看護を提供することである．訪問看護ステーション（訪問看護事業所），または保険医療機関などの訪問看護を担当する部門から訪問看護サービスが提供されている[1]. 訪問看護は，多職種・関係機関と連携や調整をしながら協働し，在宅看護の専門職としてチームの中での中心的役割をもち，療養者と家族の療養生活を支援する．

1) 居 宅

居宅とは，療養者が生活を営んでいる場を指す．法律上，訪問看護が実施される場を「居宅

において」と規定している．2008年度の診療報酬改定により，老人ホーム，地域密着型特定施設，高齢者専用賃貸住宅，サービス付き高齢者向け住宅などの介護保険施設などに居宅している療養者に対しても訪問看護を行い，報酬を請求できるようになった．療養者の自宅だけではなく広く療養者が生活する場にも制度的に拡大してきている[2]．

2) 訪問看護ステーション

訪問看護ステーションは，1992年老人保健法一部改正，1994年の健康保険法一部改正等により「指定老人訪問看護制度」「指定訪問看護制度」として創設された．2000年介護保険制度の施行により「指定居宅サービス事業者」として整備され，訪問看護を担ってきた[2]．超高齢社会における数々の社会背景により，地域で在宅療養を支える医療職としての訪問看護の必要性は高まり続け，従来の訪問看護に加えて療養通所介護等の複合・多機能化型など，訪問看護の量ならびに機能の拡大が期待されている．

4.　訪問看護の対象者

訪問看護の対象者は，乳幼児から高齢者まですべてのライフサイクルにある人々であり，予防的ケアを要する人から終末期の状態にある人まで，多様な健康レベルの療養者・家族を対象とする[2]．在宅医療の推進により，がんの末期や慢性疾患などによる終末期を自宅で過ごす療養者が増加している．同じ末期状態にある療養者でも，がんとそれ以外の場合では，病状の進行，出現する症状とその治療方法，家族背景などにおいて異なる場合が多く，対応も異なる．しかし，終末期の症状として共通して出現する疼痛，呼吸苦，食欲不振などの症状緩和，療養者の望むその人らしい生き方を最期まで支援するという意味では同じ対応が求められる[3]．以

下，在宅ターミナルケアは，主に自宅について述べる．

5.　ターミナルケアとは

ターミナルケアは「医学的に治る見込みがないと診断され，数か月以内に死亡すると予測される患者に対して行われる」とされている[4]．療養者の中には治療できなくなったという事実を受け止められず，医師の病状説明を正しく理解することが困難な場合もある．在宅ターミナルケアを支えるケアチームは，療養者がその人らしく生きるために必要な医療とケアを最期まで届ける必要がある．

訪問看護は，療養者とその家族の歴史についての情報をもとに，現在の状況（本人の病状・心身の状態，家族の健康状態や家族の介護状況など）から今後の見通しについてアセスメントし，療養生活を送るための最善策を，療養者と家族，在宅ターミナルケアをともに行っていくケアチームとともに考える．

在宅ターミナルケアとは，「その人らしく生ききることを支えるケア」であり，そのための（生きることを支える）支援チームは必須である．

自宅での看取りを可能にする条件として，以下が考えられる．

① 療養者・家族が自宅での療養や看取りを希望している．
② 療養者・家族の心身の負担が増大せずに在宅療養を継続できる．
③ 病院・診療所や訪問看護事業所により，24時間連絡体制がある．
④ 専門職が療養者・家族の不安や揺れに寄り添って家族の看取りをともに支える．
⑤ 療養者・家族を含む在宅ケアチームが方向性や緊急体制を共有し力を合わせることができる[1]．

表10-1　在宅ターミナルケアのプロセス

① 準備期	訪問看護の依頼から訪問開始までの期間
② 開始期	訪問開始から在宅療養の支援体制がほぼ安定するまでの期間
③ 維持期	病状や症状および在宅療養の支援体制は比較的安定している時期
④ 悪化期	病状や症状が変化し必要に応じて支援体制を再構築する時期
⑤ 臨死期	死が数日以内と予測される時期
⑥ 死別期	死亡直後からおおむね 1 年間

（全国訪問看護事業協会：訪問看護が支える在宅ターミナルケア．日本看護協会出版会，p. 58-101，2021 より）

6. 在宅ターミナルケアのプロセス

在宅ターミナルケアの基本的な流れは，6つの時期に分けられる（表10-1）．このようなプロセスを理解することで，各時期でのケアの目標設定や次の段階へと移る目安となり，次に必要となる看護ケアを予測した上で，今提供すべき看護が明確になる．日々変化していく療養者の病状をアセスメントしながら事前に対策を講じることができる．

1) 準備期

準備期のケアの目標は「療養者と家族が安心して在宅療養を始められるための体制を準備する」ことである[4]．治療の経過，現在の病状，症状の有無とコントロールの状況，医療機器使用の有無，日常生活ケアの状況等情報を収集し，療養者・家族が在宅で過ごすための必要な支援体制を整える．入院中はコントロールされていた症状が自宅に戻ってから強まることや，退院後に予測される症状に対しての頓服薬の処方や医療機器業者への連絡方法等はおさえておきたい準備である．

2) 開始期

開始期のケアの目標は「安心して過ごせる体制を確立する」である．特に退院直後は，環境の変化，自宅までの移動の疲れから病棟でコントロールされていた症状が悪化することもあり，退院日から数日間を症状に苦しむことなく過ごせるかどうかはその後の在宅療養継続に大きく影響する[4]．症状変化に対応できる薬剤をもっているか，依頼した物品が確実に揃っているかを確認し，療養者・家族が頓服薬の使い方を理解し実際に使えるかなど，訪問時に再度確認しておく．また，症状の悪化や相談できる窓口として訪問看護ステーションやかかりつけ医の緊急連絡先等を確認する．

3) 維持期

維持期のケアの目標は「在宅ならではのその人らしい生活や希望を実現する」である[4]．症状の安定しているこの時期では「今，この時期にしたいこと」「今ならできること」などについての提案ができる．療養者・家族の価値観や意思を尊重し，必要な支援を行う．

一見すると症状が安定しているようでも，病状は進行しており，起こり得る症状の変化はある程度予測ができる．急な病状の悪化などに不安にならないよう，家族やケアチームメンバーと対策を講じておくことも必要である．

4) 悪化期

悪化期に入ると，それまでコントロールできていた症状が増強したり，新たな症状が出現し

たり，症状の変化が週単位で起こってくる．下血・吐血，呼吸苦や黄疸など，療養者や家族が不安になる症状が起こりやすい時期である．

　悪化期のケアの目標は，「症状や病状の変化をとらえて迅速に対応し，看取りの方針を定める」ことである[4]．がん末期の場合は，非がんの慢性疾患の終末期に比べて，症状悪化から死亡までの変化が短期間になる．症状悪化や新たに出現してきた症状をコントロールすることが重要であり，主治医と病状について連携を図り，対策を準備しておくことが望まれる．療養者や家族が薬剤の内服や使用方法について理解ができているか，苦痛な症状を我慢している様子はないか，症状緩和が図れているかなどを観察する．また，今後予測される状況などについては，医療職以外を含む多職種支援チームとも共有しておく必要がある．予期しない症状や状況を目にしたときなどの緊急連絡体制を再確認しておくことも重要である．

　日常生活援助の場でも同様に，「先週できていたことがもうできなくなった」というように，介護状況が急速に変わっていく．現在の病状や身体状況を考慮した上で，支援体制を組み直す必要が出てくる．看護師は病状変化をとらえ，ケアマネジャーや介護職と連携し，日常生活の援助を継続していくが，その際には療養者や家族が何を大事にし，何を優先させたいと考えているか，（できるだけ入浴はしたい，しんどくてもトイレには行く，できるだけ楽にできるようポータブルトイレを置いてほしい，など）できるだけ納得のいく選択肢をとれるよう支援体制を整える．

　この時期には，受ける医療の内容，このまま在宅で生活するのか，あるいはほかの療養場所（緩和ケア病棟等）へ移るのかなど，再確認が必要となるが，決めきれないこともあり，療養者と家族がどのような選択をしても支援体制を維持できるよう配慮することが重要である．

5) 臨死期

　臨死期のケアの目標は「家族が安心して看取れる」である[4]．数日で死を迎える時期になり，家族の不安や悲嘆は大きくなる．あるいは混乱することもあり，療養者との別れが近いことを家族が受け止められているか，家族の精神的なケアが必要になる．維持期から在宅で過ごしてきたとしても，「最期は病院で」と，病院での看取りを希望する家族もいるので，最終的に意思を確認することも重要である．

　在宅での看取りの意思が確認できたら，家族へ看取りの経過について，後で再確認ができるようにパンフレットなどを用いて説明をしておく．最期の時に起こる変化を，特別なことではなく自然な経過であることを説明し，慌てることなく事前に決めておいた連絡先（訪問看護師・主治医など）に連絡するよう伝えておく[5]．

6) 死別期

　死別期のケアの目標は「よい看取りであったことを保証する」ことである[4]．看取りまでの過程において穏やかに最期を迎えられるケースばかりではない．残された家族ができるだけ「これでよかった」と思えるようサポートすることが大切である．

　エンゼルケア（死後のケア）を行う際には，可能な限り家族も一緒に行ってもらうよう声をかけ，療養者のこれまでの人生や療養生活を振り返りながら，療養者を支えてきた家族をねぎらう．療養者を亡くした後の家族の悲嘆にはグリーフケアを行い，病的悲嘆へと移行していないかをみていくことが大切である．

7. 在宅ターミナルケアにおける訪問看護師の役割

　一人の人間の死にかかわる在宅看取り時のケアには，病状やケアの方向性，緊急体制など多

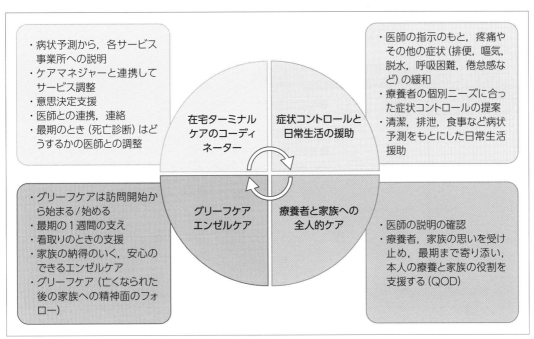

図10-1　在宅ターミナルケアにおける訪問看護師の役割

表10-2　意思決定支援のポイント

① どこで過ごすか (療養場所の選択) 　今，今後，最期を迎える場所，自宅なのか病院なのか，あるいはほかの場所か療養が経過していく中で決定できるよう支援する
② どのような医療を受けるか，あるいは受けないか 　治療の継続や食べられなくなったときの点滴をするかしないかなど
③ どのように生活するか 　介護サービスの利用などを含めた日常生活上の支援について
④ 何に価値を置いていくか 　療養者が何に価値を置いて限られた時間を過ごしていくか

（全国訪問看護事業協会：訪問看護が支える在宅ターミナルケア．日本看護協会出版会，p.58-101，2021より一部改変）

岐にわたる判断と適格な看護技術を必要とされ，療養者・家族の治療や療養先の希望についての相違，医療においての最善などの選択において，各時期で高い倫理性も要求される（図10-1）．

　訪問看護師が在宅ターミナルケアにかかわる上で最も大きな役割は，療養者の身体状態をアセスメントした上で，今後の方向性と具体的なケアをチームで調整することである．療養者の現在の状態と目指す目標をおさえ，これから起

こることの予測を，療養者，家族，チームで共有し，対応を準備しておく．ターミナルケアにおけるケアコーディネートには療養者と家族の意思決定支援は欠かせないが，意思決定支援のポイントは主に表10-2のような4つになる．療養者や家族ができるだけ納得し満足できる最期を迎えることができるように，その瞬間まで生ききることができるように支援することが大切である（quality of death/dying：QOD）．

　また，在宅の現場におけるACPの取り組み

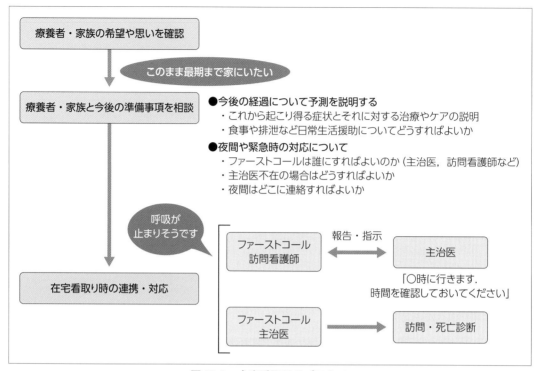

図10-2　在宅看取りのプロセス

（厚生労働省：第38回健康・医療ワーキング・グループ　議事録．[https://www8.cao.go.jp/kisei-kaikaku/kaigi/meeting/2013/wg4/kenko/151023/gijiroku1023.pdf] より）

の重要性も強調されており，療養者が最期の時までをどう生きるか，どう生きたいかということを療養者や家族に寄り添いながら投げかけるといった，日頃からACPを意識した取り組みも必要である[6,7]．

8.　在宅看取りのプロセス

　自宅での看取りは**図10-2**のようなプロセスをたどる[8]．療養者，家族が自宅での看取りの意思を確認できたら，かかりつけ医や訪問看護師，ケアマネジャーらと，食事や排泄，入浴等日常生活の援助を含め最期のときまでをどのように過ごすのか，今後，どのような経過をたどるのか，夜間の相談時や急変したときの対応等について話し合っておく．

　しかしながら，病状の進行が長期にわたった場合には介護疲れも出てくる．一度は在宅での看取りを希望したとしても，心身の疲労や療養者の病状の悪化による不安から気持ちがゆらぎ，入院を考えることもあるが，訪問看護師はその都度，療養者と家族の気持ちのゆらぎを受け止め，療養者・家族が納得のいく選択ができるよう支援する．

　前述した在宅ターミナルケア6つのプロセスに沿って支援することができれば，「最期まで住み慣れた家で過ごしたい」という療養者の希望を叶えることができる．しかし，この6つのプロセスを順に追えないまま在宅看取りとなる場合もある．療養者・家族の希望や病状変化により急な退院となった場合や，それまで安定していたため，往診医を頼むことなく総合病院へ通院していた療養者（非がん含め）が急変した場合などである．退院後，初めての在宅医往診日までに急死することもある．このような場合，看取りまでの十分な説明や体制整備が整わ

ないままに死亡となり，警察や医師などによる検視や死体検案が行われることもある．訪問看護師は，死体検案となるのはどのようなケースなのかを理解しておくことが重要であり，このような場合の主治医や警察への連絡体制も念頭に置くことが求められる．

また，家族の希望通りの看取りとはならなかった場合，検死が行われ，警察から事情聴取を受けることになる家族は，大きく動揺する．後悔や自責の念に苛まれることもあるかもしれない．訪問看護師は残された家族への精神面への支援を忘れてはならない．

（駒井和子）

2. 在宅看取りをめぐる社会的問題の解決

1. 在宅看取りが行われるためのハードル

近年は核家族化や地域住民との関係性の希薄化などから，人生の最期を一人で迎える人が増えている．在宅看取りが行われるためには，まず，傷病者が福祉とつながっていることが重要である．すなわち，社会的に孤立している人では，在宅看取りの恩恵は得られない．施設外にいる死期が迫った患者を例にとる．ここで看取りを完遂するまでの条件を示す（**図10-3**）．もし一人暮らしであり，福祉の介入や訪問看護サービスを受けていなければ，高率に孤独死になり得る．孤独死とは，誰にも看取られることなく死亡し，その後，相当期間放置されるような悲惨な孤立死を指す．死体で発見されるた

め，異状死として取り扱われる．どの程度の人が孤独死となったかについては全国規模の調査はない．東京23区における異状死体を取り扱う東京都監察医務院のデータによると，2010年の東京23区における死者のうち，男性では7.0％，女性では3.9％が孤独死であったという[1]．わが国ではさらに高齢化が進み，65歳以上の高齢者が占める割合（高齢化率）は2040年に35.3％に上るという[2]．そして，一人暮らしの高齢者も増加し，高齢者に占める一人暮らしの人の割合は，2020年に男性15.0％，女性22.1％であったのが，2040年には男性20.8％，女性24.5％に増加すると予想されている[2]．したがって，孤独死の予防に向けた対策を検討する必要がある．筆者らは，大阪市における孤独死の背景を調査し，発見までの日数と発見に

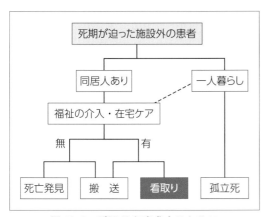

図10-3　看取りを達成するために

表10-3　発見時の状況別にみた孤独死発見までの日数

発見に至った経緯	日数（日）
家賃滞納の督促	16.3
異　臭	14.8
新聞の累積	7.6
家族の訪問	3.6
友人・同僚の訪問	3.1
介護者の訪問	2.7

Morita S, et al：A Survey of solitary deaths in Japan for shortening postmortem interval until discover. Prilozi, 36：47-51, 2015.

至った経緯を調べた（**表10-3**）[3]．すると，何らかの介護を受けていた人は，介護者の訪問によって最も早く発見されていた．そして，友人，同僚や家族とのつながりがある人も比較的早く発見されていた．しかし，社会的に孤立している人では，訪ねてくる人もいないため，新聞の累積や異臭などで気づかれ，腐敗が進行し変わり果てた姿で発見されることになる．このような状態になると，顔貌や容姿による身元確認も困難になることが多く，DNA資料の採取や歯科所見の確認による個人識別が必要になる．そして，死体検案などで死因が決められる．

　次に，同居人がいる場合を考える．介護保険に基づいたケアマネジャーの介入や訪問看護など在宅医療の関与がない場合には，自宅で療養しているうちに不意に命を落とし，亡くなった状態で発見されることや，病院へ搬送されて死亡することがある．いずれも，在宅看取りとはならない．対象者が疾患による終末期の状態と診断され，ケアマネジャーや訪問看護師などが介入している場合には，看取りへの準備が行える．しかし，死に至る過程で，対象者の状態を見守っている家族などが救急車を要請するなどして病院へ搬送された場合には，病院で死亡が確認される故，在宅看取りは実現しない．

　以上の状況を勘案すると，在宅看取りを実現するには多くのハードルがあると言えよう．

2. 在宅看取りが行われるための準備を万全に

　看取りのときがくるまでは，在宅医療が円滑に行われる必要がある．在宅医療とは，通院ができなくなった人に対して人生の最終段階および看取りまで，包括的に行う医療を指す．医師，歯科医師，看護師，薬剤師，リハビリテーション関係者など多職種の関係者がかかわるが，家族が一体となることが重要である．在宅看取りでは看取られる療養者が主体であるので，療養者の意思に基づいた最期を送れるような環境を整える必要がある．そして，療養者本人が自らの意思に基づいた平穏な最期を迎えることが理想である．本人の意思については，判断能力があるうちに本人の意思を口頭または文書で確認する必要がある．本人が，将来疾病などで判断能力に影響が生じた場合に備えて医療に関する要望などを表示する文書を，事前指示書あるいはリビングウィルと呼ぶ．特に終末期の医療について，人工呼吸器を使用するか否かなどについて明記することで，法的な効力を発揮する．また，具体的な希望が記されていなくても，特定の人物に任せるなどの記載も有効であり，その場合は指名された人が医療に関する決定を行う．将来の医療やケアについて，本人を主体に，その家族および医療・ケアチームが繰り返し話し合いを行い，本人の意思決定を支援することをアドバンス・ケア・プランニング（ACP）と呼ぶ．さまざまな状況や時間の経過とともに本人の考え方に変化が生じることがある．したがって，定期的に本人と家族を含めた話し合いを行い，生前に意思を文書にして保存することが重要である．療養者が認知症などに罹患し，正常な判断能力が欠如している場合，傷病によって全身状態が急変し本人の意思を確認する機会を逸した場合や，病前の意思表示がない場合には，家族との話し合いで本人の意思を推定する．すなわち，患者がこれまでに生活した過程，信条，性格などをもとに，家族が総合的に判断する．2017年に行われた調査によると，人生の最終段階における医療について，家族などや医療関係者と話し合ったことがない人は55.1％にものぼっていた[4]．したがって，多くの家族は患者の意思を推定することに困難があると考える．また，家族がいない場合や，家族が判断することを拒む場合（「先生方にお任せします」など）もある．その際には，医療やケアのチームで話し合いを行い，本人にとっ

て最良の道を探る必要がある.

このように, 療養者の権利や価値観が尊重されるべきことは, 患者の権利について世界医師会が宣言したリスボン宣言に明記されている. すなわち, 尊厳に対する権利として, 療養者の文化および価値観が尊重されるよう, その尊厳とプライバシーを守る権利が尊重される, 最新の医学知識に基づき苦痛を緩和される権利を有する, 人間的な終末期ケアを受ける権利を有し, またできる限り尊厳を保ち, かつ安楽に死を迎えるためのあらゆる可能な助力を与えられる権利を有する, ことである.

3. 看取りを行う家族の覚悟を確認する

在宅医療において中心的な役割を果たすのが訪問看護師である. 訪問看護師はさまざまな職種の関係者と連絡をとりやすい立場にあり, 包括的な調整が可能である. 看護師は, 特に家族と接する時間が長いので, 家族との信頼関係を築きやすい. まず在宅看取りを進める上で, 医療者側から家族に対して積極的に在宅の看取りを提案することが重要である. その際には, 在宅といえども十分医療が提供できることを示す必要がある. そして, 本人の希望はもちろんのこと, 家族に「看取る覚悟」があるかを確認する. 前述のとおり, 在宅看取りでは, 看取られる療養者が主役である. 家族は看取る側であるので, そのような自覚をもつべきことを家族に教育していく. 療養者が苦しそうな顔をしても, 緩和できるように支えること, 終末期に下顎呼吸になっている状態でも, 毅然と見守ることが必要である. 褥瘡を見て驚いたり, 苦しそうに呼吸する姿を見て不安や負担を感じたりするほか, 看取りを迎える前に療養者を病院へ搬送することもある. 家族には, 終末期に起こり得る状態を事前に説明し, 理解を得る必要がある. 筆者らは, 在宅看取りを行う家族や医療従

事者を対象としたパンフレットを作成して, 現場で活用している[5]. 口頭での説明が難しい内容でも, パンフレットを通して看取りのプロセスを伝えることができるので, 有用といわれている[6]. 家族にとっては, 看取りのパンフレットが手元にあることで, 必要なときにわからない点や悩んだ点を確認でき, 不安の軽減につながる. さらに先行研究によると, 在宅医療を行うスタッフが家族の悩みを聞き, 介護に自信がもてるように支援することで前向きに介護に取り組めるようになると考えられている[7]. したがって, 在宅看取りを進める上では, 看取られる療養者だけでなく継続的に家族へのケアが求められる. そして, 家族が困惑した際には気軽にスタッフ(多くは訪問看護師)に連絡するよう伝える. 特に, 終末期ではいつ看取りが発生するかわからないので, 24時間体制で, 家族からの連絡を受けられる体制が望まれる. 先行研究でも, 在宅医療の現場で終末期を迎えるには, 24時間の医療体制が必須と報告されている[8]. このように, 訪問看護師を中心とした医療スタッフが, 安心して看取れる環境を整えることが重要である. 先行研究によると, 家族と訪問看護師が信頼関係を築くことは, 終末期ケアを受け入れやすくなり, 看取りの満足度が高まるという[9]. 最も重要なことは, 医療者と家族との信頼関係構築である.

4. 家族と療養者本人との考え方の差があったときどうするか

筆者らは, 滋賀県の訪問看護ステーションを対象に調査を行い, 在宅看取りを行う上で困難であった事象を明らかにした. 困難があったと答えていた施設は84％であり, その最も大きな理由は家族間で意見や方針が食い違うことであった. そして, 療養者本人と家族の間で方針が食い違うこともあげられた. 家族の中には, 苦痛や症状の緩和を重視する人もいれば, 延命

を重視する人もいる．療養者本人の意思が明らかにされていても，必ずしもそれに沿うように行動する家族ばかりではない．また，療養者が在宅医療や看取りを望んでいても，家族が難色を示すこともある．すなわち，家族の精神的な負担，時間的束縛，経済的負担などから，躊躇することもある．このような場合，在宅医療のスタッフが中心となり，療養者や家族の希望を個別に聞いた上で，話し合いの場を設けることが重要である．一方で，患者が家族に気を遣うことで，真意を封印していることもある．2017年に行われた調査では，最期を迎える場所を考える上で重要だと思うことについては，73.3％の国民が「家族の負担にならないこと」をあげていた[4]．このような背景があるからか，2020年に自宅で死亡した人の割合は15.7％と低かった．しかし，先の調査では，末期がんになった際に最期を迎えたい場所として，国民の69.2％が自宅をあげていた[4]．その理由として，最期まで自分らしく好きなように過ごしたい，住み慣れた場所で最期を迎えたい，家族などとの時間を多くしたいことをあげていた．療養者本人が自らの希望のもとに平穏な死を迎えることが理想である．そして，それに向けて支えていくことが，家族のやりがいにもつながる．さらに，家族とともに過ごした末に在宅看取りとなった際には，家族にも達成感が生じる．したがって，医療スタッフがまず患者の真意を傾聴し，家族との間に立って意思疎通を円滑にする必要があろう．

5. 看取りのときに注意すべきこと

意識が朦朧とし，徐々に血圧が下がってくることで，最期が近づく．訪問看護師は家族からの報告で，最期が近いことを予期できる．その際には，改めて看取りが間近であることを家族に伝える．下顎呼吸を経て呼吸が弱くなった際

には，心音，呼吸音を確認する．そして，医師に連絡した後，心停止，呼吸停止，対光反射消失（瞳孔散大）をもって死の判定がされる．死の判定は医師しか行えない．訪問看護師などのスタッフは速やかに医師に連絡して診察を仰ぐ．死亡時刻であるが，医師が臨終に間に合わなかった場合，看護師が心停止および呼吸停止を確認していたら，その時刻をもって死亡時刻とすることができる．医師も看護師も死亡時に臨場していない場合には，医師が死体の状況をもとに死亡時刻を決定する．死亡確認時に，医師は全身を改めて観察し，異状がないかを確認する．そして，診断されていた疾患による死亡であるかを再考し，問題がない場合には医師によって死亡診断書が交付される．家族は，死亡から7日以内に死亡診断書とともに死亡届を市区町村に提出する．死亡確認は医師による独占行為である．看護師やケアマネジャーは，患者の心肺停止に遭遇した際には，速やかに医師に連絡すべきである．

6. 看取った家族のケア

看取りを行う家族は，やがて訪れるであろう臨終に向けた覚悟を決めている．しかし，意識が朦朧とした状態から下顎呼吸に至り，そして死を迎える過程を見届けるのは，大きなストレスでもある．たとえ悲嘆を予期していたとしても，いざ臨終の場面では別れという悲嘆におそわれる．その際に，患者本人の希望に沿った最期を迎えられたとしたなら，それは「故人を希望通りに送り出せた」という達成感につながる．張り詰めた気持ちで臨終を迎えた家族に対して，在宅医療スタッフは，これまでの労をねぎらうとともに，安らかに最期を迎えられたことを称えることが重要である．

さて，このように看取りを経験した家族において，悲嘆反応が遷延することや燃え尽き状態

になることがある．計画通りの看取りが行えなかった場合や自らに納得がいかない点があった場合には，自責の念を抱くことがある．柏木らは，どの家族も患者との過去を振り返るとき後悔の念を多少なりとも抱き，自分を責めるので，後悔のない看取りはないと述べている[10]．「あのときにこうしていればよかった」「混乱して思い通りにできなかった」などの想いが頭をよぎるという[11]．さらに，死別後の家族は，これまでの家庭内での役割が変化することや経済的変化などから生活に大きな変化が生じるとともに孤立することがある[12]．そして，悲しみを表出できず分かち合う存在がいない場合，悲嘆は長期化し複雑化すること，独居者や高齢者ではさらにそのリスクが高まることが指摘されている[13]．それに伴って，心身の健康を害することがある．かつては，親戚，友人，家族などが遺族に寄り添い，その苦労話を聞くことなどで精神的な支えになっていた．しかし，地域住民との関係性の希薄化や新型コロナウイルス感染症で人との接触を控える流れによって，遺族の悲嘆を緩和する機会が失われるようになった．このような状態を憂慮し，半数近くの訪問看護ステーションでは遺族の自宅を訪問し，看取り後の家族に対するグリーフケアを行っている[14]．家族には看取りの過程を振り返ってもらい，さまざまな思いを語ることで心情を整理してもらう．そして，行ってきた介護に関する思いを傾聴し，その思いに共感することが重要である．訪問看護ステーションによる遺族ケアに関する全国調査では，積極的に行っている施設が6.1％，必要時に行っている施設が73.1％，ほとんど行っていない施設が20.7％であった[12]．訪問看護師が遺族の悲嘆状況を確認することは，遺族の今後の生活の支援において重要である．しかし，これらの取り組みは地域に根差した訪問看護ステーションの自主的な取り組みであり，いわばボランティア的な活動である．このような取り組みの重要性が認識され，拡がることを期待している．

7. 今後の課題

まず，現状では在宅看取りが行われた人数を正確に把握することが困難である．死亡診断書や死体検案書の情報をもとにした死亡小票によって，自宅で病死した人の人数は把握できる．しかし，病気で突然死亡した例も含まれるため，純粋な看取りの人数は把握できない．すなわち，どの程度在宅看取りが推進されてきたかを判断する材料がない．今後は市町村において在宅看取りが行われた例を把握する必要があろう．

次に，在宅看取りは高齢者だけの問題ではないということである．先天性の疾患や悪性新生物に罹患した子どもや青年が自宅で最期を迎えることがある．筆者らは，滋賀県におけるチャイルド・デス・レビューにおいて，子どもの在宅看取り例を検討し，今後の課題について提言をまとめた[15]．そして，死が不可避な児が，本人や家族の希望で在宅医療に円滑に移行できる体制構築が重要であると痛感した．子どもの在宅看取りについて議論を進め，よりよい医療と支援体制を整える必要がある．

前述したが，家族の死に遭遇した人に対して心のケアを提供する必要がある．グリーフケアは悲嘆に暮れる人を悲しみから立ち直れるように支援することである．したがって，長期間にわたって寄り添い，悲嘆を克服するまで支えていくことが重要である．グリーフケアは，患者の死亡前から死後も継続して行われることが理想と考えられるので，在宅看取りを推進する上では，看取り後の家族に対するグリーフケアを並行して行えるシステムを構築する必要があろう．

8. チームをまとめる

　看取りを含めた終末期ケアでは多くの医療スタッフが患者と接する．診察やケアを行う医師，看護師はもちろんのこと，ケアマネジャー，訪問服薬指導を行う薬剤師，全身の廃用を予防する理学療法士，家族や患者への心のケアを行う臨床心理士などがかかわる．これらの専門職が連携しチームとして患者や家族を支えることが重要である．訪問看護師はチームの中心として，個々の専門職との情報共有や専門職同士の橋渡しを行うのに適している．チームリーダーとして家族，患者，医療スタッフを取りまとめるべく，コミュニケーションスキルや経験に基づく予後予測を備えることが，求められている．

（一杉正仁）

✎ 参考文献

1. 訪問看護ステーションと看護師の役割
1) 尾崎章子，他：地域・在宅看護論 第1版．p. 4-9，62-68，138-139，医歯薬出版，2021.
2) 臺　有佳，他：ナーシンググラフィカ 地域・在宅看護論（1）：地域療養を支えるケア 第7版．石田千絵，他編，p. 40，56-85，198，メディカ出版，2022.
3) 河原加代子，他：系統看護学講座，在宅看護論 第5版．p. 10-50，222，医学書院，2017.
4) 全国訪問看護事業協会：訪問看護が支える在宅ターミナルケア．日本看護協会出版会，p. 58-101，2021.
5) 滋賀県在宅医療推進協議会：在宅医療のご案内 住み慣れた我が家で最期まで療養するために．2012.
6) 厚生労働省：人生の最終段階における医療・ケアの決定プロセスに関するガイドライン．改訂　平成30年3月．［https://www.mhlw.go.jp/file/04-Houdouhappyou-10802000-Iseikyoku-Shidouka/0000197701.pdf］（2023年3月閲覧）
7) 人生の最終段階における医療の普及・啓発の在り方に関する検討会：人生の最終段階における医療の決定プロセスに関するガイドライン解説編．改訂　平成30年3月．［https://www.mhlw.go.jp/file/04-Houdouhappyou-10802000-Iseikyoku-Shidouka/0000197702.pdf］（2023年3月閲覧）
8) 厚生労働省：第38回健康・医療ワーキング・グループ　議事録．［https://www8.cao.go.jp/kisei-kaikaku/kaigi/meeting/2013/wg4/kenko/151023/gijiroku1023.pdf］（2023年3月閲覧）

2. 在宅看取りをめぐる社会的問題の解決
1) 金涌佳雅，他：東京都23区における孤独死の死因に関する疫学的観察．法医の実際と研，55：247-255，2012.
2) 内閣府：令和4年版高齢社会白書．［https://www8.cao.go.jp/kourei/whitepaper/w-2022/zenbun/04pdf_index.html］（2023年3月閲覧）
3) Morita S, et al：A Survey of solitary deaths in Japan for shortening postmortem interval until discover. Prilozi, 36：47-51, 2015.
4) 人生の最終段階における医療の普及・啓発の在り方に関する検討会：人生の最終段階における医療に関する意識調査報告書，2018.［https://www.mhlw.go.jp/toukei/list/dl/saisyuiryo_a_h29.pdf］（2023年3月閲覧）
5) 滋賀医科大学 社会医学講座法医学部門：在宅看取りマニュアル．2021.
6) 熊谷有記，他：終末期在宅療養を支える看取りのパンフレット使用の実態と課題．Palliative Care Res，12：222-228，2017.
7) 安藤満代，他：在宅で終末期の家族を看取った遺族から見た在宅療養への認識．生命倫理，24：171-177，2014.
8) 服部文子，他：訪問診療対象高齢患者における在宅死を可能にする因子の検討．日老医誌，38：399-404，2001.
9) 小澤美和，他：在宅ホスピス療養者の家族が求める死別ケアの内容：看取りを行なった遺族へのインタビュー調査からの考察．岐阜医療大紀，14：21-28，2020.
10) 柏木哲夫，他：死をみとる1週間．林　章敏，他編，医学書院，2002.
11) 大石さとみ，他：在宅看取りから学ぶ～遺族会を開催して～．榛原病学誌，11：43-47，2016.
12) 工藤朋子，他：訪問看護ステーションにおける遺族ケアに関する全国調査．Palliat Care Res，11：128-136，2016.
13) 水上幸子，他：在宅看取りを終えた家族の悲嘆への訪問看護師の支援に関する文献検討．人間看研，19：59-64，2021.
14) 小野和菜子：訪問看護ステーションにおける家族介護者へのグリーフケアの実施に関する全国調査．日在宅ケア会誌，14：58-65，2011.
15) 滋賀県CDR推進会議：滋賀県CDR体制整備モデル事業報告書．2021.［https://www.pref.shiga.lg.jp/file/attachment/5368201.pdf］（2023年3月閲覧）

第11章

グリーフケアと看護の役割

1. 避けられない死へのグリーフケア

日本の周産期医療は世界最高水準であり，新生児死亡率や死産数は減少している．日本では，妊娠12週以降の死児の出産には届け出が義務付けられており，厚生労働省の調査では，2021年の死産数は1万6,277胎，新生児死亡数は658人となっている．報告されない妊娠12週未満の流産などを含めると，その数はさらに増加すると推察される．母親や家族は，新しい命を迎えるイメージや，理想・喜び，ともに過ごす未来を想像していたなか一転し，突然に喪失感や悲嘆・不安などの感情を抱き，悲しみは計り知れないものである．

また，胎児診断技術の発展により，出生前にさまざまな胎児異常や重篤な疾患が発見され，診断されることが増加している．染色体異常などの重篤な胎児疾患では，現在の医療技術においてでも，出生後の死が避けられないケースがある．出生前診断によって，母親や家族に対し，診断から分娩までの間に看護者は介入を行うことができるようになった．この看護者によるケアや対応が児との死別後の悲嘆過程に影響を及ぼすといわれており，近年，重要視されている．母親や家族が悲嘆から回復するために，気持ちや意向，ニーズに応じながら柔軟に対応し，周産期におけるグリーフケアの構築を進める必要がある．

そこで本項では，出生後の死が避けられない児を分娩する女性やその家族に対する，継続したグリーフケアについて看護の実際を解説する．

1. グリーフと周産期喪失（ペリネイタル・ロス）

米国心理学会によると，グリーフ（grief）とは，大切な人を死によって失ったことに反応する，主に感情的・情緒的なプロセスと定義されている．グリーフケアとは，このような悲嘆に寄り添うケアの総称である．

ペリネイタル・ロス（perinatal loss）は，欧米で1970年代後半から使用され始めた，流産，死産，新生児死亡などによる周産期の喪失体験の総称を表す用語である．国際疾病分類International Classification of Diseases（ICD）（第11回改訂版，ICD-11）では，妊娠22週～出生後7日未満の喪失といわれている．ペリネイタル・ロスは，児の誕生を待ち望むなか，突然に起こり，また，児の存在や思い出を共有する他者の存在がほとんどなく（公認されない死），社会に悲しみやつらさを理解されにくく，死後に周囲から忘れられやすい死別であるという特徴がある（図11-1）．

2. 看護の実際

子宮内胎児死亡や新生児死亡に至る可能性が高い原因に染色体異常がある．新生児に認められる最も多い常染色体異常は，21トリソミー，18トリソミー，13トリソミーである．その中で，18トリソミーと13トリソミーは，心疾患

- 誕生（出会い）と死（別れ）が同時に訪れる
- 児との思い出をつくる時間が少なく，限られている
- 児を亡くした母親の悲しみを家族や周囲が認識しにくい
- 母親と父親では，児（胎児）への愛着の程度や喪失の悲しみの程度が必ずしも同じにはならない

→

- 児の存在が認められない
- 十分に悲しめない
- 母親として失格という自責の念

母親にとっての児の死

児と母親との間には特有の愛着が形成される．児に死が訪れたとき，母親は自分の行動が児の死に関連しなかったとしても，罪悪感や自責の念を抱く．

父親にとっての児の死

父親も，罪悪感や怒り，無力感を抱く．しかし，父親は経済的・社会的にも中心的存在であり，感情を表現することが少ない．父親の役割を果たせなかったという思いを抱く．

図11-1　ペリネイタル・ロスの特徴

の重症度や消化管合併症の有無にもよるが，1ヵ月生存率がそれぞれ20%，30%，1年生存率が3%と報告されており[1]，予後が悪い疾患である．しかし，現在の日本の新生児医療において，積極的治療を差し控え愛護的ケアを行う（看取り）施設もある一方で，積極的治療を行うことが多い施設もあり，施設ごとに生存率は異なる．倫理的問題からも統一の基準はないのが現状である．出生前には児の状態の予測が困難なため，母親や家族への告知は深刻な内容にならざるを得ず，重大な意思決定を迫られることがある．

以下，出生前診断で18トリソミーと診断された事例を通して，看護の実際について解説する．

妊娠24週の超音波検査所見で心室中隔欠損・羊水過多がみられ，羊水検査の結果18トリソミーの診断が確定した経産婦である．父親同席のもと産科医師により告知された．新生児科医師から18トリソミー児の予後や治療方針について，最新のデータをもとに情報提供がなされた．出生しても長期生存が望めるかわからないこと，在宅医療へ移行する児もいること，子宮内胎児死亡となる可能性があることなどが伝えられた．母親，父親，産科医師，新生児科医師，看護師（助産師）で何度も話し合いを行い，両親の意思を尊重し，胎児適応での帝王切開術は行わないこと，新生児期の初期蘇生は行うこと，長期的な挿管管理は出生時の状態で判断すること，外科的治療は出生時の状態で判断することが妊娠中に決定された．通常通りに妊婦健診が行われていたが，妊娠37週に胎動減少を主訴に受診され，子宮内胎児死亡が確認された．翌日入院し，経腟分娩で児を出産した．

1）告知時のケア

医師からの告知時には，必ず看護師（助産師）が付き添い，家族同席のもと説明を行うことが望ましい．医師の説明に対する理解の確認や，受け止め方や反応，気持ちの表出などを観察する．看護者は母親や家族の状態に合わせて話が進んでいくように調整し，必要時には，母親や家族の言葉を引き出し，代弁する[2]．また，母親と家族が事実を受け止め，悲しむことができるように環境調整を行う．看護者は言葉がけだ

けでなく，そっとティッシュペーパーを差し出す，手を握る，背中に手を添えるなど，寄り添うケアを行うことができる．母親・家族が納得するまで説明を受け，気持ちを表出できるよう調整する．母親・家族のそばで寄り添い，傾聴することが重要である．

児の治療方針を決定する場合には，両親が同時に説明を受け，互いの思いを確認することが重要である[2]．看護者は両親それぞれの思いを理解する必要がある．胎児の疾患や状態によって，胎児期の看取りを選択する場合，分娩室や手術室で看取る場合，延命治療を行う場合（挿管管理を行うかどうか）など，さまざまであり，母親と家族の意思決定支援を行う必要がある．また，妊娠22週未満の場合には，人工妊娠中絶が可能な週数であり，その選択肢を含めた説明が行われる．妊娠継続した場合と中絶を選択する場合，双方の情報提供を行う必要がある．中絶を選択した場合，母親は自責の念にとらわれ，お腹の中で胎動を感じ生きている児を諦めなければならない無念さや罪悪感を抱く．母親・家族が決断した選択は必ず尊重されなければならない．

前述の事例のような子宮内胎児死亡のケースでは，胎動が少ないという自覚のもと受診しており，母親は大きな不安を抱いている．産科医師は，超音波検査画像を見せ，子宮内胎児死亡であることを伝える．母親と家族は，動いていない心臓を見て深い悲しみを感じる．現実を理解するための時間，悲しむための空間が必要である．看護者は寄り添い，思いを傾聴する．悲しいことは当然であること，たくさん泣いてよいこと，涙を流すことが弱いことではなく自然なものであること，我慢をしなくてよいことを伝える．

児の死を告知された後は，産科医師により今後の方針が告げられる．分娩までの限られた時間のなかで，入院・分娩に必要な物品や，分娩や処置についての説明，退院までの見通しなど，多くの説明を行う必要がある．母親と家族は告知後で動揺しており，気持ちの整理がついていない状態であり，説明を行うタイミングを見計らう必要がある．また，同時に，児のためにしてあげられることはたくさんあることを伝える．バースプランを一緒に考え，安楽な分娩となるよう，呼吸法などの説明も行う．分娩後の児との過ごし方や，葬儀までの流れや準備するものの説明を行う．児と過ごす時間や児のために行ったことは，後の心の支えになることを伝える．

2）入院時のケア

母親や家族に対して特別扱いするのではなく，配慮しつつも普段通りの態度で接することが重要である．病室は産婦人科病棟内であるが，ほかの妊婦や赤ちゃんが目に触れないよう配慮し，児と過ごす時間が確保できるよう個室対応を行うことが望ましい．プライマリーナース（助産師）を設けることがよい．信頼関係を築き，看護チームで支える必要がある．

3）分娩中・児出生時のケア

プライマリーナースは，分娩前に分娩の流れや分娩中の過ごし方についての説明やバースプランの相談を行う．特に，児との面会について母親の意思を確認する．「亡くなってから時間が経っているから，どんな姿になっているのだろう」「苦しそうな顔をしているかもしれない」と，児との面会に対して不安や恐怖感を抱く母親は多い．その場合は，分娩後に看護者が児の状態をみて母親に再確認することを伝え，決して強制や無理強いはしない．

悲しみの中，陣痛に耐え，産声の聞けない分娩は母親にとって非常につらいものである．痛みやつらさをそばで付き添い共感し，産痛緩和のケアを行う．可能な限り，父親にそばにいて

もらえるよう調整する．「何のために頑張っているのかわからない」と涙して訴える母親もいる．「赤ちゃんに会うために頑張りましょう」「赤ちゃんに会えるまであと少しですよ」と声かけを行うこともある．その言葉を聞いて，母親は覚悟を決め，主体的に産もうとする姿がみられる．

分娩時には「おめでとうございます」「頑張りましたね」「お疲れさまでした」と，いつもと変わらない労いの言葉を発する．事前に児との面会希望を確認できていた場合には，児が生まれた直後に，タオルに包んだ児を母親の胸元にもっていき，抱っこをしてもらう．温めておいたタオルで包み，児の温かみを感じてもらう．この感覚や記憶が残ることで，確かに自分の中で生を受け，この子が生まれてきたと感じられる．この記憶は何度も思い返され，正常な悲嘆過程を促すことにつながる．「かわいい手ですよ」「お母さんに似ていますね」「穏やかな表情をしていますね」など児のポジティブな情報を伝える．そして，児に対しても「みんな待っていたよ」「生まれてきてくれてありがとうね」と声かけを行う．児の誕生・存在を認めることにつながる．児との面会に対して恐怖心を抱いていた場合でも，看護者の表情や言葉がけによって恐怖心が軽減し，児との面会を決心する母親もいる．

4) 児へのケア

生きている児と同じ扱いをする．小さく生まれた場合でも，体重・身長を計測し，可能であれば頭囲・胸囲を計測し，母子健康手帳へ記入する．児はコットに寝かせ，おむつや洋服を着せ，おくるみをする．小さい児の場合には，身体のサイズに合ったおむつや洋服が既製品でない場合が多く，児の大きさに合わせておむつや洋服を家族が作る場合や，洋服などを作製しているボランティア団体の紹介を行う場合がある

（図11-2）．児が浸潤している場合は，吸水性の高いパットで児を包み，パッドごと洋服を着せる．ガーゼは張り付いて皮膚の損傷を起こしやすいため，使用しないことが多い．児にワセリンやローションを塗り，皮膚の乾燥による損傷を防ぐ．児の見た目，すなわち変色や乾燥は刻々と経時的に変化していく．成人と同様，保冷が有用であるが，児の身体が冷たくなることは，母親の悲しみを助長させる可能性がある．母親の意向を聞いて保冷を行う．保冷剤が見えないようにタオルに包み，児のコットに敷き，その上に寝かせる．児をできる限り生まれたときの状態を保てるようにケアを行う．

希望するだけ児と面会できること，母児同室が可能であることを伝え，母親の希望にそって母児同室を行う．生きている児と同じように児に話かけ，名前を呼ぶ．看護者が児に話かける様子をみて，母親も自然と児に話かけるようになる．母児同室をしない場合は，霊安室などに安置し，母親にいつでも児との面会ができることを伝える．児と面会しないことで後悔や自責の念が残る場合も多いため，看護者はなるべく面会を勧め，無理強いはしないが，埋葬までの短い期間を大切に過ごせるように支援する．また，抱っこも何回でもできることを伝える．ベッドに添い寝をすることもできる．

父親やきょうだい，祖父母との面会もできることを伝え，希望に沿って行う．亡くなった児は家族の一員であり，家族で過ごす時間をつくる．

5) 児との思い出づくり

児との思い出づくりとして，手形・足形をとる，髪の毛を残す，写真撮影などを提案する．沐浴や清拭，おむつ交換や更衣などの育児を一緒に行う．授乳ケアとして，母乳を綿棒に湿らせて，児の口腔に塗布し授乳することや，棺の中に母乳の綿棒を入れることができることを伝える．触るのが怖いと感じる母親や家族も多い

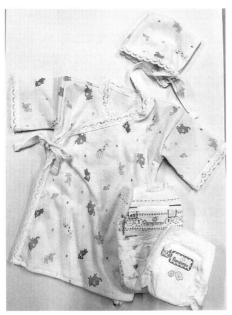

図11-2　赤ちゃんの肌着と帽子
ペリネイタル・ロスの悲しみに寄り添うため，死産児のための棺と衣服のセットが販売されている（ハクゾウメディカル株式会社『ともいる』の中サイズ，おむつはセット外）．

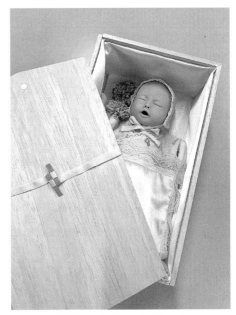

図11-3　納棺後の赤ちゃん

ため，声かけを行いながら一緒にケアを行っていく．児の遺品を残すか残さないかについても意向を確認し，手形・足形や写真，臍帯を渡すかどうかを相談する．児の大きさによっては，灰のみでお骨が残らない可能性があることも併せて伝える．

　母親として児のケアをできる限り行えるように支援していく．児に対して役割を果たせたという思いにつながる．児が存在したことを認めるものであり，児を思い起こすことを促すものである．できるケアや育児について具体的に伝えることで，親として，家族として，児のためにしてあげたいことが明確になっていく．「何もしたくない」という母親もいるが，児への愛着がないわけではなく，児を抱っこしても崩れないか不安に思うことや，児のために何かをすることで悲しい気持ちが抑制できなくなることを避けたいという思いなどさまざまである．思いを傾聴しながら，何もしなかったという後悔

が残らないように配慮する．

6) 埋葬と供養を支えるケア

　在胎12週以降の死産時や新生児死亡時には，死産や死亡の届け出と埋葬が必要になる．必要書類と届け出に必要なものを説明する．

　納棺に向けた準備を行う．児の大きさに合った棺や洋服，棺の中に入れるもの（おもちゃ，菓子，搾乳やミルク，家族写真や手紙，花など）の準備を支える（図11-3）．また，納棺や火葬，葬儀に母親も立ち会えるように支援する．児の姿がなくなるのを見届けることで，亡くなった事実を認めることになり，受け入れていく上で儀式は重要である．退院や外泊など産科医師と連携し調整する．退院や外泊してそのまま火葬場へ行く場合や，児をいったん自宅に連れて帰り，児と一緒に自宅で過ごした後に火葬になる場合もある．お見送りの際には，人目に触れないルートで病院外に出るのか母親と相談

する．「普通の子と同じように抱っこして玄関
から帰ります」という母親もいる．母親や家族
の希望に沿って決定する．

7) 心のサポート

　入院中，常に母親へ，泣いてもよいことの承
認と泣ける環境の提供を行う．母親の言動を決
して批判せず，ありのまま受け止め，理解し，
傾聴と共感的な態度で接する．産後の母親に対
して，全身回復への支援や，子宮復古や乳房の
変化に必要なケアも行う．食事や休息がとれる
よう支援する．

　退院直後は，火葬や葬儀，荷物の片づけなど
に追われて忙しく，泣く時間もなかったという
母親がいる．徐々に日常生活が戻るにつれて，
深い悲しみや無気力，孤独感を感じるようにな
る．急いで元の生活に戻らなくてもよいこと，
身体を十分に休めること，心配なことがあった
らいつでも遠慮せず連絡してよいことを伝えて
おく．退院後，プライマリーナースを中心に電
話訪問や面談を行う．「児のことを話すことが
できるのは，家族とスタッフの方だけです」と
いう母親は多く，看護者は児を知る家族以外の
唯一の存在である．児との思い出を語ることが
できるよう，環境調整を行う．必要時には，臨
床心理士などの専門職者へのコンサルテーショ
ンや，地域の保健師への継続ケアの調整を行
う．ペリネイタル・ロスを経験した自助グルー
プや書籍などの紹介を行う場合もある．不眠な
どの身体症状が出ている場合や精神的な混乱，
抑うつが生じている場合には，精神科へのコン
サルテーションを検討する．

8) 乳房ケア

　乳汁産生は妊娠16週頃から開始しており，
胎盤娩出によって母乳の分泌が開始される．授
乳ができないのに母乳が漏出してくることは，
悲しみを助長させることがある．児との思い出

づくりとして，母乳を搾り，児の口に含ませる
ことや，棺の中に入れて母乳を持たせることが
できる．母親の意向に沿って母乳分泌抑制薬の
内服の選択を行う．内服だけでなく，クーリン
グなどのケアも有効である．早期に退院するこ
とも多く，退院後に乳房緊満が起こることがあ
るため，乳房トラブルが生じていないか，断乳
の経過が良好であるか退院後にフォローを行う
必要がある．ケアが必要な場合は，入院中から
かかわりのあった助産師が行うことが望まし
い．乳房ケアを行う中で母親は気持ちを表出で
き，児の話をできる唯一の場となる．乳房ケア
を行いながら傾聴し，心身双方のケアを行って
いく．

9) 次回の妊娠に向けたケア

　次回妊娠の相談があった場合，そのような考
えが起こることは自然なことであると伝える．
児を亡くした後の次の妊娠時には不安は強くな
り，特に亡くした週数時に不安が大きくなる．
亡くなった児に対する愛着と，これから生まれ
てくる児に対する愛着との葛藤の問題がある．
亡くなった児との関係性を維持し，新しい児と
の関係性を築くことが必要である．妊娠を急ぐ
ことが悲しみの解決に結びつくわけではないこ
とを理解し，母親の気持ちに寄り添い，サポー
トしていく．

10) 医療者自身のメンタルヘルスの重要性と対処方法

　周産期領域は生と死に近接している．医療技
術を駆使し尽くしても，救えない命がある．医
療者自身も，罪悪感，無力感などさまざまな感
情に見舞われる．医療者も自分なりに体験を意
味づけることで，医療者自身のグリーフケアと
なる．カンファレンスで亡くなった児のケアの
振り返りを多職種間で行い，多職種が対等の立
場で児の死を悼み，児に何ができたのかを振り

返る．自分たちが行ったケアを確認し，できなかったことを一緒に共有することで，医療者自身が悲しみを越えることにつながる．

ペリネイタル・ロスの受容は，母親や家族自らが決断し，胎児の命と向き合ったという過程が重要であり，納得して児とのグリーフの時間を過ごすことが重要である．

ペリネイタル・ロスは，総合周産期センターなどで遭遇する胎児死亡例であることが多く，看護者は多忙な業務のなかで母親と胎児，その家族へのケアにかかわる時間を確保する必要がある．限られた時間のなかで，母親とその家族との信頼関係を築き，胎児への思いや死を受け入れる過程で，寄り添った支援を行うことが求められているのである．

（大江良子）

2. 子どもを亡くした家族へのグリーフケア

1. グリーフとは

さまざまな愛情や依存の対象を喪失した際に生じる反応をグリーフ（grief）という．広義には，失恋や離婚，ペットとの死別なども含まれるが，医療現場では近親者との死別に対する遺族の反応としてグリーフが用いられることが多い．日本語では「悲嘆」と訳されるが，単に嘆き悲しみ，気分が落ち込むといった反応だけでなく，不眠，食欲低下などの身体的な反応，日常生活や行動の変化も含む（**表11-1**）．

通常の悲嘆は正常なストレス反応であり，**図11-4**のような経過を経て解決される．しかし，時に悲嘆反応の程度や期間が通常の範囲を超え，重い身体症状，精神症状を引き起こし，社会的機能が低下する．このような状態を複雑性悲嘆と呼ぶ（**表11-1**）．

複雑性悲嘆には，精神科医や精神看護認定看護師，臨床心理士らによる専門的治療が必要となるが，通常の悲嘆過程においては，遺族の周囲の人物すべてのかかわりがグリーフケアとして重要な役割を果たし，そのなかには専門資格をもたない医療者も含まれる．

複雑性悲嘆のリスク因子としては，悲嘆者自身の特性，故人との関係性，予期悲嘆の有無

（死が事前に予測できたか否か），死亡時の状況などが挙げられるが，医療者の不十分，不適切なグリーフケアも，複雑性悲嘆の要因となり得る[1]．

2. 小児科領域における グリーフケア

故人との関係性という点で，子どもを亡くした遺族はそれだけで複雑性悲嘆に陥るリスクが高いことは想像に難くない．子どもを亡くした両親の死亡率[2,3]や精神疾患の罹患率[4]は，子どもを亡くしていない両親と比較して有意に高いという報告がある．

かつては，小児医療の現場では最期まで救命を目標として治療が行われることが多く，治療中は子どもの死を想定した議論がタブー視されることにより，死後の遺族のグリーフケアも不十分となっていた[5]．

最近では，小児科領域でも前項で述べられた周産期領域や，小児がん領域では予後不良な子どもに対する終末期医療の理解と議論が深まり，ターミナルケアに連続するアプローチとして，予期悲嘆の段階からグリーフケアが行われるようになった[6]．

このように，病棟や外来で一定期間にわたり診療した子どもが死亡する場合は，医療者と家

表11-1　グリーフの過程で生じる症状や変化

	通常の悲嘆反応	複雑性悲嘆反応
身体的症状	めまい，頭痛，疲労，動悸，食欲低下，便秘，下痢	日常生活困難な程度の症状（左記），睡眠障害，体重減少
精神的症状	悲しみ，怒り，無気力，不安，罪悪感，イライラ	幻覚，幻聴，妄想，錯乱，ヒステリー
行動の変化	飲酒，薬物嗜好，探索行動（故人を探してしまう）	薬物依存，異常行動（そこに故人がいるかのように振る舞う），自傷他害行為，自殺企図

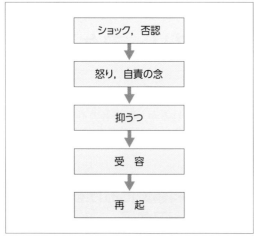

図11-4　グリーフの過程

族との関係性がある程度確立されることで，多職種で議論しながらオーダーメイドのグリーフケアを行うことが可能になる．経験論や一般論も文献やセミナー，講演などで取り上げられるようになり，実際に症例を経験しなくても学びや議論の場に参加できる機会が増えている．

3. 救急外来における子どもの突然死に対するグリーフケア

　子どもが乳幼児突然死症候群や交通事故，自殺で搬送され亡くなる場合は，当然，遺族に予期悲嘆はなく，救急外来では関係性の確立されていない医療者から死亡宣告を受ける．

　医療者の視点でも家族との関係性については同様に確立されていないことに加えて，救急外来での子どもの死亡は頻度が低く，その場限り

の一時的な対応で終わることから，個人として経験が積み重ねられ，対応法が改善されることが難しい．突然子どもを失った家族への対応について学ぶ場は整備されておらず，多くの医療者が現場で初めての経験に立たされるのが現状であり，当然，グリーフケアを意識した対応を行うことも難しい．

　このような現状を鑑み，筆者の施設では，院外発生の小児心肺停止症例についての家族ケア指針を作成している．全力の救命処置を行いつつも，蘇生に反応しなかった場合のグリーフケアを意識した家族対応の具体例を場面ごとに例示し，初めて対応する医師，看護師，救急救命士などすべてのスタッフが参考にしている．

　さらに，症例が発生するたびに直接対応しなかったスタッフも含めて振り返りを行い，指針の加筆・修正を行っている．詳細は文献に譲るが[7]，以下にそれぞれの場面での対応のポイントを述べる．

1）受け入れ前

家族対応専従スタッフの配置を行う

　蘇生にかかわる医師，看護師とは別に，家族対応を行う医師，看護師を明確に役割分担しておく．

2）搬入時

① 自己紹介をする

　落ち着いた態度でしっかりと自己紹介し，家族から信頼を得られるような第一印象を与え

る．まずは全力で救命処置を開始することを伝
える．

② 個室の控え室へ案内する

他の救急患者と一緒の待合室にならないよう
に配慮する．

3) 控え室①

① 情報収集

必要な最低限の問診（年齢，体重，基礎疾患，
内服歴など）を行う．発見時の状況を聴き取る
際には，家族が詮索されたり責められたりして
いると誤解されないように注意する．

② 付き添い

家族が2人以上いれば必ずしも常に付き添う
必要はないが，家族が1人のときは看護師が付
き添う．無理に会話を続ける必要はなく，家族
の感情の表出を受け止め，傾聴し，黙って時間
と空間を共有するだけでもよい．家族とともに
泣いてもよい．

③ 医師の説明

控え室へ案内した後，5分程度を目安に，説
明担当医師が面談室で家族に説明する．まず，
別の医師チームがしっかり蘇生を続けているこ
とを説明し，蘇生の現場を見ていない家族に対
して，状況を丁寧に伝える．

蘇生の見込みがない場合でも，初回の説明で
蘇生中止，死亡確認について伝えることは避け
る．一方で，期待をもたせる話し方はしない．
「非常に厳しい状況だが全力で蘇生を行ってい
る」と伝える．心肺停止に至った原因について
も，十分な根拠に基づかずに説明しない（「窒
息だと思う」「肺炎だと思う」など）．

取り乱した家族だけでなく，落ち着いたよう
に見える家族でも，1回の説明ではほとんど理
解できず，記憶にも残っていないことを意識す
る[1]．

④ 蘇生現場への立ち会いを促す

救急蘇生の現場に家族が立ち会うべきかどう

かは，家族背景，文化的背景，社会的背景の多
様性もあり，明確な指針はない．しかし，自分
の子どもの蘇生現場に立ち会うことを望む家族
も多く存在する．「この子のために，皆がこん
なに頑張ってくれている」と思ってもらうこと
は死を受け入れるための材料となる．蘇生に立
ち会った家族のほとんどは，その経験が有益
だったと言っている[1]．もちろん，取り乱した
家族により蘇生行為に支障が出ることは避けな
ければならないが，「見られたくない」「見せた
ことがない」という医療者側の都合のみで死亡
確認まで別室で待機させることは避けなければ
ならない．強制をする必要はないが，「頑張っ
ているお子さんのそばに一度行きませんか」と
声かけする．

4) 蘇生中の現場

現場では，再度，行われている蘇生行為の説
明を行う．手や足を触ってもらってもよい．
2分ごとの波形チェックの際，「心停止が継続」
と敢えて声に出して言うことで，状況が厳しい
ことを理解してもらう．頃合いをみて，家族を
控え室に連れて帰る．

5) 控え室②

医療者の間で蘇生の見込みがないという判断
を共有し，家族に再度説明を行う．以後は，蘇
生中止を家族に提案することになるが，家族の
精神状態や親族が揃っているかどうかなど，
種々の状況を考慮して，蘇生現場と控え室での
説明を繰り返す．

突然，予期していなかった蘇生中止を提案さ
れることがないよう，蘇生行為の経過や蘇生の
見込みがないことを，家族が理解しているか確
認する．決して「蘇生を続けますか？やめます
か？」などと，家族に判断させてはならない．
「私がやめる判断をしなかったら，もしかした
ら助かったかもしれない」という後悔につなが

るためである．医学的に蘇生は不可能という医師の判断と，さらなる蘇生行為は身体を傷つけることになることも併せて，「蘇生行為をやめて死亡確認をしましょう」と伝える．

6) 蘇生中止，死亡確認

　控え室で死亡確認をする旨をあらかじめ家族に伝えた上で，蘇生現場へ家族を連れていく．死亡確認時は，曖昧な言葉は使わず，死の三徴をしっかりと確認したことを伝える．確認後，すぐに抱っこを促し，しばらく家族だけの空間，時間を設ける．

7) 死亡確認後の警察との連携

① 警察への連絡

　予期しない突然死であれば，警察に連絡する法的義務があることを説明する．実際の警察への連絡は死亡確認直後でよいが，家族への説明は，抱っこでの家族だけの時間をしばらく設けてからとする．

② 警察来院後の連携

　警察が来院した際は，まず医師が警察に経過を説明することにより，事情聴取における警察，家族双方の負担が軽減される．

③ 法医解剖の説明

　検視や死体検案での結果，死因が不明であれば，法医解剖が行われるが，医師が警察と一緒に説明することにより家族の受け入れが容易になる．わが子をこれ以上傷つけたくないという家族の思いに寄り添い，「法律で定められたことではあるが，死因究明を尽くすことは遺族の受容にもプラスとなり，反対に死因について疑問が残ることがマイナスになる」「解剖は専門医によって丁寧に行われる」など，説明する．

8) 説明後からお見送り (警察への引き取り) まで

　警察にも協力を求め，できるだけ家族だけの

時間をつくる．生きている子と同じように名前で呼び，話しかける．移動時も，生きている子と同じようにタオルや肌着で包み抱っこする．法医解剖が行われないときには，エンゼルケアをスタッフと一緒に行うことを提案する．また，次にあげるフォロー外来，自助グループの会の紹介をする．

4. フォロー外来と自助グループの紹介

　前述した小児がん患者や重症新生児のように，予期悲嘆のなかで家族と医療者が数日～数年かけて看取りに寄り添った場合は，子どもの死後も遺族と医療者の関係が続くこともある．しかし，救急外来での遺族と医療スタッフとのかかわりは長くても数時間であり，人間関係を確立することは難しく，その後のケアを救急対応したスタッフが続けていくことはない．救急外来でグリーフを意識した対応を十分に行うことができたとしても，「お見送りをしたら終了」が医療者にとって通常の対応である．

　一方，遺族にとっては，そこから長いグリーフの過程がスタートし，しかも突然子どもを失った遺族の過程は，事情を知る医療者や親族が少ないことから，孤独である．

　筆者の施設では後日の外来で小児科医が質問に答え，希望があれば精神看護認定看護師によるカウンセリングをする場を設けている．お見送り時に情報提供し，希望があれば遺族 (母親の場合が多い) の名前で予約を取得している．遺族は当日医師から受けた説明をほとんど覚えていないことも多い[1]．改めて説明を受け，理解することはグリーフの過程にもプラスとなる．

　しかし，遺族にとっては，突然子どもの死亡を宣告された病院に後日足を運ぶことに抵抗がある場合も多い．予約に至らない場合は，自助グループのパンフレットもお見送り時に渡している．

子どもを亡くした遺族の全国的な自助グループとしては，SIDS家族の会（http://www.sids.gr.jp/index.html），小さないのち（http://www.chiisanainochi.org）がある．さらに地域ごとに利用可能な自助グループが存在する場合もあり，その窓口も都道府県，市町村，保健所など多様であるため，施設ごとに情報収集し，準備しておくとよい．

5. 医療者自身のケア

救急外来では，関係性の築かれていない家族から，医療者が直接的に怒りの感情をぶつけられる場合もある．このような家族の感情に対し，理論的に反論したり，感情的に反発したりする行動は，双方に良い結果をもたらさない．このような家族の反応は，医療者個人に向けられているものではなく，あくまでも悲嘆反応としてとらえていく必要がある．

また，家族から非難を受けなくても，子どもの死に立ち会った医療者自身，非常に傷つき，消耗し，ケアを必要とする[8]．

前項でも述べられているように，より良いグリーフケアを家族に提供するためには，医療者自身がケアされた状態でいることが重要であり，カンファレンスなどを通じて医療者自身の感情や体験を話し合うことも必要である．

子どもを突然失った遺族に対するグリーフケアは，臨床，学問，制度，いずれにおいてもまだ確立されていない．虐待，殺人，事故，自殺などでは，特に警察との連携も重要になり，病院内（救急外来，グリーフケア外来）だけでなく，法医解剖の結果説明や，行政，民間の自助グループとの橋渡しなど，看護職が役割を果たすことのできる未開の場も存在する．法医看護学の一領域として重要になると考えられる．

（伊藤英介）

✐ 参考文献
1. 避けられない死へのグリーフケア
1) Vendola C, et al：Survival of Texas infants born with trisomies 21, 18, and 13. Am J Med Genet A, 152A：360-366, 2010.
2) 山中美智子，他：赤ちゃんを亡くした女性への看護 流産・死産・新生児死亡における援助の実際とグリーフケア，p. 24-25，メディカ出版，2009.
2. 子どもを亡くした家族へのグリーフケア
1) SIDS家族の会：職種別SIDSに対応するためのガイドライン あなたがSIDSに出会ったら．1999.
2) Li J, et al：Mortality in parents after death of a child in Denmark：a nationwide follow-up study. Lancet, 361：363-367, 2003.
3) Rostila M, et al：Mortality in parents following the death of a child：a nationwide follow-up study from Sweden. J Epidemiol Community Health, 66：927-933, 2012.
4) Li J, et al：Hospitalization for mental illness among parents after the death of a child. N Engl J Med, 352：1190-1196, 2005.
5) 濱田裕子，他：子どもを亡くした遺族への関わり―遺族から学ぶグリーフケア―．グリーフ＆ビリーブメント研，1：69-75，2020.
6) 多田羅竜平：終末期医療．小児内科，52：1686-1688，2020.
7) 松浦 潤，他：院外小児心肺停止例に対する家族ケア指針の作成と運用．日児誌，125：651-659，2021.
8) 井上信明，他：救急・小児科外来あるいは入院直後に死亡した小児患者とその家族への対応状況と医療従事者に与える影響．日小児救急医会誌，17：18-23，2018.

第12章

地域における予防・支援活動

1. 性犯罪・性暴力の予防教育

1. 性犯罪・性暴力の特徴と予防

　性犯罪は，被害者の人格や尊厳を著しく侵害する犯罪である．性犯罪の特徴として，顔見知りの犯行が多く，被害者が被害届を出さないことから潜在化している事案が多い犯罪という面がある．多くのintimate partner violence（IPV）は，親密な恋愛関係のなかで起こる暴力であり，結婚した夫婦関係でも被害者になりやすいこと，加害者と被害者の関係が「二人だけの世界」を共有する秘匿性をもつことから，暴力への理解を鈍らせ事件化することを困難にしている．しかし，IPVでない知らない者からの性犯罪も多発している．

　現在では，加害者更生プログラムや被害者支援が，地域で積極的に取り組まれるようにはなったが，事後対応よりも予防教育が重要である．予防教育の目的は，暴力に遭わない，暴力を理解する，暴力に屈しないことであり，自分自身を大切にするという考えが根幹にある．予防教育の成果は，被害者にならない，加害者にならない，傍観者にならないことである．

　性犯罪に遭わないかつ遭わせないために，何が性暴力であり，その誘因となるものについて理解できるよう幼少期から計画的に予防教育を行うことが望ましい．わが国にはいまだ効果的な予防教育プログラムはないものの，ここでは性暴力の顕在的・潜在的要因をあげ，リスクへの理解と対応能力の獲得について必要な事項を説明する．

2. 予防教育の視点

1) IPV または性暴力を容認できる能力の獲得

　同意のない暴行または脅迫を用いて行われる性行為が性暴力・性犯罪になるということを理解できる教育が必要である．同意がないことの意味について理解できるようにし，何が性暴力であるのか，性暴力を受けていることに気づける能力を獲得できるように，パートナーとの人間関係について，教育を行う（表12-1）．

　性暴力や犯罪行為について理解できたとしても，交際相手または配偶者であることから，個人的な問題として抱え込むことで「見えない暴力」とならないよう，言える勇気をもってよいことを理解できるようにする．

　顔見知りでない異性からの，同意のない暴行または脅迫による性行為を受けた場合には，泣

表12-1　同意のある関係についての考え方

- 必要なコミュニケーションがとれている関係か
- 具体的に自分の意見を言える関係か
- 途中で取り消すことができる，NOと言える関係か
- 心から相手に積極的行動がとれる関係か
- 相手との間に力関係が存在しないか

き寝入りすることなく，加害者を告発できるような意識をもつこと，それは自分を大切にすることにつながることを教育のなかで伝えていく．そのためには，被害者が声をあげやすいような環境をつくるよう周囲の理解が必要であることも伝える．

2) 規範と価値（社会が何を標準とみなし，容認するか）

性犯罪や性暴力の根底にあるものは，ジェンダーに基づく暴力である．ジェンダーとは，社会や文化で異なる，男女の役割，関係性，価値に基づく考えや価値観を意味する．社会がつくり上げてきた性別の価値観の押し付けは，格差を生んでおり，これが性犯罪や性暴力に直結している．女性は，家事や育児などの家庭での役割を期待され，意思決定に参画できなかったり低賃金であったりする傾向がある．男性は，女性よりも社会的に好条件な立場にあり，女性の軽視や，一家の大黒柱として収入を得ることが当然であるという優位性がある．このような男女比の意識は，潜在的に刷り込まれて意識の中に浸透していることで，性暴力や性的虐待，性的搾取につながっていく．

社会や文化の中で生まれたジェンダーの考えから離れ，すべての人が同じ権利や立場をもち，自分の人生を自身で選択できる，意思決定に参画できるようジェンダー平等について教育をすることは，性犯罪・性暴力を理解できることにつながる．

3) 教育を受ける機会をもつこと

性犯罪や性暴力をなくすために重要なのは，気づきと行動である．そのためには，幼少期から系統立った教育が重要となる．これを実現するためには，学校などの教育機関との協働は必須である．教育の現場では，保健体育や家庭科，道徳などの授業や特別授業の機会に，犯罪や性に関する問題についての教育を行っている．このような機会をどの生徒も平等に受けることが望ましい．性犯罪や性暴力に気づくこと，もし被害に遭った場合の対処法について，知っているのとそうでないのとでは，事後の被害者自身の人権や尊厳を守れるかどうかにかかわる．また，教育を受けることは加害者になることを未然に防ぐことにもつながる．自身の中にあるジェンダーに関する考え方や異性に対する考え方に気づくこと，また意識を変えていくことも，教育されるべきである．

教育を受ける機会が平等となるよう，養護教諭だけでなく医療職との地域連携や多職種連携の取り組みが，各地域で考案され実施されていく体制が求められる．

実際の教育では，人と人とは対等であり，どちらかが上でどちらかが下でもなく一人がとても大切な人であるという人権教育が重要となる．自分を大切に思う気持ち（人権意識）をもつことができれば，他者を大切に思うことができ，交際相手であっても大切にできることにつながり，暴力の介在しない人間関係について考えられるようになる．

4) ライフスキルの獲得

日常生活の中で生じるさまざまな問題や要求に対する，建設的かつ効果的に対処するために必要な心理・社会的能力をライフスキルという．その中の1つであるソーシャルスキルは，人との関係性を基本的に築くためのコミュニケーションを意味する．

コミュニケーションスキル

暴力的な関係性を低減させるようなコミュニケーションスキルを獲得することが，教育の目的として大切である．人との関係，異性間でのコミュニケーションは重要である．どんなに好きな者同士であっても，個性を認め合い，互いを大切にし合うことが暴力のない対等な関係を

表12-2　性犯罪・性暴力対策における学校教育内容

幼児期～小学校低学年	水着で隠れる部分は，他人に見せない，触らせない．もし触られたら大人に言う．また，他人に触らないことを指導する．
小学校高学年～中学校	SNSで知り合った人に会うことなどの危険や被害に遭った場合の対応を示す．
中学校～高校	いわゆるデートDVや性被害に遭った場合の連絡先を示す．
高校～大学	レイプドラッグ，酩酊状態に乗じた性的行為，セクハラなどの問題や，被害に遭った場合の対応，相談窓口の周知を行う．

障害のある児童生徒については，個々の障害の特性や程度をふまえた適切な指導を実施する．

つくる．

　より良い人間関係の構築のためには，「誰でも自分の意見や要求を表現してよい権利がある」ことに基づく，適切な自己主張ができるコミュニケーションスキルを身につけることが大切である．恋愛関係におけるパートナー間の健全な関係では，互いに尊重し合うコミュニケーションが基本であるため，お互いの好きなところ，良いところ，感謝していることについて「伝える」コミュニケーションも取り入れていくとよい．

5) 対　策

　予防教育のなかで，安全の確保と安全な生活のための支援機関に関する知識の提供は優先的にすべきである．

① 安全の確保

　顔見知りでない者から性犯罪の被害を受けないための予防対策としては，1人で暗い夜道を歩かない，戸締りをして来客は慎重に応じること，密室で見知らぬ異性と2人きりにならないことなどは基本である．恋愛関係にあるパートナー間の健全な関係を判断するには，互いに尊重し合えるコミュニケーションがとれているかを客観的に判断することが重要である．合意のない性行為が繰り返し行われる関係では，性暴力を容認している自己に気づく必要がある．支援機関（警察や配偶者暴力相談支援センター）に相談できること，外傷や性感染症罹患，妊娠

の危険性がある場合には病院へ受診することなどが大切である．

② 生命（いのち）の安全教育

　生命の尊さを学び，生命を大切にする教育，自分や相手，一人ひとりを尊重する教育を教育機関のなかで段階的に実施する．それ以外には，発達段階に応じた教育・啓発活動により意識改革と暴力予防策が推進されている[1]（表12-2）．

　また，学校担当者への研修内容として，学校などで相談を受ける体制の強化と相談を受けた場合の教職員の対応について学ぶ機会の確保を推奨している．性行動が活発化する大学などには，セクハラや性暴力被害の相談窓口の整備や周知，担当者の研修を勧めている．

3. 性教育

　学校における性に関する指導は，学習指導要領に基づき，児童生徒が性に関して正しく理解し，適切に行動を取れるようにすることを目的に実施されてきた．指導にあたっては，発達の段階をふまえること，学校全体の共通理解を得ること，保護者の理解を得ることに配慮するようになっている（表12-3）．

　中学生の性教育内容に関する学習指導要領では，性行為に関する具体的内容や避妊，人工妊娠中絶，若年妊娠の危険性に関する内容は盛り込まれていない．しかし，性犯罪・性暴力の被

表12-3　学習指導要領とその解説（体育科，保健体育科）

小学校	・思春期になると次第に大人の体に近づき，体つきの変化，初経，精通などが起こること（変声，発毛，異性への関心が芽生えることについても）を理解できるようにする
中学校	・思春期には，内分泌の働きによって生殖にかかわる機能が成熟すること，またそれに伴う変化に対応した適切な行動が必要となること（射精，性衝動，異性の尊重，性情報への対処など，性に関する適切な態度や行動の選択が必要になること）を理解できるようにする ・妊娠や出産が可能となることから，受精・妊娠も取り扱う ・後天性免疫不全症候群（エイズ）および性感染症についても取り扱う
高　校	・生涯を通じた健康の保持促進や回復には，生涯の各段階における健康課題に応じた自己の健康管理および環境づくりがかかわっていること（受精，妊娠，出産とそれに伴う健康課題，また家族計画の意義や人工妊娠中絶の心身への影響などについて理解できるようにする） ・感染症の予防には，個人の取り組みおよび社会的な対策を行う必要があること（エイズおよび性感染症についても，その原因や予防のための個人の行動選択，社会の対策も含む）を理解できるようにする

（文部科学省 初等中等教育局 健康教育・食育課：学校における性に関する指導および関連する取組の状況について．[https://www.mhlw.go.jp/content/11121000/000910047.pdf]より）

害者に中学生の女子は多い．この時期の性教育の目標は「生徒が健康に関心をもち，自他の健康の保持増進や回復を目指して，疾病などのリスクを減らし，生活の必要を高めること」である．したがって，性犯罪や性暴力に関する教育内容は盛り込まれなかった．

しかし，2023年度より，学校で性犯罪に遭わないための生命（いのち）の安全教育が開始された．これは，子どもたちを性暴力の被害者，加害者，傍観者にしないための教育であり，「性犯罪・性暴力対策の強化の方針」に基づき，内閣府および文部科学省が連携して推進する取り組みである．これまで実施されてきた性教育内容に加えて性暴力に関する内容が積極的に盛り込まれ，社会への理解が広まっていくことを期待したい．

（立岡弓子）

2. 犯罪被害者支援センターの活動

1. 犯罪被害者を支える組織

わが国では，2004年12月に犯罪被害者等基本法が制定された．これは，犯罪被害者とその家族（以下，犯罪被害者等と記す）の声に耳を傾け，その視点に立った施策を講じ，この権利利益の保護が図られる社会を実現することを目的としている．そして，同法に基づいて策定される犯罪被害者等基本計画に沿って，さまざまな取り組みが進められている．2021年3月には第4次犯罪被害者基本計画が策定され，2021～2025年度における具体的な取り組みが掲げられている[1]．

犯罪被害者等が支援を必要とする内容は，医療のみならず日々の生活や裁判への対応などがあることから，警察，検察庁，弁護士会，医師会，県や市の相談機関や民間被害者支援団体などによる被害者支援連絡協議会がすべての都道府県にそれぞれ設立され，犯罪被害者支援のための相互の連携を図っている．さらに，個々の事案において犯罪被害者等の具体的なニーズを把握し，よりきめ細かな総合的支援を行うために，警察署などを単位とした連絡協議会（被害者支援地域ネットワーク）が各地に構築されている（図12-1）．しかしながら，大きな連携が

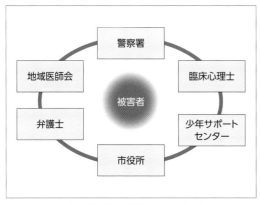

図12-1　被害者支援地域ネットワーク

取れていても，個々の事象に関して，関係者が
きめ細かく犯罪被害者と対応することについて
は円滑に行われているとは言い難い．このよう
な現状を改善すべく大きな力となっているの
が，民間の被害者支援団体である．被害者支援
団体では，被害者個々に対するきめ細かな支援
のほか，犯罪被害者のためのさまざまな施策を
推進する活動が行われている．

　全国被害者支援ネットワークには各地域の犯
罪被害者支援団体が加盟しているが，2009年7
月には加盟団体が各都道府県に広がり47団体
となった．2015年6月には全都道府県の加盟団
体が公安委員会から犯罪被害者等早期援助団体
に指定され，警察や関係機関と連携を図りなが
ら活動している．

2. 被害者支援団体と連携した被害者支援

　前述の第4次犯罪被害者基本計画では，犯罪
被害者等が直面している困難な状況を打開し，
その権利利益の保護を図るという目的を達成す
るために，①尊厳にふさわしい処遇を権利とし
て保障すること，②個々の事情に応じて適切に
行われること，③途切れることなく行われるこ
と，④国民の総意を形成しながら展開されるこ
と，という4つの基本方針が定められた[1]．上

記の②では，犯罪被害者等の具体的事情を正確
に把握し，個々の事情に応じて適切に実施され
るべきことが示されている．また③では，民間
の取り組みなども十分活用し，犯罪被害者等の
生活再建を支援するという中長期的な視点が必
要であること，必要な時に必要な場所で適切に
支援を受けることができるようにすることなど
が強調されている．したがって，これらの基本
方針を遂行する上でも被害者支援団体の力が欠
かせない．

　第4次基本計画では，さらに①損害回復・経
済的支援等への取り組み，②精神的・身体的被
害の回復・防止への取り組み，③刑事手続への
関与拡充への取り組み，④支援等のための体制
整備への取り組み，⑤国民の理解の増進と配
慮・協力の確保への取り組み，の5つの重点課
題があげられている[1]．特に④では，すべての
犯罪被害者等が，必要なときに必要な場所で情
報の入手や相談を行うことができ，専門的な知
識などに基づくきめ細かな支援を受けることが
できるよう，地方公共団体や被害者支援団体な
どが連携して支援体制を構築すべきことが示さ
れた．これは，単一の関係機関・団体などの取
り組みによる支援には限界があること，犯罪被
害者等に対して被害直後から中長期的な支援を
実施すべく重層的な支援を行う体制を構築する
必要があることを鑑みたものである．

　また，第4次基本計画では民間の団体に対す
る援助についても，「第4支援等のための体制
整備への取組，3 民間の団体に対する援助」と
して**表12-4**のように明記されている．

3. 具体的な活動

　全国の犯罪被害者支援センターで共通して行
われているのは，さまざまな困難や悩みに直面
する犯罪被害者に対する電話相談や面接相談で
ある．電話相談は，被害に関して悩んでいる被

表12-4　第4次犯罪被害者等基本計画（抜粋）

(1) 民間の団体に対する支援の充実

ア：警察及び厚生労働省において，犯罪被害者等の援助を行う民間の団体に対する財政援助の充実に努めるとともに，これらの団体の活動に関する広報，犯罪被害者等の援助に携わる民間の者の研修に関する講師の手配・派遣，会場借上げ等の支援を行う．また，警察庁において，民間の団体における財政基盤確立の好事例に関する情報提供に努める．

イ：法務省，文部科学省及び国土交通省において，犯罪被害者等の援助を行う民間の団体の活動に関する広報，犯罪被害者等の援助に携わる民間の者の研修に関する講師の手配・派遣，会場借上げ等の支援を行う．

(2) （略）

(3) 犯罪被害者等の援助を行う民間の団体の活動への支援等

警察庁において，犯罪被害者等の援助を行う民間の団体が開催するシンポジウムや講演会について，その意義や趣旨に賛同できるものにあっては，その効果の波及性等も踏まえつつ後援する．また，シンポジウム等の開催について，地方公共団体をはじめとする公的機関に対して周知するとともに，SNS等のさまざまな媒体を活用して広く一般に広報するなどして，民間の団体の活動を支援する．さらに，関係府省庁及び地方公共団体向けに配信している「犯罪被害者等施策情報メールマガジン」を，希望する民間の団体に対しても配信するなど，関係府省庁や民間の団体等における犯罪被害者等のための新たな制度や取組について情報提供を行う．加えて，地方公共団体に対し，犯罪被害者等の援助を行う民間の団体との連携・協力の充実・強化を働き掛け，地域における途切れることのない支援を促進する．

(4) 犯罪被害者等の援助を行う民間の団体に関する広報等

警察庁において，内閣府，総務省，法務省，文部科学省，厚生労働省及び国土交通省の協力を得て，政府広報等とも連携し，SNS等の様々な広報媒体を通じて，犯罪被害者等が置かれている状況や当該状況を踏まえた施策の重要性，犯罪被害者等の援助を行う民間の団体の意義・活動等について広報する．

(5) 寄附税制の活用促進と特定非営利活動促進法の円滑な施行

特定非営利活動促進法（平成10年法律第7号）を所管する内閣府において，令和2年度税制改正をはじめとする累次の税制改正により拡充されている特定非営利活動法人に関する寄附税制の活用促進や同法の円滑な施行に努める．また，犯罪被害者等の援助を行う特定非営利活動法人等も含め，全国の特定非営利活動法人の情報を検索できるウェブサイトの管理・運用を行うなど，市民活動に関する情報提供に努める．

(6) 警察における民間の団体との連携・協力の強化

警察において，内閣府，総務省，法務省，文部科学省，厚生労働省及び国土交通省並びに地方公共団体の主体的な協力を得て，公益社団法人全国被害者支援ネットワークをはじめとする犯罪被害者等の援助を行う民間の団体との連携の一層の強化を図るとともに，これらの団体による支援の充実を図るための指導・助言を行う．

(7) 犯罪被害者等早期援助団体に対する指導

都道府県公安委員会において，必要に応じ，犯罪被害者等早期援助団体に対し，改善命令をはじめとする指導を行う．また，その他の民間被害者支援団体に対しても，適切な支援活動が行われるよう，その運営及び活動に協力する．

害者が，起きた事象や自らの気持ちを打ち明ける場である．この電話相談が引き金となり，面接相談に移行する．面接相談は専門の研修を受けた犯罪被害相談員によって行われる．面接相談では被害者の悩みに共感し，被害者の自主性を尊重しながら必要としている支援を明確にして支援計画を立てる．そして，警察への被害届けの提出や捜査への対応，心身のケアや治療，

その他被害に伴う諸問題への対応など，具体的な支援につなげる．

犯罪の被害に遭い，犯罪被害者支援センターでの相談を経て警察へ被害の届け出を行ったとする．警察では，受けた犯罪の状況について具体的な説明を求められる（**図12-2**）．そして，被害現場の確認や状況の再現などが行われ，写真撮影などがされる．捜査の進展に応じて事情

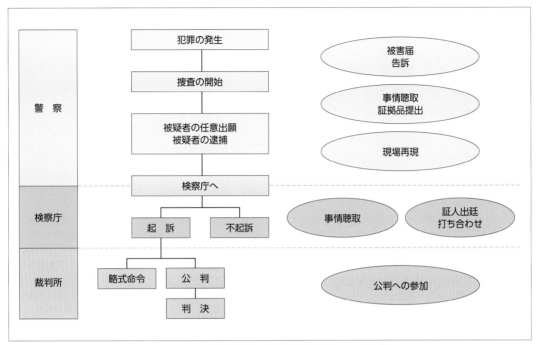

図12-2　刑事手続きの流れと被害者のかかわり

聴取は繰り返されることがある．このような警察への対応に，被害者支援センターの相談員が付き添い，心身面でのサポートを行う．次に，被疑者が逮捕されると，48時間以内に検察庁へ身柄が送致される．多くの場合，検察庁では裁判所への拘留請求のもとに被疑者の身柄が拘束され，事情聴取などが行われる．ここでも，被害者は検察官の求めに応じて事情聴取を受ける．警察と同様に，被害を受けた状況を思い出しながら具体的な説明を求められるほか，被害を受けた際の写真やビデオなどを見ざるを得ないこともある．このように精神的苦痛を伴う状況へ対応できるよう，相談員による検察庁への付き添いなどが行われる．そして，被疑者が起訴され，刑事裁判が行われると，公判への参加を求められることがある．さらに，被告人の証言などを傍聴する必要もある．犯罪被害者センターの相談員は，裁判への付き添い，代理傍聴なども行う．特に，公判では，自らが受けた被害を否定する内容や自らを侮辱されるような発

言を耳にすることもあり，怒りや苦痛を覚えることもある．したがって，被害者に寄り添うとともに必要に応じて心理的ケアが行われる．このほか，日常生活におけるサポート，弁護士による法律相談などが行われるが，いずれの支援も無償である．当然のことながら，被害者の個人情報や秘密も守られる．

　滋賀県では，おうみ犯罪被害者支援センターが，犯罪被害者等早期援助団体に指定されている．おうみ犯罪被害者支援センターでは，専門的知識や技能と経験を有する犯罪被害相談員らにより，被害者支援に関する広報啓発活動，電話・面接相談，病院や裁判所などへの付添い，被害者・遺族の自助グループ支援，ボランティア相談員の養成・研修など，きめ細かな支援活動が積極的かつ献身的に行われている．これらの活動は，犯罪などにより傷つき，社会への信頼感を失っている犯罪被害者らの立ち直りに大きく貢献している．さらに，後述のワンストップ支援センターの運営を行っているほか，遺族

表12-5　第4次犯罪被害者基本計画で明記されたワンストップ支援センターの体制強化（抜粋）

---

(20) ワンストップ支援センターの体制強化

ワンストップ支援センターの体制を強化するため，次の施策を推進する.

ア：内閣府において，関係省庁と連携し，ワンストップ支援センターについて，24時間365日対応化や拠点となる病院の整備促進，コーディネーターの配置・常勤化等の地域連携体制の確立，専門性を高めるなどの人材の育成や運営体制確保，支援員の適切な処遇等，運営の安定化及び質の向上を図る．また，全国共通短縮番号「♯8891（はやくワンストップ）」を周知するとともに，夜間・休日においても相談を受け付けるコールセンターの設置及び地域での緊急事案への対応体制の整備，各都道府県の実情に応じた被害者支援センターの増設等，相談につながりやすい体制整備を図る．さらに，全国共通短縮番号について，運用の在り方を検討する.

イ：警察庁において，地方公共団体における犯罪被害者等施策の担当部局に対し，ワンストップ支援センターに関する情報提供等を行うほか，内閣府及び厚生労働省と連携し，地域における性犯罪・性暴力被害者支援の充実のため，ワンストップ支援センターにおける取組事例を含めた資料の提供に努める.

ウ：厚生労働省において，都道府県等の協力を得て，犯罪被害者支援団体，医師をはじめとする医療関係者等から，ワンストップ支援センターの開設に向けた相談があった場合には，協力が可能な医療機関の情報を収集し，当該犯罪被害者支援団体等に提供する.

エ：厚生労働省において，医療機能情報提供制度の充実を図るとともに，同制度によりワンストップ支援センターを施設内に設置している医療機関を検索することができる旨を周知する.

オ：前記施策のほか，関係府省庁において，障害者や男性等を含むさまざまな性犯罪・性暴力被害者への適切な対応や支援を行うことができるよう，性犯罪・性暴力被害者の支援体制の充実のための施策を検討する.

に対する心のケアに力を入れている．特に，外因死遺族に対する心のケア相談窓口を滋賀医科大学社会医学講座内に設置し，おうみ犯罪被害者支援センターや県の精神保健福祉センターと協同して，必要に応じた心のケアができる体制を整えている．また，大規模災害時にも急性期から遺族支援ができるよう訓練を重ねている.

4. 性犯罪・性暴力への対応

　性犯罪や性暴力を受けた被害者の多くは，被害に遭ったことを誰にも相談できずにいる．内閣府の調査によると，6.9％の女性が無理やりに性交などをされた被害経験があるといい，うち58.4％の人が被害をどこにも相談しなかったという[2]．また，勇気をもって被害を訴えても，被害を思い出すことの恐怖や苦痛によって，支援にたどり着く前に気持ちが萎えてしまうことがある．そして，長期間にわたる精神的苦痛に苦しむこともある．したがって，被害直後から適切な支援を受けられる体制を整備する

必要がある．性犯罪・性暴力の被害直後から，被害者に対する医療的支援，法的支援，相談を通じた心理的支援などを総合的に行うべくワンストップ支援センターが整備され，2018年10月までにすべての都道府県に設置された．全国のワンストップ支援センターにおける性犯罪・性暴力の相談件数は，2021年度が5万8,771件と，前年度の5万1,141件より14.9％増加した[3]．相談者は20歳代が約3割と最も多く，特に面談相談では中学生以下が18.5％を占めたという[3]．第4次犯罪被害者基本計画においても，5つの重点課題の1つである「精神的・身体的被害の回復・防止への取組」のなかで，「性犯罪・性暴力は，個人の尊厳を著しく踏みにじる行為であり，その心身に長期にわたり重大な悪影響を及ぼすことから，ワンストップ支援センターの体制強化などにより，支援を一層充実させる必要がある」と記載されている．そして，体制強化に向け「第2 精神的・身体的被害の回復・防止への取組，1 保健医療サービス及び福祉サービスの提供」として表12-5のような具体的

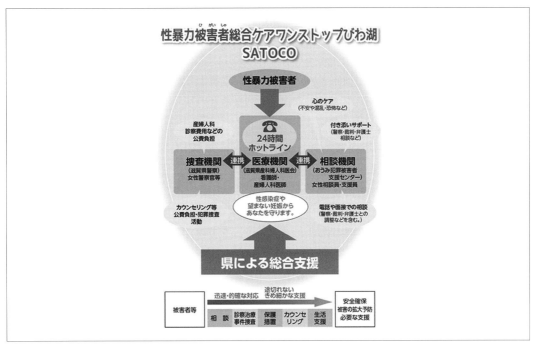

図12-3 性暴力被害者総合ケアワンストップびわ湖（SATOCO）
（滋賀県：広報誌滋賀プラスワン．［https://www.pref.shiga.lg.jp/kensei/koho/kohoshi/18175.html］より）

な施策が掲げられた．

5. ワンストップ支援センターでの活動

　ワンストップ支援センターの核となる機能は，相談や支援のコーディネートと産婦人科医療である．被害者からの相談を受けて支援のニーズを把握した上で，産婦人科医療に確実につなぐ．この際に，被害者が繰り返して同じことを話さなくてよいように，医療従事者と情報共有を行う．診療においては，外傷の診察と治療，性感染症の検査と治療，緊急避妊（被害から72時間以内に緊急避妊薬を内服），妊娠への対応などが行われる．さらに，警察に通報後には被害者の同意のもとに証拠採取を行う．なお，性犯罪被害者に対する公費負担制度があり，警察において運用されている．不同意性交等，不同意わいせつ等の性犯罪などの性犯罪被害者に対して，初診料，診断書料，性感染症な

どの検査費用，緊急避妊の薬剤費用，人工妊娠中絶費用などの経費を公費により負担する制度が運用されている．また，相談によって把握した被害者のニーズに基づき，関係団体への紹介や，精神科医や心理士のカウンセリングなどへつなぐこともある．

　特に滋賀県では，犯罪被害者支援センターの全相談件数のうち性犯罪相談が57％を占めることを受け，2014年に性暴力被害者総合ケアワンストップびわ湖（sexual assault victim total care one stop Biwako：SATOCO）が発足した（**図12-3**）[4]．これは，性犯罪被害者に対して，医療機関，警察，県，同センターが一体となって総合ケアを行う，全国で初めての取り組みである．関係4団体が協定を結び，被害者の電話に性暴力対応看護師（SANE）が24時間対応し，医療的な処置が終わった後，支援センターにつながるしくみである．SATOCOの24時間ホットラインは，被害直後だけでなくそれ

によるPTSDなど幅広い相談に対応している．初期対応は，主に産婦人科医師，SANE看護師と相談支援員，そして被害者の同意がある場合に警察官(女性警察官)が行い，被害者の二次被害を防ぎ，心身の負担を軽減して健康の回復を図るとともに，警察への届出の促進・被害の潜在化の防止を目的とする．その後の対応は，おうみ犯罪被害者支援センターが担当し，必要に応じて臨床心理士，カウンセラー，精神科医，弁護士らがともに被害者を支えていくことになるという大きな2つの特徴をもっている．

(一杉正仁)

3. 女性刑事施設における看護職の活動

　女性受刑者のジェンダーに対応したニーズや，そのケアについては長らく注目されることが少なかった．なぜなら，男性受刑者人口が女性受刑者人口に比べて圧倒的に多いことから，矯正施設の管理システムや施設構造，処遇や更生プログラムが男性受刑者向けにつくられ，運営されてきたからである．しかし，世界各国の刑務所人口に占める女性の割合は3%以下であるものの，女性受刑者の実数は決して少なくはなく，74万人の女性が拘留中か刑務所に入所しているといわれている[1]．世界的にみても女性受刑者人口は増加傾向であり，女性受刑者の増加率は男性の増加率よりはるかに大きい．このような背景から，拘留されている女性に対する早急なジェンダー対応の必要性が叫ばれるようになってきた．女性の犯罪者が，逮捕，裁判，判決，投獄の間，公平かつ平等に扱われ，特に妊娠や育児など，女性の犯罪者が遭遇する特別な問題に注意を払うことを確保するために継続的に努力すべきであるというニーズが強調されるようになり，2010年12月の国連総会で，女性被拘禁者の処遇及び女性犯罪者の非拘禁措置に関する国連規則(通称バンコク・ルールズ)が採択された．このなかでは，女性受刑者のもつ身体的，精神的，社会的健康課題への対応，妊婦や母親としての役割への配慮など，女性受刑者特有の健康ニーズへの対応が数多く提言された[1]．

　日本では，2013年当時，女性受刑者が収容されている刑事施設(医療刑務所および拘置所を除く．以下，女性刑事施設)は，全刑事施設に比べて収容率が高く，さらに，高齢者，さまざまな障害のある者，身体的・精神的な持病のある者，薬物依存の者，外国人といった処遇困難な女性受刑者が増加しているという状況があった．その上，女性職員の多くが経験の浅い若年職員ということもあり，健康課題のある女性受刑者の処遇に苦慮していた[2]．刑事施設内には，受刑者の健康に関する対応を行う診察室を備え，保健，看護，医療，医務課において，准看護師や看護師，薬剤師などが勤務しているが，業務は主に医師の診療の補助や服薬管理となっている．そのために，健康課題の多い女性受刑者が，これらの専門家から刑務所内で日常的に医療や福祉のサービスを受けられるという状況にはなかった．このような課題に着目したのが，ジャーナリストで元千葉県知事である堂本暁子氏らを長とした有識者による「女子刑務所のあり方研究委員会」であった．この会からの政策提言を契機として，法務省は女子施設地域連携事業を2014年から開始した(2016年までは女子施設地域支援モデル事業)．この事業は，女性刑事施設の医療・保健分野の脆弱さを補い，刑事司法と地域における福祉・医療との連携の強化を目的としており，地方公共団体，看護協会，助産師会，社会福祉協議会の協力のも

と，女性刑事施設が所在する地域の医療，福祉，介護などの専門家とネットワークをつくり，専門家の助言・指導を得て，女性受刑者特有の問題に着目した処遇の充実を図ろうとするものである[3]．この事業により，地域の看護職たちが女性刑事施設の中に入り看護を行うようになり，高齢者，妊産婦，摂食障害，精神的問題のある者など，特別な配慮を要する女性受刑者に対する個別的なケアや指導に取り組んでいる．

本項では，日本における女性受刑者の抱える健康問題や，再犯防止という視点に重点を置いた女子施設地域連携事業(以下，地域連携事業)での看護職の活動の実際を紹介していきたい．

1. 女性受刑者の抱える健康問題

世界的にみても，女性受刑者の犯罪は，暴力に関連した犯罪ではなく，違法薬物に関連したものや，窃盗などが多い．そのため，比較的短い刑期で出所することが多く，受刑中に十分な更生が図れない場合，再犯率が高くなるといわれている．また，女性受刑者の共通する社会的背景に，人種，貧困，教育の低さ，シングルマザー，子ども時代の身体的虐待経験・心理的虐待経験，メンタルヘルス問題，アルコール依存歴，薬物依存歴などがあることが報告されている[4]．

日本でも，女性受刑者全体の8割が窃盗と覚醒剤取締法違反の罪名であり[5]，非暴力的な犯罪が主である．このような犯罪に至る背景には，成育歴上の問題があることが考えられている．彼女たち自身，子ども時代の被虐待経験が多く[6]，特に性的被虐待経験は男子に比べて顕著に多い[7]ことがわかってきている．さらに，DV被害[8]，摂食障害，自傷行為の反復[9]といったトラウマを受けてきた経験や，メンタルヘルスの問題を多く抱えている[10]ことが報告されて

いる．そのほかにも，家族やパートナーとの複雑な関係性があることや[11]，無職の者が多いこと[8]，加えて，子をもつ母親である女性受刑者が一定数いることや，受刑中に出産する者がいることなど[12]，女性特有の複合的な問題を抱えていることが多い．さらに，現在，日本特有の注目する状況としては，男女とも受刑者の高齢化が著しいということである．女性受刑者における65歳以上の者の割合の推移をみると，2020年(19.0％)は，2001年(3.8％)と比べると，約5倍に上昇している[5]．なお，2020年における女性高齢者の罪名別構成比をみると，窃盗が約9割を占めており[5]，少額の商品の万引きを繰り返すことで刑務所に再入所する者も多い[11]．このような背景をもつ女性たちが，刑務所を出た後に地域で暮らしていくことを考えると，刑務所内から地域につながる支援が欠かせない．

2. 女子施設地域連携事業の看護職の活動

かつて女性刑事施設の中では，日常的に高齢者や障害者，疾病者に対して福祉や介護，医療サービスが十分に届くとは言いがたい状況であった[2]．その課題に対応したのがこの地域連携事業であり，社会復帰や再犯防止を強く意識しているといえる．実際に活躍している専門職は，看護師，保健師，助産師といった看護職だけでなく，薬剤師，歯科衛生士，介護福祉士，作業療法士，理学療法士，健康運動指導士，社会福祉士，精神保健福祉士，臨床心理士，公認心理師，調理師，美容師，地域支援コーディネーターなど，多岐にわたる．そして，女性受刑者の健康を包括的にケアし，また時に専門職同士が連携して女性刑事施設の中で女性受刑者と刑務官に対する助言・指導に直接あたっている[2]．この事業の実際の実施や方法は，各施設の事情・ニーズに応じて，また連携する各関係

表12-6　女子施設地域連携事業における看護師・保健師の取り組み状況

刑務所・刑務支所名	専門職種の種類および主な取り組みの内容	
栃木刑務所	看護師・保健師	・対象者の課題に応じた改善指導への関与や個別面接による助言指導 ・健康管理指導（健康相談）の実施
和歌山刑務所	看護師・保健師	・対象者の課題に応じた改善指導への関与や個別面接による助言指導 ・職業訓練フォローアップ面接（出所後の就労相談への関与）
麓刑務所	看護師	・健康管理指導（健康相談）の実施
札幌刑務所	看護師	・身体機能維持，認知症予防のためのストレッチ運動指導 ・高血圧症，肥満症，精神疾患などを有する者への助言指導
笠松刑務所	看護師	・診察における指導など
加古川刑務所	看護師・保健師	・対象者の課題に応じた改善指導への関与や個別面接による助言指導 ・専門職による情報誌「陽だまり」の発行 ・健康管理指導（健康相談）の実施 ・定期的な血圧測定，体重測定を実施し，医務課へ情報提供
岩国刑務所	看護師・保健師	・対象者の課題に応じた改善指導への関与や個別面談による助言指導 ・申し出の多い症状や改善方法などを掲載した「マーガレット便り」の発行
福島刑務支所	看護師	・対象者の課題に応じた改善指導への関与や個別面接による助言指導 ・診察における指導など
西条刑務支所	看護師	・健康管理指導（健康相談）の実施
豊橋刑務支所	看護師	・診察における指導など

（法務省矯正局から提供を受けた情報をもとに筆者作成）

団体等との協議により検討が進められ，さまざまな取り組みが展開されている．

1）看護師・保健師の活動

　看護師・保健師の地域連携事業の取り組みについて表12-6に示す．ここでは，2022年から行われている栃木刑務所での活動内容を主に紹介する．栃木刑務所では，看護職は地域連携事業推進室非常勤職員6人（看護師4人，保健師2人）が，月曜日の午前10時〜午後4時のうちで4時間程度，火〜金曜日は午前9時から午後0時の3時間勤務を行っている．勤務日数は，1人あたり月に1〜5日程度となっている．この連携事業において専門職看護職に求められる主な役割は，女性刑事施設の医療体制が脆弱ななかで，便秘，腰痛，身体の痛み，不調といった軽い症状の訴えが多いことに対して，未病への対応，症状改善につながるように支援すること

である[2]．つまり，看護職は「受刑者のいつもの状態を把握しつつ，変化や変調がないか，いち早く気づく」ことができるようなケアが求められている．実際には，看護師や保健師が医師の診察前に作業工場で訴えを聴き取り，受刑者との健康相談を通して，受刑者の健康に関する不安・疑問に対して適切な指導・助言を行うことで[2]，刑務所内の生活によりよく適応していけるように支援している．また，症状改善や予防，身体機能の維持を図れるような支援も行われている．非常勤看護職が刑務官とは異なる立場から受刑者とかかわりをもてることは，強みである．支配的な関係ではなく，サポーティブな関係を受刑者と築けることは，受刑者にとって出所後の社会復帰における支援へのつながりやすさの一助にもなることが期待できる．

　栃木刑務所における具体的な看護師・保健師の活動は以下のとおりである．

① 刑務所内の工場内での健康相談および血圧測定

工場内を看護師・保健師が巡回し，医務診察の受け付けおよび健康相談の実施や，その他看護師が巡回中に気になる受刑者に対して健康状態確認などの声かけ相談や血圧測定を行う．

② 保健・医療課所属の看護師および薬剤師との連携をもとに処方箋をセッティング

医師の診察で出されている処方薬について，受刑者が適切に服薬できるように準備する．

③ 一般改善指導「健康増進指導」の教材作成

便秘，腰痛，しもやけといったマイナートラブルへの対応や，風邪，インフルエンザなどの諸症状の予防に関するオリジナルのDVD教材を作成して，受刑者に視聴させて健康増進指導を行う．

④ 高齢受刑者に対する個別指導（保健師が実施）

栃木刑務所に入所している全受刑者の20％程度が65歳以上の女性高齢者となっている．高齢受刑者は，健康面の不安や訴えも多い．そのような受刑者に対して個別面接を実施している．なお，面接については，傾聴の姿勢で地域におけるサービスなどを熟知している保健師が対応している．

2) 助産師の活動

女性受刑者のなかには，子どもをもつ母親も一定数存在するが，社会復帰の困難性から，生活困窮者として，地域社会のなかでハイリスク母子になりやすいと考えられる．また，受刑による母子分離や，出所後の母親の再犯は子どもとの再度の母子分離を余儀なくされることになる．そこで，子どもの福祉という視点からも母親の更生や健康問題，適切な母子・家族関係を構築するための支援が重要となってくる．そのため，女性刑事施設においては，その実情に応じ，この地域連携事業の非常勤助産師らの支援を得ている．すなわち，子どものいる女性受刑者や受刑中に妊娠している者などに対して，刑務所在所中から，個別の事情に応じた育児，母子保健，児童福祉，自立支援にかかる専門的な助言・指導を実施している．助産師の実施内容は，看護師・保健師同様に，施設ごとに独自事業を計画・実施としている（表12-6）．2022年度は7庁の女性刑事施設において助産師が勤務し活動している．女性刑事施設によって勤務体制や非常勤助産師の数は違うが，栃木刑務所での勤務例をあげると，配置人数は一人であり，勤務時間は1日につき1〜2時間，勤務日数は月に1〜3日程度である．保健指導の対象者は，周産期にある女性受刑者であり，適宜個別面接などを実施して，保健指導を行っている．また，一般改善指導（集団指導）では，思春期の子どもを養育する計画および意欲のある女性受刑者へ家族関係指導の講義を行い，出所後の子どもとの接し方や関係のもち方などについて指導を行っている．そのほかにも，女性特有の健康について少しでも理解し，出所後の生活においてもセルフケアが行えるようにと，女性の健康に関する講義を実施している．この講義は，仮釈放が決まった受刑者の社会復帰の準備として行われる2週間程度の釈放前教育のなかで行われるもので，彼女たちの出所後の社会復帰に視点を置いた内容（下記④，⑤の内容）となっている．

女性刑事施設における地域連携事業での助産師による実施内容としては，以下のようなものがあげられる．

① 妊娠・出産・産褥に関する保健指導
② 養育・愛着形成に関する基礎知識の習得，母親の役割・責任の自覚，出所後の子どもとの生活設計の構築などの母親教育指導
③ 出所後の子どもとの生活における困難場面を想定したソーシャルスキルトレーニング

④ DVの構図構造や相談窓口に関する説明，避妊・性感染症などの性教育，対等な異性関係の構築を目指す自立支援指導

⑤ 子宮がん，子宮頸がん，乳がんなどの女性特有の病気や，更年期・老年期におけるホルモンバランスなどに関するセルフケア指導

⑥ 65歳以上の女性受刑者の出所後の「居場所」と「出番」を確保するため，出所後に地域社会で子育て協力者として活躍できるよう，最新の育児事情に応じた専門的知識と実践的技能を身につけさせるための地域密着型講座

3. 矯正現場での看護ケアの実際

1) 対応の難しい受刑者に寄り添う看護ケア

地域連携事業での非常勤看護師の勤務日数が限られていることから，受刑者の「いつもの状態」が把握しにくく，相談の信憑性についても判断することが難しい．また，精神疾患をもつ者も多く，詐病の訴えが判断しにくい．さらに，相談内容は，生活習慣病や腰痛，不眠などメンタルの健康問題が含まれているので，幅広い知識が必要となる．特に，トラウマやメンタルの問題をかかえている女性受刑者とのコミュニケーションは難しく，ケアする上でのコミュニケーションスキルが求められる．しかし，このように対応の難しい女性受刑者に対して，看護職はできる限り話を聞き，受容した態度で接するという，寄り添う看護を実践している．助産師の周産期時期の助産ケアやメンタルケアにおいても，時間の制約があるなかでの十分な指導や時宜を得た保健指導の難しさがある．しかし，刑務所での非常勤を行う助産師は，母子支援のエキスパートとしての専門性，経験，スキ

ル，ノウハウを最大限に発揮できるように工夫をし，効果的な指導を行えるように努めており[11]，複雑な家族関係や思いをもつ，子どものいる女性受刑者たちに対して，常に寄り添うケアを実践している．

2) 刑務所という特殊な環境下での保健指導

刑務所の中の受刑者は，刑務作業を行い，更生や社会復帰に必要な指導を受けて生活している．刑務所での生活は，1日の行動スケジュール，食事，入浴，就業，持ち物などが厳しく管理されている．そのため，健康問題に対する指導・助言などは，刑務所の中での生活ベースに合わせていくことが必要で，適切な解決に導く指導への工夫が必要である．例えば，決められた食事しか摂れない受刑者に，貧血を改善するために鉄分の多いものを食べるように指導はできない，といったようなことが起こる．そのため，刑務所内での生活を考えながら，受刑者ができる範囲での指導・助言を心がける必要がある．さらに，刑務所の生活は完全に管理された世界であるため，女性受刑者が自ら考えて行動するという力をもてるような指導は難しいといわざるを得ない．出所後をふまえた自立していく地域生活者としての視点を入れて，女性をエンパワーメントできる支援をすることへの課題は残っている．

3) 受刑者ケアを行う上での葛藤

矯正医療としては，医療費の抑制的な対応をせざるを得ないという事情がある．不必要な薬の投与や処置はしないという方針に対して，その必要性のアセスメントが非常に難しい．ある看護師は，一般社会のように薬がすぐ手元に届かない環境であることは理解しているものの，受刑者が皮膚疾患などでつらい思いをしているのを見ると，薬が処方されないことに対して心

が痛むということがあり，看護ケア上の葛藤が生じたと語っていた．

受刑中に子どもを出産した場合，女性受刑者が希望し刑務所所長が許可した場合には，最長で子どもが1歳6ヵ月になるまで，刑務所の中で母親である女性受刑者が養育することができる（「刑事収容施設及び被収容者等の処遇に関する法律」第六十六条）とあるが，現在は，夫や実母などの親族や乳児院に子どもが引き取られるまでの数日間のみ実施するなど，刑務所内で養育するケースはまれである[11]．そのため，刑務所内の助産師は，この母子分離を前提としたケアを実施しなければならない．本人の刑期の長さや事情などにもよるが，長期にわたる母子分離は，母子関係や子への愛着，養育スキルに影響を及ぼすと考えられる．そのようなケースに対して，正解のない保健指導やカウンセリングを模索しながら行っていかなければいけないという葛藤が生じている[13]．

4. 矯正の場での看護支援から広がる今後の展望

女子施設地域連携事業により，地域にいる看護職やその他の医療・福祉の専門家が今までかかわることのなかった塀の中の女性をケアするようになり，女性受刑者たちの健康課題のニーズに対して一定の効果を発揮できるようになった．しかし，女性受刑者は，刑が終われば地域に戻っていく隣人となる者である．今後は，地域社会に復帰する女性への支援を提供する継続した地域支援システムの開発に医療・福祉の専門家たちがかかわっていくことが求められるだろう．社会復帰時には，住宅，教育，職業訓練，就職，家族の再統合，育児，薬物・アルコール治療，ピアサポート，継続的な見守りなどといった包括的な支援が必要となる．刑務所から地域社会へ戻る女性たちは，時に断片的なサービスや制度を利用することになり，これが社会復帰の障害となり得てしまう．地域に戻る女性の個人の支援ニーズに対応することはもちろん重要であるが，それだけにとどまらず，地域社会の医療や福祉の支援体制づくりを進めていくことも看護職に求められている課題である．今後は，受刑中の健康課題の多い個人や集団へのハイリスクアプローチ，出所前の地域社会での生活に向けての健康教育，出所直後の社会復帰後の社会資源の利用やアクセスの支援，出所後における地域社会での継続支援といったステップ・バイ・ステップの息の長い支援を看護職だけでなく，各専門職や地域と協働し実現していくことが必要である．そして，このような支援は，女性受刑者の健康課題の解決だけにとどまらず，再犯防止といった更生に必要な社会全体のケアにつながっていくことが期待できる．

〈注〉本文に記載されている女子施設地域連携事業における看護職の活動内容は，法務省矯正局からの情報提供を受けて記載・作成したものである．

（望月明見）

✎ 参考文献

1. 性犯罪・性暴力の予防教育
1) 男女共同参画局：性犯罪・性暴力対策．[https://www.gender.go.jp/policy/no_violence/seibouryoku/measures.html]（2023年3月閲覧）
2) 文部科学省 初等中等教育局 健康教育・食育課：学校における性に関する指導および関連する取組の状況について．[https://www.mhlw.go.jp/content/11121000/000910047.pdf]（2023年3月閲覧）

・プラン・インターナショナル：【おしえて！プラン】「ジェンダーに基づく暴力」とは何か．［https://www.plan-international.jp/special/oshiete/gender-based-violence/］(2023年3月閲覧)

2.　犯罪被害者支援センターの活動
1) 警察庁：第4次犯罪被害者等基本計画．［https://www.npa.go.jp/hanzaihigai/kuwashiku/keikaku/pdf/dai4_basic_plan.pdf］(2023年3月閲覧)
2) 内閣府男女共同参画局：男女間における暴力に関する調査(令和2年度調査)．［https://www.gender.go.jp/policy/no_violence/e-vaw/chousa/r02_boryoku_cyousa.html］(2023年3月閲覧)
3) 内閣府男女共同参画局：女性に対する暴力の現状と課題．［https://www.gender.go.jp/policy/no_violence/pdf/kadai.pdf］(2023年3月閲覧)
4) 滋賀県：広報誌滋賀プラスワン．［https://www.pref.shiga.lg.jp/kensei/koho/kohoshi/18175.html］(2023年3月閲覧)

3.　女性刑事施設における看護職の活動
1) United Nations：United Nations Rules for the Treatment of Women Prisoners and Non-custodial Measures for Women Offenders(the Bangkok Rules)．2014．［https://www.ohchr.org/en/instruments-mechanisms/instruments/united-nations-rules-treatment-women-prisoners-and-non-custodial］(2023年3月閲覧)
2) 堂本暁子，他編：声なき女性たちの訴え 女子刑務所からみる日本社会．小学館集英社プロダクション，2021．
3) 法務省：平成29年版犯罪白書 第4編/第7章/第3節．2018．
4) Penal Reform International：Women in prison：incarcerated in a man's world，2008．［https://cdn.penalreform.org/wp-content/uploads/2013/06/brf-03-2008-women-in-prison-en.pdf］(2023年3月閲覧)
5) 法務省：令和3年版犯罪白書 第4編/第7章/第2節，p.203，2021．
6) United Nations Office in Drugs and Crime(UNODC)：Handbook on Women and Imprisonment 2nd edition, with reference to the United Nations Rules for the Treatment of Women Prisoners and Non-custodial Measures for Women Offenders(The Bangkok Rules)，p. 7，2014．［https://www.unodc.org/documents/justice-and-prison-reform/women_and_imprisonment_-_2nd_edition.pdf］(2023年3月閲覧)
7) 鈴井江三子，他：子どもをもつ女子受刑者の養育体験と未成年期の行動特徴．母性衛生，60：118-127，2019．
8) 法務省：令和2年版犯罪白書/第4編/第6章/第2節．2021．
9) 小島まな美，他：女子受刑者の処遇に関する研究について―主に教育・分類の観点から．刑政，123：70-79，2012．
10) 法務省：平成25年犯罪白書/第2編/第4章/第2節．2014．
11) 西田麻衣子：「女子施設地域連携事業」の概要と助産師による女子受刑者への支援．助産雑誌，74：426-430，2020．
12) 望月明見，他：助産師による女子刑務所での女性健康支援の取り組みについて．助産師，68：43-45，2014．
13) 望月明見：刑務所における母親としての気持ちを支える援助〜受刑後の親子再統合につなげるために〜．助産雑誌，74：432-436，2020．

資料・関連法規

第4章　死の判定と死因究明制度

● 医師法

第19条　第1項　診療に従事する医師は，診察治療の求があった場合には，正当な事由がなければ，これを拒んではならない．

第2項　診察若しくは検案をし，又は出産に立ち会った医師は，診断書若しくは検案書又は出生証明書若しくは死産証書の交付の求があった場合には，正当の事由がなければ，これを拒んではならない．

第20条　医師は，自ら診察しないで治療をし，若しくは診断書若しくは処方せんを交付し，自ら出産に立ち会わないで出生証明書若しくは死産証書を交付し，又は自ら検案をしないで検案書を交付してはならない．但し，診療中の患者が受診後24時間以内に死亡した場合に交付する死亡診断書については，この限りでない．

第21条　医師は，死体又は妊娠4月以上の死産児を検案して異状があると認めたときは，24時間以内に所轄警察署に届け出なければならない．

● 保健師助産師看護師法

第39条　第1項　業務に従事する助産師は，助産又は妊婦，じょく婦若しくは新生児の保健指導の求めがあった場合は，正当な事由がなければ，これを拒んではならない．

第2項　分べんの介助又は死胎の検案をした助産師は，出生証明書，死産証書又は死胎検案書の交付の求めがあった場合は，正当な事由がな

ければ，これを拒んではならない．

第40条　助産師は，自ら分べんの介助又は死胎の検案をしないで，出生証明書，死産証書又は死胎検案書を交付してはならない．

第41条　助産師は，妊娠4月以上の死産児を検案して異常があると認めたときは，24時間以内に所轄警察署にその旨を届け出なければならない．

第42条　第1項　助産師が分べんの介助をしたときは，助産に関する事項を遅滞なく助産録に記載しなければならない．

第2項　前項の助産録であって病院，診療所又は助産所に勤務する助産師が行った助産に関するものは，その病院，診療所又は助産所の管理者において，その他の助産に関するものは，その助産師において，5年間これを保存しなければならない．

第3項　第1項の規定による助産録の記載事項に関しては，厚生労働省令でこれを定める．

第42条の2　保健師，看護師又は准看護師は，正当な理由がなく，その業務上知り得た人の秘密を漏らしてはならない．保健師，看護師又は准看護師でなくなった後においても，同様とする．

● 臓器の移植に関する法律

第1条（目的）　この法律は，臓器の移植についての基本的理念を定めるとともに，臓器の機能に障害がある者に対し臓器の機能の回復又は付与を目的として行われる臓器の移植術（以下

単に「移植術」という.）に使用されるための臓器を死体から摘出すること，臓器売買等を禁止すること等につき必要な事項を規定することにより，移植医療の適正な実施に資することを目的とする.

第2条（基本的理念）　第1項　死亡した者が生存中に有していた自己の臓器の移植術に使用されるための提供に関する意思は，尊重されなければならない.

第2項　移植術に使用されるための臓器の提供は，任意にされたものでなければならない.

第3項　臓器の移植は，移植術に使用されるための臓器が人道的精神に基づいて提供されるものであることにかんがみ，移植術を必要とする者に対して適切に行われなければならない.

第4項　移植術を必要とする者に係る移植術を受ける機会は，公平に与えられるよう配慮されなければならない.

第6条（臓器の摘出）　第1項　医師は，次の各号のいずれかに該当する場合には，移植術に使用されるための臓器を，死体（脳死した者の身体を含む．以下同じ.）から摘出することができる.

1　死亡した者が生存中に当該臓器を移植術に使用されるために提供する意思を書面により表示している場合であって，その旨の告知を受けた遺族が当該臓器の摘出を拒まないとき又は遺族がないとき.

2　死亡した者が生存中に当該臓器を移植術に使用されるために提供する意思を書面により表示している場合及び当該意思がないことを表示している場合以外の場合であって，遺族が当該臓器の摘出について書面により承諾しているとき.

第2項　前項に規定する「脳死した者の身体」とは，脳幹を含む全脳の機能が不可逆的に停止するに至ったと判定された者の身体をいう.

第3項　臓器の摘出に係る前項の判定は，次の各号のいずれかに該当する場合に限り，行うこ

とができる.

1　当該者が第1項第1号に規定する意思を書面により表示している場合であり，かつ，当該者が前項の判定に従う意思がないことを表示している場合以外の場合であって，その旨の告知を受けたその者の家族が当該判定を拒まないとき又は家族がないとき.

2　当該者が第1項第1号に規定する意思を書面により表示している場合及び当該意思がないことを表示している場合以外の場合であり，かつ，当該者が前項の判定に従う意思がないことを表示している場合以外の場合であって，その者の家族が当該判定を行うことを書面により承諾しているとき.

第4項　臓器の摘出に係る第2項の判定は，これを的確に行うために必要な知識及び経験を有する2人以上の医師（当該判定がなされた場合に当該脳死した者の身体から臓器を摘出し，又は当該臓器を使用した移植術を行うこととなる医師を除く.）の一般に認められている医学的知見に基づき厚生労働省令で定めるところにより行う判断の一致によって，行われるものとする.

第5項　前項の規定により第2項の判定を行った医師は，厚生労働省令で定めるところにより，直ちに，当該判定が的確に行われたことを証する書面を作成しなければならない.

第6項　臓器の摘出に係る第2項の判定に基づいて脳死した者の身体から臓器を摘出しようとする医師は，あらかじめ，当該脳死した者の身体に係る前項の書面の交付を受けなければならない.

第7条（臓器の摘出の制限）　医師は，第6条の規定により死体から臓器を摘出しようとする場合において，当該死体について刑事訴訟法（昭和23年法律第131号）第229条第1項の検視その他の犯罪捜査に関する手続が行われるときは，当該手続が終了した後でなければ，当該死体から臓器を摘出してはならない.

● 刑 法

第134条（秘密漏示） 医師，薬剤師，医薬品販売業者，助産師，弁護士，弁護人，公証人又はこれらの職にあった者が，正当な理由がないのに，その業務上取り扱ったことについて知り得た人の秘密を漏らしたときは，6月以下の懲役又は10万円以下の罰金に処する．

第160条（虚偽診断書等作成） 医師が公務所に提出すべき診断書，検案書又は死亡証書に虚偽の記載をしたときは，3年以下の禁錮又は30万円以下の罰金に処する．

第161条（偽造私文書等行使） 第1項 前2条の文書又は図画を行使した者は，その文書若しくは図画を偽造し，若しくは変造し，又は虚偽の記載をした者と同一の刑に処する．

第2項 前項の罪の未遂は，罰する．

第174条（公然わいせつ） 公然とわいせつな行為をした者は，6月以下の懲役若しくは30万円以下の罰金又は拘留若しくは科料に処する．

第175条（わいせつ物頒布等） わいせつな文書，図画，電磁的記録に係る記録媒体その他の物を頒布し，又は公然と陳列した者は，2年以下の懲役若しくは250万円以下の罰金若しくは科料に処し，又は懲役及び罰金を併科する．電気通信の送信によりわいせつな電磁的記録その他の記録を頒布した者も，同様とする．

第2項 有償で頒布する目的で，前項の物を所持し，又は同項の電磁的記録を保管した者も，同項と同様とする．

第176条（不同意わいせつ） 第1項 次に掲げる行為又は事由その他これらに類する行為又は事由により，同意しない意思を形成し，表明し若しくは全うすることが困難な状態にさせ又はその状態にあることに乗じて，わいせつな行為をした者は，婚姻関係の有無にかかわらず，6月以上10年以下の拘禁刑に処する．

1 暴行若しくは脅迫を用いること又はそれら

を受けたこと．

2 心身の障害を生じさせること又はそれがあること．

3 アルコール若しくは薬物を摂取させること又はそれらの影響があること．

4 睡眠その他の意識が明瞭でない状態にさせること又はその状態にあること．

5 同意しない意思を形成し，表明し又は全うするいとまがないこと．

6 予想と異なる事態に直面させて恐怖させ，若しくは驚愕させること又はその事態に直面して恐怖し，若しくは驚愕していること．

7 虐待に起因する心理的反応を生じさせること又はそれがあること．

8 経済的又は社会的関係上の地位に基づく影響力によって受ける不利益を憂慮させること又はそれを憂慮していること．

第2項 行為がわいせつなものではないとの誤信をさせ，若しくは行為をする者について人違いをさせ，又はそれらの誤信若しくは人違いをしていることに乗じて，わいせつな行為をした者も，前項と同様とする．

第3項 16歳未満の者に対し，わいせつな行為をした者（当該16歳未満の者が13歳以上である場合については，その者が生まれた日より5年以上前の日に生まれた者に限る．）も，第1項と同様とする．

第177条（不同意性交等） 第1項 前条第1項各号に掲げる行為又は事由その他これらに類する行為又は事由により，同意しない意思を形成し，表明し若しくは全うすることが困難な状態にさせ又はその状態にあることに乗じて，性交，肛門性交，口腔性交又は膣若しくは肛門に身体の一部（陰茎を除く．）若しくは物を挿入する行為であってわいせつなもの（以下この条及び第179条第2項において「性交等」という．）をした者は，婚姻関係の有無にかかわらず，5年以上の有期拘禁刑に処する．

第2項 行為がわいせつなものではないとの誤信をさせ，若しくは行為をする者について人違いをさせ，又はそれらの誤信若しくは人違いをしていることに乗じて，性交等をした者も，前項と同様とする．

第3項 16歳未満の者に対し，性交等をした者（当該16歳未満の者が13歳以上である場合については，その者が生まれた日より5年以上前の日に生まれた者に限る．）も，第1項と同様とする．

第179条（監護者わいせつ及び監護者性交等）

第1項 18歳未満の者に対し，その者を現に監護する者であることによる影響力があることに乗じてわいせつな行為をした者は，第176条第1項の例による．

第2項 18歳未満の者に対し，その者を現に監護する者であることによる影響力があることに乗じて性交等をした者は，第177条第1項の例による．

第180条（未遂罪） 第176条，第177条及び前条の罪の未遂は，罰する．

第181条（不同意わいせつ等致死傷） **第1項** 第176条若しくは第179条第1項の罪又はこれらの罪の未遂罪を犯し，よって人を死傷させた者は，無期又は3年以上の懲役に処する．

第2項 第177条若しくは第179条第2項の罪又はこれらの罪の未遂罪を犯し，よって人を死傷させた者は，無期又は6年以上の懲役に処する．

第182条（16歳未満の者に対する面会要求等）

第1項 わいせつの目的で，16歳未満の者に対し，次の各号に掲げるいずれかの行為をした者（当該16歳未満の者が13歳以上である場合については，その者が生まれた日より5年以上前の日に生まれた者に限る．）は，1年以下の拘禁刑又は50万円以下の罰金に処する．

1 威迫し，偽計を用い又は誘惑して面会を要求すること．

2 拒まれたにもかかわらず，反復して面会を要求すること．

3 金銭その他の利益を供与し，又はその申込み若しくは約束をして面会を要求すること．

第2項 前項の罪を犯し，よってわいせつの目的で当該16歳未満の者と面会をした者は，2年以下の拘禁刑又は100万円以下の罰金に処する．

第3項 16歳未満の者に対し，次の各号に掲げるいずれかの行為（第2号に掲げる行為については，当該行為をさせることがわいせつなものであるものに限る．）を要求した者（当該16歳未満の者が13歳以上である場合については，その者が生まれた日より5年以上前の日に生まれた者に限る．）は，1年以下の拘禁刑又は50万円以下の罰金に処する．

1 性交，肛門性交又は口腔性交をする姿態をとってその映像を送信すること．

2 前号に掲げるもののほか，膣又は肛門に身体の一部（陰茎を除く．）又は物を挿入し又は挿入される姿態，性的な部位（性器若しくは肛門若しくはこれらの周辺部，臀部又は胸部をいう．以下この号において同じ．）を触り又は触られる姿態，性的な部位を露出した姿態その他の姿態をとってその映像を送信すること．

第183条（淫行勧誘） 営利の目的で，淫行の常習のない女子を勧誘して姦淫させた者は，3年以下の懲役又は30万円以下の罰金に処する．

第190条（死体損壊等） 死体，遺骨，遺髪又は棺に納めてある物を損壊し，遺棄し，又は領得した者は，3年以下の懲役に処する．

第191条（墳墓発掘死体損壊等） 第189条の罪を犯して，死体，遺骨，遺髪又は棺に納めてある物を損壊し，遺棄し，又は領得した者は，3月以上5年以下の懲役に処する．

第192条（変死者密葬） 検視を経ないで変死者を葬った者は，10万円以下の罰金又は科料に処する．

第199条（殺人） 人を殺した者は，死刑又は無期若しくは5年以上の懲役に処する．

第201条(予備)　第199条の罪を犯す目的で，その予備をした者は，2年以下の懲役に処する．ただし，情状により，その刑を免除することができる．

第202条(自殺関与及び同意殺人)　人を教唆し若しくは幇助して自殺させ，又は人をその嘱託を受け若しくはその承諾を得て殺した者は，6月以上7年以下の懲役又は禁錮に処する．

第203条(未遂罪)　第199条及び前条の罪の未遂は，罰する．

第204条(傷害)　人の身体を傷害した者は，15年以下の懲役又は50万円以下の罰金に処する．

第205条(傷害致死)　身体を傷害し，よって人を死亡させた者は，3年以上の有期懲役に処する．

第209条(過失傷害)　第1項　過失により人を傷害した者は，30万円以下の罰金又は科料に処する．

第2項　前項の罪は，告訴がなければ公訴を提起することができない．

第210条(過失致死)　過失により人を死亡させた者は，50万円以下の罰金に処する．

第211条(業務上過失致死傷等)　業務上必要な注意を怠り，よって人を死傷させた者は，5年以下の懲役若しくは禁錮又は100万円以下の罰金に処する．重大な過失により人を死傷させた者も，同様とする．

第212条(堕胎)　妊娠中の女子が薬物を用い，又はその他の方法により，堕胎したときは，1年以下の懲役に処する．

第213条(同意堕胎及び同致死傷)　女子の嘱託を受け，又はその承諾を得て堕胎させた者は，2年以下の懲役に処する．よって女子を死傷させた者は，3月以上5年以下の懲役に処する．

第214条(業務上堕胎及び同致死傷)　医師，助産師，薬剤師又は医薬品販売業者が女子の嘱託を受け，又はその承諾を得て堕胎させたときは，3月以上5年以下の懲役に処する．よって女子を死傷させたときは，6月以上7年以下の懲役に処する．

第215条(不同意堕胎)　第1項　女子の嘱託を受けないで，又はその承諾を得ないで堕胎させた者は，6月以上7年以下の懲役に処する．

第2項　前項の罪の未遂は，罰する．

第216条(不同意堕胎致死傷)　前条の罪を犯し，よって女子を死傷させた者は，傷害の罪と比較して，重い刑により処断する．

第217条(遺棄)　老年，幼年，身体障害又は疾病のために扶助を必要とする者を遺棄した者は，1年以下の懲役に処する．

第218条(保護責任者遺棄等)　老年者，幼年者，身体障害者又は病者を保護する責任のある者がこれらの者を遺棄し，又はその生存に必要な保護をしなかったときは，3月以上5年以下の懲役に処する．

第219条(遺棄等致死傷)　前2条の罪を犯し，よって人を死傷させた者は，傷害の罪と比較して，重い刑により処断する．

第220条(逮捕及び監禁)　不法に人を逮捕し，又は監禁した者は，3月以上7年以下の懲役に処する．

第221条(逮捕等致死傷)　前条の罪を犯し，よって人を死傷させた者は，傷害の罪と比較して，重い刑により処断する．

第222条(脅迫)　第1項　生命，身体，自由，名誉又は財産に対し害を加える旨を告知して人を脅迫した者は，2年以下の懲役又は30万円以下の罰金に処する．

第2項　親族の生命，身体，自由，名誉又は財産に対し害を加える旨を告知して人を脅迫した者も，前項と同様とする．

第223条(強要)　第1項　生命，身体，自由，名誉若しくは財産に対し害を加える旨を告知して脅迫し，又は暴行を用いて，人に義務のないことを行わせ，又は権利の行使を妨害した者は，3年以下の懲役に処する．

第2項　親族の生命，身体，自由，名誉又は財産に対し害を加える旨を告知して脅迫し，人に義務のないことを行わせ，又は権利の行使を妨害した者も，前項と同様とする．

第3項　前2項の罪の未遂は，罰する．

第241条（強盗・不同意性交等及び同致死）

第1項　強盗の罪若しくはその未遂罪を犯した者が第177条の罪若しくはその未遂罪をも犯したとき，又は同条の罪若しくはその未遂罪を犯した者が強盗の罪若しくはその未遂罪をも犯したときは，無期又は7年以上の懲役に処する．

第2項　前項の場合のうち，その犯した罪がいずれも未遂罪であるときは，人を死傷させたときを除き，その刑を減軽することができる．ただし，自己の意思によりいずれかの犯罪を中止したときは，その刑を減軽し，又は免除する．

第3項　第1項の罪に当たる行為により人を死亡させた者は，死刑又は無期懲役に処する．

● 刑事訴訟法

第105条　医師，歯科医師，助産師，看護師，弁護士（外国法事務弁護士を含む．），弁理士，公証人，宗教の職に在る者又はこれらの職に在った者は，業務上委託を受けたため，保管し，又は所持する物で他人の秘密に関するものについては，押収を拒むことができる．但し，本人が承諾した場合，押収の拒絶が被告人のためのみにする権利の濫用と認められる場合（被告人が本人である場合を除く．）その他裁判所の規則で定める事由がある場合は，この限りでない．

第115条　女子の身体について捜索状の執行をする場合には，成年の女子をこれに立ち会わせなければならない．但し，急速を要する場合は，この限りでない．

第129条　検証については，身体の検査，死体の解剖，墳墓の発掘，物の破壊その他必要な処分をすることができる．

第131条　第1項　身体の検査については，これを受ける者の性別，健康状態その他の事情を考慮した上，特にその方法に注意し，その者の名誉を害しないように注意しなければならない．

第2項　女子の身体を検査する場合には，医師又は成年の女子をこれに立ち会わせなければならない．

第139条　裁判所は，身体の検査を拒む者を過料に処し，又はこれに刑を科しても，その効果がないと認めるときは，そのまま，身体の検査を行うことができる．

第140条　裁判所は，第137条の規定により過料を科し，又は前条の規定により身体の検査をするにあたっては，あらかじめ，検察官の意見を聴き，且つ，身体の検査を受ける者の異議の理由を知るため適当な努力をしなければならない．

第143条　裁判所は，この法律に特別の定のある場合を除いては，何人でも証人としてこれを尋問することができる．

第149条　医師，歯科医師，助産師，看護師，弁護士（外国法事務弁護士を含む．），弁理士，公証人，宗教の職に在る者又はこれらの職に在った者は，業務上委託を受けたため知り得た事実で他人の秘密に関するものについては，証言を拒むことができる．但し，本人が承諾した場合，証言の拒絶が被告人のためのみにする権利の濫用と認められる場合（被告人が本人である場合を除く．）その他裁判所の規則で定める事由がある場合は，この限りでない．

第157条の6　裁判所は，次に掲げる者を証人として尋問する場合において，相当と認めるときは，検察官及び被告人又は弁護人の意見を聴き，裁判官及び訴訟関係人が証人を尋問するために在席する場所以外の場所であって，同一構内（これらの者が在席する場所と同一の構内をいう．次項において同じ．）にあるものにその証人を在席させ，映像と音声の送受信により相手の状態を相互に認識しながら通話するこ

とができる方法によって，尋問することができる．

1　刑法第176条，第177条，第179条，第181条
若しくは第182条の罪，同法第225条若しくは
第226条の2第3項の罪（わいせつ又は結婚の目
的に係る部分に限る．以下この号において同
じ．），同法第227条第1項（同法第225条又は
第226条の2第3項の罪を犯した者を幇助する
目的に係る部分に限る．）若しくは第3項（わい
せつの目的に係る部分に限る．）の罪若しくは
同法第241条第1項若しくは第3項の罪又はこ
れらの罪の未遂罪の被害者

2　児童福祉法（昭和22年法律第164号）第60
条第1項の罪若しくは同法第34条第1項第9号
に係る同法第60条第2項の罪，児童買春，児童
ポルノに係る行為等の規制及び処罰並びに児童
の保護等に関する法律（平成11年法律第52号）
第4条から第8条までの罪又は性的な姿態を撮
影する行為等の処罰及び押収物に記録された性
的な姿態の影像に係る電磁的記録の消去等に関
する法律（令和5年法律第67号）第2条から第6条
までの罪の被害者

3　前2号に掲げる者のほか，犯罪の性質，証
人の年齢，心身の状態，被告人との関係その他
の事情により，裁判官及び訴訟関係人が証人を
尋問するために在席する場所において供述する
ときは圧迫を受け精神の平穏を著しく害される
おそれがあると認められる者

第165条　裁判所は，学識経験のある者に鑑
定を命ずることができる．

第168条　第1項　鑑定人は，鑑定について
必要がある場合には，裁判所の許可を受けて，
人の住居若しくは人の看守する邸宅，建造物若
しくは船舶内に入り，身体を検査し，死体を解
剖し，墳墓を発掘し，又は物を破壊することが
できる．

第2項　裁判所は，前項の許可をするには，被
告人の氏名，罪名及び立ち入るべき場所，検査
すべき身体，解剖すべき死体，発掘すべき墳墓

又は破壊すべき物並びに鑑定人の氏名その他裁
判所の規則で定める事項を記載した許可状を発
して，これをしなければならない．

第3項　裁判所は，身体の検査に関し，適当と
認める条件を附することができる．

第4項　鑑定人は，第1項の処分を受ける者に
許可状を示さなければならない．

第5項　前3項の規定は，鑑定人が公判廷です
る第1項の処分については，これを適用しない．

第6項　第131条，第137条，第138条及び第
140条の規定は，鑑定人の第1項の規定によっ
てする身体の検査についてこれを準用する．

第229条　第1項　変死者又は変死の疑のあ
る死体があるときは，その所在地を管轄する地
方検察庁又は区検察庁の検察官は，検視をしな
ければならない．

第2項　検察官は，検察事務官又は司法警察員
に前項の処分をさせることができる．

● 民事訴訟法

第197条（証言拒絶権）　第1項　次に掲げる
場合には，証人は，証言を拒むことができる．

1　第191条第1項の場合

2　医師，歯科医師，薬剤師，医薬品販売業
者，助産師，弁護士（外国法事務弁護士を含
む．），弁理士，弁護人，公証人，宗教，祈祷若
しくは祭祀の職にある者又はこれらの職にあっ
た者が職務上知り得た事実で黙秘すべきものに
ついて尋問を受ける場合

3　技術又は職業の秘密に関する事項について
尋問を受ける場合

第2項　前項の規定は，証人が黙秘の義務を免
除された場合には，適用しない．

第212条（鑑定義務）　第1項　鑑定に必要な
学識経験を有する者は，鑑定をする義務を負う．

第2項　第196条又は第201条第4項の規定に
より証言又は宣誓を拒むことができる者と同一

の地位にある者及び同条第2項に規定する者は，鑑定人となることができない．

第217条（鑑定証人）　特別の学識経験により知り得た事実に関する尋問については，証人尋問に関する規定による．

第234条（証拠保全）　裁判所は，あらかじめ証拠調べをしておかなければその証拠を使用することが困難となる事情があると認めるときは，申立てにより，この章の規定に従い，証拠調べをすることができる．

● 戸籍法

第49条　第1項　出生の届出は，14日以内（国外で出生があったときは，3箇月以内）にこれをしなければならない．

第2項　届書には，次の事項を記載しなければならない．

1　子の男女の別及び嫡出子又は嫡出でない子の別

2　出生の年月日時分及び場所

3　父母の氏名及び本籍，父又は母が外国人であるときは，その氏名及び国籍

4　その他法務省令で定める事項

第3項　医師，助産師又はその他の者が出産に立ち会った場合には，医師，助産師，その他の者の順序に従ってそのうちの1人が法務省令・厚生労働省令の定めるところによって作成する出生証明書を届書に添付しなければならない．ただし，やむを得ない事由があるときは，この限りでない．

第86条　第1項　死亡の届出は，届出義務者が，死亡の事実を知った日から7日以内（国外で死亡があったときは，その事実を知った日から3箇月以内）に，これをしなければならない．

● 死産の届出に関する規程

第1条　この規程は，公衆衛生特に母子保健の向上を図るため，死産の実情を明かにすることを目的とする．

第2条　この規程で，死産とは妊娠第4月以後における死児の出産をいひ，死児とは出産後において心臓膊動，随意筋の運動及び呼吸のいづれをも認めないものをいふ．

第3条　すべての死産は，この規程の定めるところにより，届出なければならない．

第4条　第1項　死産の届出は，医師又は助産師の死産証書又は死胎検案書を添えて，死産後7日以内に届出人の所在地又は死産があった場所の市町村長（特別区の区長を含むものとし，地方自治法（昭和22年法律第67号）第252条の19第1項の指定都市にあっては，区長又は総合区長とする．以下同じ．）に届出なければならない．

● 母体保護法

第1条　この法律は，不妊手術及び人工妊娠中絶に関する事項を定めること等により，母性の生命健康を保護することを目的とする．

第2条　第1項　この法律で不妊手術とは，生殖腺を除去することなしに，生殖を不能にする手術で厚生労働省令をもって定めるものをいう．

第2項　この法律で人工妊娠中絶とは，胎児が，母体外において，生命を保続することのできない時期に，人工的に，胎児及びその附属物を母体外に排出することをいう．

第3条　第1項　医師は，次の各号の1に該当する者に対して，本人の同意及び配偶者（届出をしていないが，事実上婚姻関係と同様な事情にある者を含む．以下同じ．）があるときはその同意を得て，不妊手術を行うことができる．ただし，未成年者については，この限りでない．

1　妊娠又は分娩が，母体の生命に危険を及ぼ

すおそれのあるもの

2　現に数人の子を有し，かつ，分娩ごとに，母体の健康度を著しく低下するおそれのあるもの

第2項　前項各号に掲げる場合には，その配偶者についても同項の規定による不妊手術を行うことができる．

第3項　第1項の同意は，配偶者が知れないとき又はその意思を表示することができないときは本人の同意だけで足りる．

第14条　第1項　都道府県の区域を単位として設立された公益社団法人たる医師会の指定する医師（以下「指定医師」という．）は，次の各号の1に該当する者に対して，本人及び配偶者の同意を得て，人工妊娠中絶を行うことができる．

1　妊娠の継続又は分娩が身体的又は経済的理由により母体の健康を著しく害するおそれのあるもの

2　暴行若しくは脅迫によって又は抵抗若しくは拒絶することができない間に姦淫されて妊娠したもの

第2項　前項の同意は，配偶者が知れないとき若しくはその意思を表示することができないとき又は妊娠後に配偶者がなくなったときには本人の同意だけで足りる．

● 死体解剖保存法

第2条　第1項　死体の解剖をしようとする者は，あらかじめ，解剖をしようとする地の保健所長の許可を受けなければならない．ただし，次の各号のいずれかに該当する場合は，この限りでない．

1　死体の解剖に関し相当の学識技能を有する医師，歯科医師その他の者であって，厚生労働大臣が適当と認定したものが解剖する場合

2　医学に関する大学（大学の学部を含む．以下同じ．）の解剖学，病理学又は法医学の教授又は准教授が解剖する場合

3　第8条の規定により解剖する場合

4　刑事訴訟法（昭和23年法律第131号）第129条（同法第222条第1項において準用する場合を含む．），第168条第1項又は第225条第1項の規定により解剖する場合

5　食品衛生法（昭和22年法律第233号）第64条第1項又は第2項の規定により解剖する場合

6　検疫法（昭和26年法律第201号）第13条第2項の規定により解剖する場合

7　警察等が取り扱う死体の死因又は身元の調査等に関する法律（平成24年法律第34号）第6条第1項（同法第12条において準用する場合を含む．）の規定により解剖する場合

● 食品衛生法

第64条　第1項　都道府県知事等は，原因調査上必要があると認めるときは，食品，添加物，器具又は容器包装に起因し，又は起因すると疑われる疾病で死亡した者の死体を遺族の同意を得て解剖に付することができる．

第2項　前項の場合において，その死体を解剖しなければ原因が判明せず，その結果公衆衛生に重大な危害を及ぼすおそれがあると認めるときは，遺族の同意を得ないでも，これに通知した上で，その死体を解剖に付することができる．

● 検疫法

第13条（診察及び検査）　第1項　検疫所長は，検疫感染症につき，前条に規定する者に対する診察及び船舶等に対する病原体の有無に関する検査を行い，又は検疫官をしてこれを行わせることができる．

第2項　検疫所長は，前項の検査について必要があると認めるときは，死体の解剖を行い，又は検疫官をしてこれを行わせることができる．この場合において，その死因を明らかにするため解剖を行う必要があり，かつ，その遺族の所

在が不明であるか，又は遺族が遠隔の地に居住する等の理由により遺族の諾否が判明するのを待っていてはその解剖の目的がほとんど達せられないことが明らかであるときは，遺族の承諾を受けることを要しない．

● 警察等が取り扱う死体の死因又は身元の調査等に関する法律

第1条（目的）　この法律は，警察等（警察及び海上保安庁をいう．以下同じ．）が取り扱う死体について，調査，検査，解剖その他死因又は身元を明らかにするための措置に関し必要な事項を定めることにより，死因が災害，事故，犯罪その他市民生活に危害を及ぼすものであることが明らかとなった場合にその被害の拡大及び再発の防止その他適切な措置の実施に寄与するとともに，遺族等の不安の緩和又は解消及び公衆衛生の向上に資し，もって市民生活の安全と平穏を確保することを目的とする．

第4条（死体発見時の調査等）　**第1項**　警察官は，その職務に関して，死体を発見し，又は発見した旨の通報を受けた場合には，速やかに当該死体を取り扱うことが適当と認められる警察署の警察署長にその旨を報告しなければならない．

第2項　警察署長は，前項の規定による報告又は死体に関する法令に基づく届出に係る死体（犯罪行為により死亡したと認められる死体又は変死体（変死者又は変死の疑いがある死体をいう．次条第3項において同じ．）を除く．次項において同じ．）について，その死因及び身元を明らかにするため，外表の調査，死体の発見された場所の調査，関係者に対する質問等の必要な調査をしなければならない．

第3項　警察署長は，前項の規定による調査を実施するに当たっては，医師又は歯科医師に対し，立会い，死体の歯牙の調査その他必要な協力を求めることができる．

第5条（検査）　**第1項**　警察署長は，前条第1項の規定による報告又は死体に関する法令に基づく届出に係る死体（犯罪捜査の手続が行われる死体を除く．以下「取扱死体」という．）について，その死因を明らかにするために体内の状況を調査する必要があると認めるときは，その必要な限度において，体内から体液を採取して行う出血状況の確認，体液又は尿を採取して行う薬物又は毒物に係る検査，死亡時画像診断（磁気共鳴画像診断装置その他の画像による診断を行うための装置を用いて，死体の内部を撮影して死亡の原因を診断することをいう．第13条において同じ．）その他の政令で定める検査を実施することができる．

第2項　前項の規定による検査は，医師に行わせるものとする．ただし，専門的知識及び技能を要しない検査であって政令で定めるものについては，警察官に行わせることができる．

第3項　第1項の場合において，取扱死体が変死体であるときは，刑事訴訟法（昭和23年法律第131号）第229条の規定による検視があった後でなければ，同項の規定による検査を実施することができない．

第6条（解剖）　**第1項**　警察署長は，取扱死体について，第3項に規定する法人又は機関に所属する医師その他法医学に関する専門的な知識経験を有する者の意見を聴き，死因を明らかにするため特に必要があると認めるときは，解剖を実施することができる．この場合において，当該解剖は，医師に行わせるものとする．

第2項　警察署長は，前項の規定により解剖を実施するに当たっては，あらかじめ，遺族に対して解剖が必要である旨を説明しなければならない．ただし，遺族がないとき，遺族の所在が不明であるとき又は遺族への説明を終えてから解剖するのではその目的がほとんど達せられないことが明らかであるときは，この限りでない．

● 死因究明等推進基本法

第1条（目的） この法律は，死因究明等に関する施策に関し，基本理念を定め，国及び地方公共団体等の責務を明らかにし，死因究明等に関する施策の基本となる事項を定め，並びに死因究明等に関する施策に関する推進計画の策定について定めるとともに，死因究明等推進本部を設置すること等により，死因究明等に関する施策を総合的かつ計画的に推進し，もって安全で安心して暮らせる社会及び生命が尊重され個人の尊厳が保持される社会の実現に寄与することを目的とする．

第2条（定義）　第1項 この法律において「死因究明」とは，死亡に係る診断若しくは死体（妊娠4月以上の死胎を含む．以下同じ．）の検案若しくは解剖又はその検視その他の方法によりその死亡の原因，推定年月日時及び場所等を明らかにすることをいう．

第2項 この法律において「身元確認」とは，死体の身元を明らかにすることをいう．

第3項 この法律において「死因究明等」とは，死因究明及び身元確認をいう．

第3条（基本理念）　第1項 死因究明等の推進は，次に掲げる死因究明等に関する基本的な認識の下に，死因究明等が地域にかかわらず等しく適切に行われるよう，死因究明等の到達すべき水準を目指し，死因究明等に関する施策について達成すべき目標を定めて，行われるものとする．

1 死因究明が死者の生存していた最後の時点における状況を明らかにするものであることに鑑み，死者及びその遺族等の権利利益を踏まえてこれを適切に行うことが，生命の尊重と個人の尊厳の保持につながるものであること．

2 死因究明の適切な実施が，遺族等の理解を得ること等を通じて人の死亡に起因する紛争を未然に防止し得るものであること．

3 身元確認の適切な実施が，遺族等に死亡の事実を知らせること等を通じて生命の尊重と個人の尊厳の保持につながるものであるとともに，国民生活の安定及び公共の秩序の維持に資するものであること．

4 死因究明等が，医学，歯学等に関する専門的科学的知見に基づいて，診療において得られた情報も活用しつつ，客観的かつ中立公正に行われなければならないものであること．

第2項 死因究明の推進は，高齢化の進展，子どもを取り巻く環境の変化等の社会情勢の変化を踏まえつつ，死因究明により得られた知見が疾病の予防及び治療をはじめとする公衆衛生の向上及び増進に資する情報として広く活用されることとなるよう，行われるものとする．

第3項 死因究明の推進は，災害，事故，犯罪，虐待その他の市民生活に危害を及ぼす事象が発生した場合における死因究明がその被害の拡大及び予防可能な死亡である場合における再発の防止その他適切な措置の実施に寄与することとなるよう，行われるものとする．

第6条（大学の責務） 大学は，基本理念にのっとり，大学における死因究明等に関する人材の育成及び研究を自主的かつ積極的に行うよう努めるものとする．

第7条（連携協力） 国，地方公共団体，大学，医療機関，関係団体，医師，歯科医師その他の死因究明等に関係する者は，死因究明等に関する施策が円滑に実施されるよう，相互に連携を図りながら協力しなければならない．

● 情報通信機器（ICT）を利用した死亡診断等ガイドライン（厚生労働省）
平成29年9月

第2章 ICTを利用した死亡診断等を行う際の要件

○ICTを利用した死亡診断等を行うためには，

次に示す（a）〜（e）すべての要件を満たすことを要する（「規制改革実施計画」平成28年6月2日閣議決定）.

（a）医師による直接対面での診療の経過から早晩死亡することが予測されていること

（b）終末期の際の対応について事前の取決めがあるなど，医師と看護師と十分な連携が取れており，患者や家族の同意があること

（c）医師間や医療機関・介護施設間の連携に努めたとしても，医師による速やかな対面での死後診察が困難な状況にあること

（d）法医学等に関する一定の教育を受けた看護師が，死の三兆候の確認を含め医師とあらかじめ決めた事項など，医師の判断に必要な情報を速やかに報告できること

（e）看護師からの報告を受けた医師が，テレビ電話装置等のICTを活用した通信手段を組み合わせて患者の状況を把握することなどにより，死亡の事実の確認や異状がないと判断できること

第3章　ICTを利用した死亡診断等の流れ

Step1　患者死亡前に準備すべきこと

○ICTを利用した死亡診断等を行うにあたっては，本人及び家族にその意義を説明し，本人及び家族の理解を得た上で，死亡前にICTを利用した死亡診断等に関する同意書（様式1注）による同意を得ておかなければならない．注：[https://www.mhlw.go.jp/content/10800000/000527813.pdf]

○ICTを利用して報告する看護師は，法医学等に関する一定の教育を受けるとともに，ICTを利用した死亡診断等を行うのに必要な機器・物品を，遠隔から死亡診断等を行う予定の医師と相談し準備しておく必要がある．以下に，ICTを利用した死亡診断等を行うのに必要な機器・物品の一覧を示す.

（参考）ICTを利用した死亡診断等に必要な機器・物品

・手袋

・聴診器

・携帯型を含む心電図

・体温計（アルコール温度計が望ましい）

・ペンライト

・無鈎ピンセット

・スケール（写真撮影をした際に所見の大きさを明らかにするための定規等）

・デジタルカメラ等の写真撮影機器

・リアルタイムの双方向コミュニケーションが可能な環境

・文書及び画像の送受信が可能な体制

※必要に応じて，照明器具（電気スタンド等）を利用すること.

Step2　遺族とのコミュニケーション

○ICTを利用した死亡診断等を行うに際しては，患者の生前の死生観・宗教観のほか，ご遺体への礼意，家族の心情等に配慮する必要がある.

○死亡診断等は，単に医学的に死亡の事実を確認し死因等を判定することのみならず，医師から患者の最期の状況について医学的に説明することも含まれる．このプロセスは遺された家族が死を受け止める上で，きわめて重要な意義をもつ．このため，医師は，ICTを利用した死亡診断等を行う場合であっても，直接対面での死亡診断等を行う場合と同様に医師-遺族間のコミュニケーションを図ることが必要となる.

○また，看護師は，たとえばご遺体の観察や撮影に際しては，必要に応じて家族に別室で待機してもらう等，家族の心情等に十分な配慮をするとともに，医師と家族が円滑にコミュニケーションを図ることができるよう努める.

Step3　所見記録と死亡診断等を行う医師への報告

○看護師は，リアルタイムの双方向コミュニケーションが可能な端末を用いて，遠隔からの医師のリアルタイムの指示の下，遺体の観察や写真撮影を行い，様式2の全項目を記載する.

○次に，医師が死亡診断を行うにあたり必要な情報（様式2及び写真）を，電子メール等で医師に報告する．電子メール等の送受信は，適切なセキュリティ環境下で送受信する．

○医師は，看護師からの報告を踏まえ，遠隔において死亡診断を行う．その際，医師が死亡の事実の確認や異状がないと判断できない場合には，ICTを利用した死亡診断等を中止しなければならない．

Step4　医師の指示を受けての死亡診断書作成の補助

○看護師は，医師から死亡診断書に記載すべき内容についての説明を受け，死亡診断書を代筆する方法により，医師による死亡診断書作成を補助することができる．この際，ICTを利用した死亡診断等を行った旨及び代筆した看護師の氏名を，死亡診断書の「その他特に付言すべきことがら」の欄に記載する．

○死亡診断書最下部の死亡診断を行った医師に関する記載欄については，医師の氏名を看護師

が記入する．その上で，看護師が医師から予め預かっていた印鑑（死亡診断等を行う医師の印鑑）を押印する（記名押印）．

○死亡診断書の内容を代筆するにあたっても，リアルタイムの双方向コミュニケーションが可能な端末を用いて，医師が遠隔から指示を与える．看護師が代筆した死亡診断書については，看護師が医師に電子メール等で送付することにより，その記載内容に誤りがないことを医師が確認しなければならない．

Step5　遺族への説明と死亡診断書の交付

○リアルタイムの双方向コミュニケーションが可能な端末を用い，医師から患者の死亡についてご遺族に説明後，看護師からご遺族に死亡診断書を手交する．

○死亡診断書については，正本をご家族に交付するとともに，写し3部以上を作成し，このうち1通をご遺族の控え，1通を診断した医師の控え（診療録に添付），1通を看護師の控えとする．

第6章　薬物中毒の実態

● 麻薬及び向精神薬取締法

第2条（用語の定義）　この法律において次の各号に掲げる用語の意義は，それぞれ当該各号に定めるところによる．

1　**麻薬**　別表第1に掲げる物をいう．

2　**あへん**　あへん法（昭和29年法律第71号）に規定するあへんをいう．

3　**けしがら**　あへん法に規定するけしがらをいう．

4　**麻薬原料植物**　別表第2に掲げる植物をいう．

5　**家庭麻薬**　別表第1第76号イに規定する物をいう．

6　**向精神薬**　別表第3に掲げる物をいう．

7　**麻薬向精神薬原料**　別表第4に掲げる物を

いう．

18　**麻薬施用者**　都道府県知事の免許を受けて，疾病の治療の目的で，業務上麻薬を施用し，若しくは施用のため交付し，又は麻薬を記載した処方せんを交付する者をいう．

第27条（施用，施用のための交付及び麻薬処方せん）　第1項　麻薬施用者でなければ，麻薬を施用し，若しくは施用のため交付し，又は麻薬を記載した処方せんを交付してはならない．但し，左に掲げる場合は，この限りでない．

1　麻薬研究者が，研究のため施用する場合

2　麻薬施用者から施用のため麻薬の交付を受けた者が，その麻薬を施用する場合

3　麻薬小売業者から麻薬処方せんにより調剤された麻薬を譲り受けた者が，その麻薬を施用

する場合

第58条の2（医師の届出等）　第1項　医師は，診察の結果受診者が麻薬中毒者であると診断したときは，すみやかに，その者の氏名，住所，年齢，性別その他厚生労働省令で定める事項をその者の居住地（居住地がないか，又は居住地が明らかでない者については，現在地とする．以下この章において同じ．）の都道府県知事に届け出なければならない．

第2項　都道府県知事は，前項の届出を受けたときは，すみやかに厚生労働大臣に報告しなければならない．

● 覚醒剤取締法

第14条（所持の禁止）　第1項　覚醒剤製造業者，覚醒剤施用機関の開設者及び管理者，覚醒剤施用機関において診療に従事する医師，覚醒剤研究者並びに覚醒剤施用機関において診療に従事する医師又は覚醒剤研究者から施用のため交付を受けた者のほかは，何人も，覚醒剤を所持してはならない．

第2項　次の各号のいずれかに該当する場合には，前項の規定は適用しない．

1　覚醒剤製造業者，覚醒剤施用機関の管理者，覚醒剤施用機関において診療に従事する医師又は覚醒剤研究者の業務上の補助者がその業務のために覚醒剤を所持する場合

2　覚醒剤製造業者が覚醒剤施用機関若しくは覚醒剤研究者に覚醒剤を譲り渡し，又は覚醒剤の保管換をする場合において，郵便若しくは民間事業者による信書の送達に関する法律（平成14年法律第99号）第2条第2項に規定する信書便（第24条第5項及び第30条の7第10号において「信書便」という．）又は物の運送の業務に従事する者がその業務を行う必要上覚醒剤を所持する場合

3　覚醒剤施用機関において診療に従事する医師から施用のため交付を受ける者の看護に当たる者がその者のために覚醒剤を所持する場合

4　法令に基づいてする行為につき覚醒剤を所持する場合

第19条（使用の禁止）　次に掲げる場合のほかは，何人も，覚醒剤を使用してはならない．

1　覚醒剤製造業者が製造のため使用する場合

2　覚醒剤施用機関において診療に従事する医師又は覚醒剤研究者が施用する場合

3　覚醒剤研究者が研究のため使用する場合

4　覚醒剤施用機関において診療に従事する医師又は覚醒剤研究者から施用のため交付を受けた者が施用する場合

5　法令に基づいてする行為につき使用する場合

● 大麻取締法

第1条　この法律で「大麻」とは，大麻草（カンナビス・サティバ・エル）及びその製品をいう．ただし，大麻草の成熟した茎及びその製品（樹脂を除く．）並びに大麻草の種子及びその製品を除く．

第3条　第1項　大麻取扱者でなければ大麻を所持し，栽培し，譲り受け，譲り渡し，又は研究のため使用してはならない．

第2項　この法律の規定により大麻を所持することができる者は，大麻をその所持する目的以外の目的に使用してはならない．

● 医薬品，医療機器等の品質，有効性及び安全性の確保等に関する法律

第2条（定義）　第15項　この法律で「指定薬物」とは，中枢神経系の興奮若しくは抑制又は幻覚の作用（当該作用の維持又は強化の作用を含む．以下「精神毒性」という．）を有する蓋然性が高く，かつ，人の身体に使用された場合に

保健衛生上の危害が発生するおそれがある物（大麻取締法（昭和23年法律第124号）に規定する大麻，覚醒剤取締法（昭和26年法律第252号）に規定する覚醒剤，麻薬及び向精神薬取締法（昭和28年法律第14号）に規定する麻薬及び向精神薬並びにあへん法（昭和29年法律第71号）に規定するあへん及びけしがらを除く．）として，厚生労働大臣が薬事・食品衛生審議会の意見を聴いて指定するものをいう．

第76条の4（製造等の禁止）　指定薬物は，疾病の診断，治療又は予防の用途及び人の身体に対する危害の発生を伴うおそれがない用途として厚生労働省令で定めるもの（以下この条及び次条において「医療等の用途」という．）以外の用途に供するために製造し，輸入し，販売し，授与し，所持し，購入し，若しくは譲り受け，又は医療等の用途以外の用途に使用してはならない．

● 道路交通法

第65条　第1項　何人も，酒気を帯びて車両等を運転してはならない．

第2項　何人も，酒気を帯びている者で，前項の規定に違反して車両等を運転することとなるおそれがあるものに対し，車両等を提供してはならない．

第3項　何人も，第1項の規定に違反して車両等を運転することとなるおそれがある者に対し，酒類を提供し，又は飲酒をすすめてはならない．

第4項　何人も，車両（トロリーバス及び旅客自動車運送事業の用に供する自動車で当該業務に従事中のものその他の政令で定める自動車を除く．以下この項，第117条の2の2第1項第6号及び第117条の3の2第3号において同じ．）の運転者が酒気を帯びていることを知りながら，当該運転者に対し，当該車両を運転して自己を運送することを要求し，又は依頼して，当該運転者が第1項の規定に違反して運転する車両に同乗してはならない．

● 自動車の運転により人を死傷させる行為等の処罰に関する法律

第2条（危険運転致死傷）　次に掲げる行為を行い，よって，人を負傷させた者は15年以下の懲役に処し，人を死亡させた者は1年以上の有期懲役に処する．

1　アルコール又は薬物の影響により正常な運転が困難な状態で自動車を走行させる行為

2　その進行を制御することが困難な高速度で自動車を走行させる行為

3　その進行を制御する技能を有しないで自動車を走行させる行為

4　人又は車の通行を妨害する目的で，走行中の自動車の直前に進入し，その他通行中の人又は車に著しく接近し，かつ，重大な交通の危険を生じさせる速度で自動車を運転する行為

5　車の通行を妨害する目的で，走行中の車（重大な交通の危険が生じることとなる速度で走行中のものに限る．）の前方で停止し，その他これに著しく接近することとなる方法で自動車を運転する行為

6　高速自動車国道（高速自動車国道法（昭和32年法律第79号）第4条第1項に規定する道路をいう．）又は自動車専用道路（道路法（昭和27年法律第180号）第48条の4に規定する自動車専用道路をいう．）において，自動車の通行を妨害する目的で，走行中の自動車の前方で停止し，その他これに著しく接近することとなる方法で自動車を運転することにより，走行中の自動車に停止又は徐行（自動車が直ちに停止することができるような速度で進行することをいう．）をさせる行為

7　赤色信号又はこれに相当する信号を殊更に無視し，かつ，重大な交通の危険を生じさせる速度で自動車を運転する行為

8　通行禁止道路（道路標識若しくは道路標示により，又はその他法令の規定により自動車の通行が禁止されている道路又はその部分であって，これを通行することが人又は車に交通の危険を生じさせるものとして政令で定めるものをいう．）を進行し，かつ，重大な交通の危険を生じさせる速度で自動車を運転する行為

第3条　第1項　アルコール又は薬物の影響により，その走行中に正常な運転に支障が生じるおそれがある状態で，自動車を運転し，よって，そのアルコール又は薬物の影響により正常な運転が困難な状態に陥り，人を負傷させた者は12年以下の懲役に処し，人を死亡させた者は15年以下の懲役に処する．

第2項　自動車の運転に支障を及ぼすおそれがある病気として政令で定めるものの影響により，その走行中に正常な運転に支障が生じるおそれがある状態で，自動車を運転し，よって，その病気の影響により正常な運転が困難な状態に陥り，人を死傷させた者も，前項と同様とする．

第4条（過失運転致死傷アルコール等影響発覚免脱）　アルコール又は薬物の影響によりその走行中に正常な運転に支障が生じるおそれがある状態で自動車を運転した者が，運転上必要な注意を怠り，よって人を死傷させた場合において，その運転の時のアルコール又は薬物の影響の有無又は程度が発覚することを免れる目的で，更にアルコール又は薬物を摂取すること，その場を離れて身体に保有するアルコール又は薬物の濃度を減少させることその他その影響の有無又は程度が発覚することを免れるべき行為をしたときは，12年以下の懲役に処する．

第7章　DV・性暴力と看護診断

第8章　児童・高齢者虐待における対応

第4章　刑法，第10章　児童福祉法を参照．

● 性的な姿態を撮影する行為等の処罰及び押収物に記録された性的な姿態の影像に係る電磁的記録の消去等に関する法律

第2条（性的姿態等撮影）　第1項　次の各号のいずれかに掲げる行為をした者は，3年以下の拘禁刑又は300万円以下の罰金に処する．

1　正当な理由がないのに，ひそかに，次に掲げる姿態等（以下「性的姿態等」という．）のうち，人が通常衣服を着けている場所において不特定又は多数の者の目に触れることを認識しながら自ら露出し又はとっているものを除いたもの（以下「対象性的姿態等」という．）を撮影する行為

イ　人の性的な部位（性器若しくは肛門若しくはこれらの周辺部，臀部又は胸部をいう．以下このイにおいて同じ．）又は人が身に着けている下着（通常衣服で覆われており，かつ，性的な部位を覆うのに用いられるものに限る．）のうち現に性的な部位を直接若しくは間接に覆っている部分

ロ　イに掲げるもののほか，わいせつな行為又は性交等（刑法（明治40年法律第45号）第177条第1項に規定する性交等をいう．）がされている間における人の姿態

2　刑法第176条第1項各号に掲げる行為又は事由その他これらに類する行為又は事由により，同意しない意思を形成し，表明し若しくは全うすることが困難な状態にさせ又はその状態にあることに乗じて，人の対象性的姿態等を撮影する行為

3　行為の性質が性的なものではないとの誤信をさせ，若しくは特定の者以外の者が閲覧しないとの誤信をさせ，又はそれらの誤信をしていることに乗じて，人の対象性的姿態等を撮影する行為

4　正当な理由がないのに，13歳未満の者を対象として，その性的姿態等を撮影し，又は13歳以上16歳未満の者を対象として，当該者が生まれた日より5年以上前の日に生まれた者が，その性的姿態等を撮影する行為

第2項　前項の罪の未遂は，罰する．

第3項　前2項の規定は，刑法第176条及び第179条第1項の規定の適用を妨げない．

第3条(性的影像記録提供等)　**第1項**　性的影像記録(前条第1項各号に掲げる行為若しくは第6条第1項の行為により生成された電磁的記録(電子的方式，磁気的方式その他人の知覚によっては認識することができない方式で作られる記録であって，電子計算機による情報処理の用に供されるものをいう．以下同じ．)その他の記録又は当該記録の全部若しくは一部(対象性的姿態等(前条第1項第4号に掲げる行為により生成された電磁的記録その他の記録又は第5条第1項第4号に掲げる行為により同項第1号に規定する影像送信をされた影像を記録する行為により生成された電磁的記録その他の記録にあっては，性的姿態等)の影像が記録された部分に限る．)を複写したものをいう．以下同じ．)を提供した者は，3年以下の拘禁刑又は300万円以下の罰金に処する．

第2項　性的影像記録を不特定若しくは多数の者に提供し，又は公然と陳列した者は，5年以下の拘禁刑若しくは500万円以下の罰金に処し，又はこれを併科する．

第4条(性的影像記録保管)　前条の行為をする目的で，性的影像記録を保管した者は，2年以下の拘禁刑又は200万円以下の罰金に処する．

第5条(性的姿態等影像送信)　**第1項**　不特定又は多数の者に対し，次の各号のいずれかに掲げる行為をした者は，5年以下の拘禁刑若しくは500万円以下の罰金に処し，又はこれを併科する．

1　正当な理由がないのに，送信されることの情を知らない者の対象性的姿態等の影像(性的影像記録に係るものを除く．次号及び第3号において同じ．)の影像送信(電気通信回線を通じて，影像を送ることをいう．以下同じ．)をする行為

2　刑法第176条第1項各号に掲げる行為又は事由その他これらに類する行為又は事由により，同意しない意思を形成し，表明し若しくは全うすることが困難な状態にさせ又はその状態にあることに乗じて，人の対象性的姿態等の影像の影像送信をする行為

3　行為の性質が性的なものではないとの誤信をさせ，若しくは不特定若しくは多数の者に送信されないとの誤信をさせ，又はそれらの誤信をしていることに乗じて，人の対象性的姿態等の影像の影像送信をする行為

4　正当な理由がないのに，13歳未満の者の性的姿態等の影像(性的影像記録に係るものを除く．以下この号において同じ．)の影像送信をし，又は13歳以上16歳未満の者が生まれた日より5年以上前の日に生まれた者が，当該13歳以上16歳未満の者の性的姿態等の影像の影像送信をする行為

第2項　情を知って，不特定又は多数の者に対し，前項各号のいずれかに掲げる行為により影像送信をされた影像の影像送信をした者も，同項と同様とする．

第3項 前2項の規定は，刑法第176条及び第179条第1項の規定の適用を妨げない．

第6条（性的姿態等影像記録）　第1項　情を知って，前条第1項各号のいずれかに掲げる行為により影像送信をされた影像を記録した者は，3年以下の拘禁刑又は300万円以下の罰金に処する．

第2項　前項の罪の未遂は，罰する．

● 児童買春，児童ポルノに係る行為等の規制及び処罰並びに児童の保護等に関する法律

第4条（児童買春）　児童買春をした者は，5年以下の懲役又は300万円以下の罰金に処する．

第7条（児童ポルノ所持，提供等）　第1項　自己の性的好奇心を満たす目的で，児童ポルノを所持した者（自己の意思に基づいて所持するに至った者であり，かつ，当該者であることが明らかに認められる者に限る．）は，1年以下の懲役又は100万円以下の罰金に処する．自己の性的好奇心を満たす目的で，第2条第3項各号のいずれかに掲げる児童の姿態を視覚により認識することができる方法により描写した情報を記録した電磁的記録を保管した者（自己の意思に基づいて保管するに至った者であり，かつ，当該者であることが明らかに認められる者に限る．）も，同様とする．

● 高齢者虐待の防止，高齢者の養護者に対する支援等に関する法律

第5条（高齢者虐待の早期発見等）　養介護施設，病院，保健所その他高齢者の福祉に業務上関係のある団体及び養介護施設従事者等，医師，保健師，弁護士その他高齢者の福祉に職務上関係のある者は，高齢者虐待を発見しやすい立場にあることを自覚し，高齢者虐待の早期発見に努めなければならない．

● 障害者虐待の防止，障害者の養護者に対する支援等に関する法律

第6条（障害者虐待の早期発見等）　第1項　国及び地方公共団体の障害者の福祉に関する事務を所掌する部局その他の関係機関は，障害者虐待を発見しやすい立場にあることに鑑み，相互に緊密な連携を図りつつ，障害者虐待の早期発見に努めなければならない．

第2項　障害者福祉施設，学校，医療機関，保健所その他障害者の福祉に業務上関係のある団体並びに障害者福祉施設従事者等，学校の教職員，医師，歯科医師，保健師，弁護士その他障害者の福祉に職務上関係のある者及び使用者は，障害者虐待を発見しやすい立場にあることを自覚し，障害者虐待の早期発見に努めなければならない．

第3項　前項に規定する者は，国及び地方公共団体が講ずる障害者虐待の防止のための啓発活動並びに障害者虐待を受けた障害者の保護及び自立の支援のための施策に協力するよう努めなければならない．

第7条（養護者による障害者虐待に係る通報等）
第1項　養護者による障害者虐待（18歳未満の障害者について行われるものを除く．以下この章において同じ．）を受けたと思われる障害者を発見した者は，速やかに，これを市町村に通報しなければならない．

第2項　刑法（明治40年法律第45号）の秘密漏示罪の規定その他の守秘義務に関する法律の規定は，前項の規定による通報をすることを妨げるものと解釈してはならない．

● 配偶者からの暴力の防止及び被害者の保護等に関する法律

第1条（定義）　第1項　この法律において「配偶者からの暴力」とは，配偶者からの身体に対する暴力（身体に対する不法な攻撃であって生命又は身体に危害を及ぼすものをいう．以下同じ．）又はこれに準ずる心身に有害な影響を及ぼす言動（以下この項及び第28条の2において「身体に対する暴力等」と総称する．）をいい，配偶者からの身体に対する暴力等を受けた後に，その者が離婚をし，又はその婚姻が取り消された場合にあっては，当該配偶者であった者から引き続き受ける身体に対する暴力等を含むものとする．

第2項　この法律において「被害者」とは，配偶者からの暴力を受けた者をいう．

第3項　この法律にいう「配偶者」には，婚姻の届出をしていないが事実上婚姻関係と同様の事情にある者を含み，「離婚」には，婚姻の届出をしていないが事実上婚姻関係と同様の事情にあった者が，事実上離婚したと同様の事情に入ることを含むものとする．

第3条（配偶者暴力相談支援センター）

第1項　都道府県は，当該都道府県が設置する婦人相談所その他の適切な施設において，当該各施設が配偶者暴力相談支援センターとしての機能を果たすようにするものとする．

第2項　市町村は，当該市町村が設置する適切な施設において，当該各施設が配偶者暴力相談支援センターとしての機能を果たすようにするよう努めるものとする．

第5項　配偶者暴力相談支援センターは，その業務を行うに当たっては，必要に応じ，配偶者からの暴力の防止及び被害者の保護を図るための活動を行う民間の団体との連携に努めるものとする．

第6条（配偶者からの暴力の発見者による通報等）

第1項　配偶者からの暴力（配偶者又は配偶者であった者からの身体に対する暴力に限る．以下この章において同じ．）を受けている者を発見した者は，その旨を配偶者暴力相談支援センター又は警察官に通報するよう努めなければならない．

第2項　医師その他の医療関係者は，その業務を行うに当たり，配偶者からの暴力によって負傷し又は疾病にかかったと認められる者を発見したときは，その旨を配偶者暴力相談支援センター又は警察官に通報することができる．この場合において，その者の意思を尊重するよう努めるものとする．

第3項　刑法（明治40年法律第45号）の秘密漏示罪の規定その他の守秘義務に関する法律の規定は，前2項の規定により通報することを妨げるものと解釈してはならない．

第4項　医師その他の医療関係者は，その業務を行うに当たり，配偶者からの暴力によって負傷し又は疾病にかかったと認められる者を発見したときは，その者に対し，配偶者暴力相談支援センター等の利用について，その有する情報を提供するよう努めなければならない．

第9条（被害者の保護のための関係機関の連携協力）　配偶者暴力相談支援センター，都道府県警察，福祉事務所，児童相談所その他の都道府県又は市町村の関係機関その他の関係機関は，被害者の保護を行うに当たっては，その適切な保護が行われるよう，相互に連携を図りながら協力するよう努めるものとする．

第23条（職務関係者による配慮等）　第1項　配偶者からの暴力に係る被害者の保護，捜査，裁判等に職務上関係のある者（次項において「職務関係者」という．）は，その職務を行うに当たり，被害者の心身の状況，その置かれている環境等を踏まえ，被害者の国籍，障害の有無等を問わずその人権を尊重するとともに，その安全

の確保及び秘密の保持に十分な配慮をしなければならない.

第2項　国及び地方公共団体は，職務関係者に対し，被害者の人権，配偶者からの暴力の特性等に関する理解を深めるために必要な研修及び啓発を行うものとする.

● 児童虐待の防止等に関する法律

第2条（児童虐待の定義）　この法律において，「児童虐待」とは，保護者（親権を行う者，未成年後見人その他の者で，児童を現に監護するものをいう．以下同じ．）がその監護する児童（18歳に満たない者をいう．以下同じ．）について行う次に掲げる行為をいう.

1　児童の身体に外傷が生じ，又は生じるおそれのある暴行を加えること.

2　児童にわいせつな行為をすること又は児童をしてわいせつな行為をさせること.

3　児童の心身の正常な発達を妨げるような著しい減食又は長時間の放置，保護者以外の同居人による前2号又は次号に掲げる行為と同様の行為の放置その他の保護者としての監護を著しく怠ること.

4　児童に対する著しい暴言又は著しく拒絶的な対応，児童が同居する家庭における配偶者に対する暴力（配偶者（婚姻の届出をしていないが，事実上婚姻関係と同様の事情にある者を含む．）の身体に対する不法な攻撃であって生命又は身体に危害を及ぼすもの及びこれに準ずる心身に有害な影響を及ぼす言動をいう．）その他の児童に著しい心理的外傷を与える言動を行うこと.

第5条（児童虐待の早期発見等）　**第1項**　学校，児童福祉施設，病院，都道府県警察，婦人相談所，教育委員会，配偶者暴力相談支援センターその他児童の福祉に業務上関係のある団体及び学校の教職員，児童福祉施設の職員，医師，歯科医師，保健師，助産師，看護師，弁護士，警察官，婦人相談員その他児童の福祉に職務上関係のある者は，児童虐待を発見しやすい立場にあることを自覚し，児童虐待の早期発見に努めなければならない.

第2項　前項に規定する者は，児童虐待の予防その他の児童虐待の防止並びに児童虐待を受けた児童の保護及び自立の支援に関する国及び地方公共団体の施策に協力するよう努めなければならない.

第3項　第1項に規定する者は，正当な理由がなく，その職務に関して知り得た児童虐待を受けたと思われる児童に関する秘密を漏らしてはならない.

第4項　前項の規定その他の守秘義務に関する法律の規定は，第2項の規定による国及び地方公共団体の施策に協力するように努める義務の遵守を妨げるものと解釈してはならない.

第5項　学校及び児童福祉施設は，児童及び保護者に対して，児童虐待の防止のための教育又は啓発に努めなければならない.

第6条（児童虐待に係る通告）　**第1項**　児童虐待を受けたと思われる児童を発見した者は，速やかに，これを市町村，都道府県の設置する福祉事務所若しくは児童相談所又は児童委員を介して市町村，都道府県の設置する福祉事務所若しくは児童相談所に通告しなければならない.

第2項　前項の規定による通告は，児童福祉法第25条第1項の規定による通告とみなして，同法の規定を適用する.

第3項　刑法（明治40年法律第45号）の秘密漏示罪の規定その他の守秘義務に関する法律の規定は，第1項の規定による通告をする義務の遵守を妨げるものと解釈してはならない.

● 迷惑防止条例の例（卑わい行為禁止規定関係）

〇滋賀県迷惑行為等防止条例

第3条（卑わいな行為の禁止）　第1項　何人も，公共の場所または公共の乗物において，みだりに人を著しく羞恥させ，または人に不安もしくは嫌悪を覚えさせるような次に掲げる行為をしてはならない．

(1) 直接または衣服その他の身に着ける物（以下「衣服等」という．）の上から人の身体に触れること．

(2) 人の下着または身体（これらのうち衣服等で覆われている部分に限る．以下「下着等」という．）をのぞき見すること．

(3) 前2号に掲げるもののほか，卑わいな言動をすること．

第2項　何人も，公共の場所，公共の乗物または集会所，事務所，学校その他の特定多数の者が集まり，もしくは利用する場所にいる人の下着等を見，またはその映像を記録する目的で，みだりに写真機，ビデオカメラその他撮影する機能を有する機器（以下「写真機等」という．）を人に向け，または設置してはならない．

第3項　何人も，公衆または特定多数の者が利用することができる浴場，便所，更衣室その他の人が通常衣服の全部または一部を着けない状態でいる場所において，当該状態にある人の姿態を見，またはその映像を記録する目的で，みだりに写真機等を人に向け，または設置してはならない．

第4条（つきまとい行為等の禁止）　何人も，特定の者に対する妬み，恨みその他の悪意の感情を充足する目的（ストーカー行為等の規制等に関する法律（平成12年法律第81号）第2条第1項に規定する目的を除く．）で，当該特定の者またはその配偶者，直系もしくは同居の親族その他当該特定の者と社会生活において密接な関係を有する者に対し，次の各号のいずれかに掲げる行為（第1号から第4号までに掲げる行為については，身体の安全もしくは住居，勤務先，学校その他のその通常所在する場所（以下「住居等」という．）の平穏もしくは名誉が害され，または行動の自由が著しく害される不安を覚えさせるような方法により行われる場合に限る．）を反復して行ってはならない．

(1) つきまとい，待ち伏せし，進路に立ち塞がり，住居等の付近において見張りをし，または住居等に押し掛けること．

(2) その行動を監視していると思わせるような事項を告げ，またはその知り得る状態に置くこと．

(3) 面会その他の義務のないことを行うことを要求すること．

(4) 著しく粗野または乱暴な言動をすること．

(5) 電話をかけて何も告げず，または拒まれたにもかかわらず，連続して，電話をかけ，ファクシミリ装置を用いて送信し，もしくは電子メールその他これに類する電気通信の手段を用いて送信すること．

(6) 汚物，動物の死体その他の著しく不快もしくは嫌悪の情を催させるような物またはそれらを視覚により認識することができる方法により描写した情報を記録した電磁的記録（電子的方式，磁気的方式その他人の知覚によっては認識することができない方式で作られる記録であって，電子計算機による情報処理の用に供されるものをいう．第8号において同じ．）その他の記録を送付し，またはその知り得る状態に置くこと．

(7) その名誉を害する事項を告げ，またはその知り得る状態に置くこと．

(8) その性的羞恥心を害する事項を告げ，もしくはその知り得る状態に置き，またはその性的羞恥心を害する文書，図画その他の物もしくはそれらを視覚もしくは聴覚により認識することができる方法により描写した情報を記録した電磁的記録その他の記録を送付し，もしくはその

知り得る状態に置くこと.

● 青少年保護育成条例の例

○東京都青少年の健全な育成に関する条例

第3条の2(青少年の人権等への配慮)　この条例の適用に当たっては,青少年の人権を尊重するとともに,青少年の身体的又は精神的な特性に配慮しなければならない.

第4条の2(保護者の責務)　第1項　保護者(親権を行う者,後見人その他の者で青少年を現に保護監督するものをいう.以下同じ.)は,青少年を健全に育成することが自らの責務であることを自覚して,青少年を保護し,教育するように努めるとともに,青少年が健やかに成長することができるように努めなければならない.

第2項　保護者は,青少年の保護又は育成にかかわる行政機関から,児童虐待等青少年の健全な育成が著しく阻害されている状況について,助言又は指導を受けた場合は,これを尊重し,その状況を改善するために適切に対応するように努めなければならない.

第18条の6(青少年に対する反倫理的な性交等の禁止)　何人も,青少年とみだらな性交又は性交類似行為を行ってはならない.

第18条の7(青少年に児童ポルノ等の提供を求める行為の禁止)　何人も,青少年に対し,次に掲げる行為を行ってはならない.

1　青少年に拒まれたにもかかわらず,当該青少年に係る児童ポルノ等(児童買春,児童ポルノに係る行為等の規制及び処罰並びに児童の保護等に関する法律(平成11年法律第52号)第2条第3項に規定する児童ポルノ(以下単に「児童ポルノ」という.)又は同法第7条第2項に規定する電磁的記録その他の記録をいう.次号において同じ.)の提供を行うように求めること.

2　青少年を威迫し,欺き,若しくは困惑させ,又は青少年に対し対償を供与し,若しくはその供与の約束をする方法により,当該青少年に係る児童ポルノ等の提供を行うように求めること.

第18条の8(児童ポルノの根絶等に向けた都の責務等)　第1項　都は,事業者及び都民と連携し,児童ポルノを根絶するための環境の整備に努める責務を有する.

第2項　都民は,児童ポルノを根絶することについて理解を深め,その実現に向けた自主的な取組に努めるものとする.

第3項　都は,みだりに性欲の対象として扱われることにより,心身に有害な影響を受け自己の尊厳を傷つけられた青少年に対し,当該青少年がその受けた影響から回復し,自己の尊厳を保って成長することができるよう,支援のための措置を適切に講ずるものとする.

第10章　在宅看取りとターミナルケア

● 医療法

第1条の2　第1項　医療は,生命の尊重と個人の尊厳の保持を旨とし,医師,歯科医師,薬剤師,看護師その他の医療の担い手と医療を受ける者との信頼関係に基づき,及び医療を受ける者の心身の状況に応じて行われるとともに,その内容は,単に治療のみならず,疾病の予防のための措置及びリハビリテーションを含む良質かつ適切なものでなければならない.

第2項　医療は,国民自らの健康の保持増進のための努力を基礎として,医療を受ける者の意向を十分に尊重し,病院,診療所,介護老人保健施設,介護医療院,調剤を実施する薬局その他の医療を提供する施設(以下「医療提供施設」という.),医療を受ける者の居宅等(居宅その

他厚生労働省令で定める場所をいう. 以下同じ.）において, 医療提供施設の機能に応じ効率的に, かつ, 福祉サービスその他の関連するサービスとの有機的な連携を図りつつ提供されなければならない.

第1条の4　第1項　医師, 歯科医師, 薬剤師, 看護師その他の医療の担い手は, 第1条の2に規定する理念に基づき, 医療を受ける者に対し, 良質かつ適切な医療を行うよう努めなければならない.

第2項　医師, 歯科医師, 薬剤師, 看護師その他の医療の担い手は, 医療を提供するに当たり, 適切な説明を行い, 医療を受ける者の理解を得るよう努めなければならない.

第5条　第1項　公衆又は特定多数人のため往診のみによって診療に従事する医師若しくは歯科医師又は出張のみによってその業務に従事する助産師については, 第6条の4の2, 第6条の5又は第6条の7, 第8条及び第9条の規定の適用に関し, それぞれその住所をもって診療所又は助産所とみなす.

第2項　都道府県知事, 地域保健法（昭和22年法律第101号）第5条第1項の規定に基づく政令で定める市（以下「保健所を設置する市」という.）の市長又は特別区の区長は, 必要があると認めるときは, 前項に規定する医師, 歯科医師又は助産師に対し, 必要な報告を命じ, 又は検査のため診療録, 助産録, 帳簿書類その他の物件の提出を命ずることができる.

● 健康保険法

第90条（指定訪問看護事業者の責務）　第1項　指定訪問看護事業者は, 第92条第2項に規定する指定訪問看護の事業の運営に関する基準に従い, 訪問看護を受ける者の心身の状況等に応じて自ら適切な指定訪問看護を提供するものとする.

第2項　指定訪問看護事業者は, 前項（第111

条第3項及び第149条において準用する場合を含む.）の規定によるほか, この法律以外の医療保険各法による被保険者及び被扶養者の指定訪問看護並びに高齢者の医療の確保に関する法律による被保険者の指定訪問看護を提供するものとする.

● 高齢者の医療の確保に関する法律

第79条（指定訪問看護の事業の運営に関する基準）　第1項　指定訪問看護の事業の運営に関する基準については, 厚生労働大臣が定める.

第2項　指定訪問看護事業者は, 前項に規定する指定訪問看護の事業の運営に関する基準に従い, 高齢者の心身の状況等に応じて適切な指定訪問看護を提供するとともに, 自らその提供する指定訪問看護の質の評価を行うことその他の措置を講ずることにより常に指定訪問看護を受ける者の立場に立ってこれを提供するように努めなければならない.

第3項　厚生労働大臣は, 第1項に規定する指定訪問看護の事業の運営に関する基準（指定訪問看護の取扱いに関する部分に限る.）を定めようとするときは, あらかじめ中央社会保険医療協議会の意見を聴かなければならない.

第4項　第71条第2項の規定は, 前項に規定する事項に関する中央社会保険医療協議会の権限について準用する.

第80条（厚生労働大臣又は都道府県知事の指導）　指定訪問看護事業者及び当該指定に係る事業所の看護師その他の従業者は, 指定訪問看護に関し, 厚生労働大臣又は都道府県知事の指導を受けなければならない.

● 介護保険法

第5条（国及び地方公共団体の責務）　第3項
国及び地方公共団体は，被保険者が，可能な限り，住み慣れた地域でその有する能力に応じ自立した日常生活を営むことができるよう，保険給付に係る保健医療サービス及び福祉サービスに関する施策，要介護状態等となることの予防又は要介護状態等の軽減若しくは悪化の防止のための施策並びに地域における自立した日常生活の支援のための施策を，医療及び居住に関する施策との有機的な連携を図りつつ包括的に推進するよう努めなければならない．

第5条の2（認知症に関する施策の総合的な推進等）　第2項　国及び地方公共団体は，被保険者に対して認知症に係る適切な保健医療サービス及び福祉サービスを提供するため，研究機関，医療機関，介護サービス事業者（第115条の32第1項に規定する介護サービス事業者をいう．）等と連携し，認知症の予防，診断及び治療並びに認知症である者の心身の特性に応じたリハビリテーション及び介護方法に関する調査研究の推進に努めるとともに，その成果を普及し，活用し，及び発展させるよう努めなければならない．

第8条　第14項　この法律において「地域密着型サービス」とは，定期巡回・随時対応型訪問介護看護，夜間対応型訪問介護，地域密着型通所介護，認知症対応型通所介護，小規模多機能型居宅介護，認知症対応型共同生活介護，地域密着型特定施設入居者生活介護，地域密着型介護老人福祉施設入所者生活介護及び複合型サービスをいい，「特定地域密着型サービス」とは，定期巡回・随時対応型訪問介護看護，夜間対応型訪問介護，地域密着型通所介護，認知症対応型通所介護，小規模多機能型居宅介護及び複合型サービスをいい，「地域密着型サービス事業」とは，地域密着型サービスを行う事業をいう．

第15項　この法律において「定期巡回・随時対応型訪問介護看護」とは，次の各号のいずれかに該当するものをいう．
1　居宅要介護者について，定期的な巡回訪問により，又は随時通報を受け，その者の居宅において，介護福祉士その他第2項の政令で定める者により行われる入浴，排せつ，食事等の介護その他の日常生活上の世話であって，厚生労働省令で定めるものを行うとともに，看護師その他厚生労働省令で定める者により行われる療養上の世話又は必要な診療の補助を行うこと．ただし，療養上の世話又は必要な診療の補助にあっては，主治の医師がその治療の必要の程度につき厚生労働省令で定める基準に適合していると認めた居宅要介護者についてのものに限る．
2　居宅要介護者について，定期的な巡回訪問により，又は随時通報を受け，訪問看護を行う事業所と連携しつつ，その者の居宅において介護福祉士その他第2項の政令で定める者により行われる入浴，排せつ，食事等の介護その他の日常生活上の世話であって，厚生労働省令で定めるものを行うこと．

● 児童福祉法

第6条の2の2　第1項　この法律で，障害児通所支援とは，児童発達支援，医療型児童発達支援，放課後等デイサービス，居宅訪問型児童発達支援及び保育所等訪問支援をいい，障害児通所支援事業とは，障害児通所支援を行う事業をいう．

第5項　この法律で，居宅訪問型児童発達支援とは，重度の障害の状態その他これに準ずるものとして内閣府令で定める状態にある障害児であって，児童発達支援，医療型児童発達支援又は放課後等デイサービスを受けるために外出することが著しく困難なものにつき，当該障害児の居宅を訪問し，日常生活における基本的な動

作の指導，知識技能の付与，生活能力の向上のために必要な訓練その他の内閣府令で定める便宜を供与することをいう．

第34条　第1項　何人も，次に掲げる行為をしてはならない．

1　身体に障害又は形態上の異常がある児童を公衆の観覧に供する行為

2　児童にこじきをさせ，又は児童を利用してこじきをする行為

3　公衆の娯楽を目的として，満15歳に満たない児童にかるわざ又は曲馬をさせる行為

4　満15歳に満たない児童に戸々について，又は道路その他これに準ずる場所で歌謡，遊芸その他の演技を業務としてさせる行為

4の2　児童に午後10時から午前3時までの間，戸々について，又は道路その他これに準ずる場所で物品の販売，配布，展示若しくは拾集又は役務の提供を業務としてさせる行為

4の3　戸々について，又は道路その他これに準ずる場所で物品の販売，配布，展示若しくは拾集又は役務の提供を業務として行う満15歳に満たない児童を，当該業務を行うために，風俗営業等の規制及び業務の適正化等に関する法律（昭和23年法律第122号）第2条第4項の接待飲食等営業，同条第6項の店舗型性風俗特殊営業及び同条第9項の店舗型電話異性紹介営業に該当する営業を営む場所に立ち入らせる行為

5　満15歳に満たない児童に酒席に侍する行為を業務としてさせる行為

6　児童に淫行をさせる行為

7　前各号に掲げる行為をするおそれのある者その他児童に対し，刑罰法令に触れる行為をなすおそれのある者に，情を知って，児童を引き渡す行為及び当該引渡し行為のなされるおそれがあるの情を知って，他人に児童を引き渡す行為

8　成人及び児童のための正当な職業紹介の機関以外の者が，営利を目的として，児童の養育をあっせんする行為

9　児童の心身に有害な影響を与える行為をさせる目的をもって，これを自己の支配下に置く行為

第2項　児童養護施設，障害児入所施設，児童発達支援センター又は児童自立支援施設においては，それぞれ第41条から第43条まで及び第44条に規定する目的に反して，入所した児童を酷使してはならない．

第60条　第1項　第34条第1項第6号の規定に違反した者は，10年以下の懲役若しくは300万円以下の罰金に処し，又はこれを併科する．

第2項　第34条第1項第1号から第5号まで又は第7号から第9号までの規定に違反した者は，3年以下の懲役若しくは100万円以下の罰金に処し，又はこれを併科する．

第3項　第34条第2項の規定に違反した者は，1年以下の懲役又は50万円以下の罰金に処する．

第4項　児童を使用する者は，児童の年齢を知らないことを理由として，前3項の規定による処罰を免れることができない．ただし，過失のないときは，この限りでない．

第5項　第1項及び第2項（第34条第1項第7号又は第9号の規定に違反した者に係る部分に限る．）の罪は，刑法第4条の2の例に従う．

● 精神保健及び精神障害者福祉に関する法律

第4条（精神障害者の社会復帰，自立及び社会参加への配慮）　第1項　医療施設の設置者は，その施設を運営するに当たっては，精神障害者の社会復帰の促進及び自立と社会経済活動への参加の促進を図るため，当該施設において医療を受ける精神障害者が，障害者の日常生活及び社会生活を総合的に支援するための法律第5条第1項に規定する障害福祉サービスに係る事業（以下「障害福祉サービス事業」という．），同条第18項に規定する一般相談支援事業（以下「一

般相談支援事業」という.）その他の精神障害者の福祉に関する事業に係るサービスを円滑に利用することができるように配慮し，必要に応じ，これらの事業を行う者と連携を図るとともに，地域に即した創意と工夫を行い，及び地域住民等の理解と協力を得るように努めなければならない．

第2項 国，地方公共団体及び医療施設の設置者は，精神障害者の社会復帰の促進及び自立と社会経済活動への参加の促進を図るため，相互に連携を図りながら協力するよう努めなければならない．

第33条の5（医療保護入院者の退院による地域における生活への移行を促進するための措置） 医療保護入院者を入院させている精神科病院の管理者は，医療保護入院者又はその家族等から求めがあった場合その他医療保護入院者の退院による地域における生活への移行を促進するために必要があると認められる場合には，これらの者に対して，厚生労働省令で定めるところにより，一般相談支援事業若しくは障害者の日常生活及び社会生活を総合的に支援するための法律第5条第18項に規定する特定相談支援事業（第49条第1項において「特定相談支援事業」という.）を行う者，介護保険法第8条第24項に規定する居宅介護支援事業を行う者その他の地域の精神障害者の保健又は福祉に関する各般の問題につき精神障害者又はその家族等からの相談に応じ必要な情報の提供，助言その他の援助を行う事業を行うことができると認められる者として厚生労働省令で定めるもの（次条において「地域援助事業者」という.）を紹介するよう努めなければならない．

第33条の6 精神科病院の管理者は，前2条に規定する措置のほか，厚生労働省令で定めるところにより，必要に応じて地域援助事業者と連携を図りながら，医療保護入院者の退院による地域における生活への移行を促進するために必要な体制の整備その他の当該精神科病院における医療保護入院者の退院による地域における生活への移行を促進するための措置を講じなければならない．

● 難病の患者に対する医療等に関する法律

第28条（療養生活環境整備事業）　第1項 都道府県は，厚生労働省令で定めるところにより，療養生活環境整備事業として，次に掲げる事業を行うことができる．

1　難病の患者の療養生活に関する各般の問題につき，難病の患者及びその家族その他の関係者からの相談に応じ，必要な情報の提供及び助言その他の厚生労働省令で定める便宜を供与する事業

2　難病の患者に対する保健医療サービス若しくは福祉サービスを提供する者又はこれらの者に対し必要な指導を行う者を育成する事業

3　適切な医療の確保の観点から厚生労働省令で定める基準に照らして訪問看護（難病の患者に対し，その者の居宅において看護師その他厚生労働省令で定める者により行われる療養上の世話又は必要な診療の補助をいう．以下この号において同じ.）を受けることが必要と認められる難病の患者につき，厚生労働省令で定めるところにより，訪問看護を行う事業

第11章　グリーフケアと看護の役割

第4章の関連法規（医師法，保健師助産師看護師法，刑法，戸籍法，死産の届出に関する等規程，母体保護法，情報通信（ICT）を利用した死亡診断等ガイドライン）を参照．

第12章　地域における予防・支援活動

● 犯罪被害者等基本法

第1条（目的）　この法律は，犯罪被害者等のための施策に関し，基本理念を定め，並びに国，地方公共団体及び国民の責務を明らかにするとともに，犯罪被害者等のための施策の基本となる事項を定めること等により，犯罪被害者等のための施策を総合的かつ計画的に推進し，もって犯罪被害者等の権利利益の保護を図ることを目的とする．

第2条（定義）　第1項　この法律において「犯罪等」とは，犯罪及びこれに準ずる心身に有害な影響を及ぼす行為をいう．

第2項　この法律において「犯罪被害者等」とは，犯罪等により害を被った者及びその家族又は遺族をいう．

第3項　この法律において「犯罪被害者等のための施策」とは，犯罪被害者等が，その受けた被害を回復し，又は軽減し，再び平穏な生活を営むことができるよう支援し，及び犯罪被害者等がその被害に係る刑事に関する手続に適切に関与することができるようにするための施策をいう．

第3条（基本理念）　第1項　すべて犯罪被害者等は，個人の尊厳が重んぜられ，その尊厳にふさわしい処遇を保障される権利を有する．

第2項　犯罪被害者等のための施策は，被害の状況及び原因，犯罪被害者等が置かれている状況その他の事情に応じて適切に講ぜられるものとする．

第3項　犯罪被害者等のための施策は，犯罪被害者等が，被害を受けたときから再び平穏な生活を営むことができるようになるまでの間，必要な支援等を途切れることなく受けることができるよう，講ぜられるものとする．

第4条（国の責務）　国は，前条の基本理念（次条において「基本理念」という．）にのっとり，犯罪被害者等のための施策を総合的に策定し，及び実施する責務を有する．

第5条（地方公共団体の責務）　地方公共団体は，基本理念にのっとり，犯罪被害者等の支援等に関し，国との適切な役割分担を踏まえて，その地方公共団体の地域の状況に応じた施策を策定し，及び実施する責務を有する．

第6条（国民の責務）　国民は，犯罪被害者等の名誉又は生活の平穏を害することのないよう十分配慮するとともに，国及び地方公共団体が実施する犯罪被害者等のための施策に協力するよう努めなければならない．

第7条（連携協力）　国，地方公共団体，日本司法支援センター（総合法律支援法（平成16年法律第74号）第13条に規定する日本司法支援センターをいう．）その他の関係機関，犯罪被害者等の援助を行う民間の団体その他の関係する者は，犯罪被害者等のための施策が円滑に実施されるよう，相互に連携を図りながら協力しなければならない．

第11条（相談及び情報の提供等）　国及び地方公共団体は，犯罪被害者等が日常生活又は社会生活を円滑に営むことができるようにするため，犯罪被害者等が直面している各般の問題について相談に応じ，必要な情報の提供及び助言を行い，犯罪被害者等の援助に精通している者を紹介する等必要な施策を講ずるものとする．

第14条（保健医療サービス及び福祉サービスの提供）　国及び地方公共団体は，犯罪被害者等が心理的外傷その他犯罪等により心身に受けた影響から回復できるようにするため，その心身の状況等に応じた適切な保健医療サービス及び福祉サービスが提供されるよう必要な施策を講ずるものとする．

（髙相真鈴，土川　祥）

索　引

［編者略歴］

一杉 正仁（ひとすぎ まさひと）

1994年東京慈恵会医科大学卒業，同年川崎市立川崎病院内科，2000年東京慈恵会医科大学大学院医学研究科修了，2002年獨協医科大学法医学講座准教授，2010年東京都市大学大学院総合理工学研究科客員教授，2014年滋賀医科大学社会医学講座法医学部門教授，2016年京都府立医科大学客員教授，2020年公益社団法人おうみ犯罪被害者支援センター副理事長，2021年法務省大阪矯正管区矯正医療アドバイザー，2023年公益社団法人全国被害者支援ネットワーク理事．
International Traffic Medicine Association, Board Member（北東アジア地区担当理事），日本交通科学学会副会長，日本医学英語教育学会副理事長，日本安全運転医療学会副理事長．

立岡 弓子（たておか ゆみこ）

1990年北里大学看護学部看護学科卒業，同年北里大学病院助産師，1998年北里大学大学院看護学研究科博士前期課程修了，2003年北里大学大学院看護学研究科博士後期課程修了 博士（看護学），1998年静岡県立大学看護学部助教，2005年国立大学法人名古屋大学医学部保健学科看護学専攻准教授，2014年国立大学法人滋賀医科大学医学部看護学科臨床看護学講座（母性看護学・助産学）准教授，2019年同教授現在に至る．
日本女性心身医学会評議員，日本母性看護学会，日本母性衛生学会代議員教育委員，日本分娩研究会理事，日本助産学会代議員，日本法医看護学会代議員（性暴力被害者支援看護師），等を歴任．

法医看護学

2023 年 9 月 10 日　1 版 1 刷　　　　　　　　　　© 2023

編　者
ひとすぎまさひと　たておかゆみこ
一杉正仁　　立岡弓子

発行者
株式会社 南山堂　代表者 鈴木幹太
〒113-0034　東京都文京区湯島 4-1-11
TEL 代表 03-5689-7850　　www.nanzando.com

ISBN 978-4-525-50551-6